HIV und Aids
Eine Krankheit verändert die Welt

Sonja Weinreich – Christoph Benn

HIV und Aids

Eine Krankheit
verändert die Welt

Herausgeber

Brot für die Welt (BfdW)
Deutsches Institut für Ärztliche Mission (Difäm)
Evangelischer Entwicklungsdienst (EED)
Evangelisches Missionswerk in Deutschland (EMW)

Verlag Otto Lembeck
Frankfurt am Main

Redaktion: Michael Ruffert
Kapitel „Kirchen" unter Mitarbeit von Wilfried Neusel
Vollständig überarbeitete Neuausgabe von „Aids – eine Krankheit verändert die Welt", 2005.

Bibliografische Information der Deutschen Nationalbibliothek
Die Deutsche Nationalbibliothek verzeichnet diese Publikation in der Deutschen Nationalbibliografie, detaillierte bibliografische Daten sind im Internet über http://dnb.d-nb.de abrufbar.

Umschlag: Markus Wächter
© 2009 Verlag Otto Lembeck, Frankfurt am Main
Gesamtherstellung: Druckerei und Verlag Otto Lembeck
Frankfurt am Main und Butzbach
ISBN 978–3-87476–586–2

Inhaltsverzeichnis

Abkürzungen, Begriffserklärungen und Definitionen

Aids   *Acquired Immunodeficiency Syndrome,* Erworbenes Immunschwäche-Syndrom; spezifische Kombination von Symptomen, hervorgerufen durch eine Infektion mit HIV, führt zur Zerstörung des Immunsystems

Antiretrovirale   Antiretrovirale Behandlung (Therapie), *Antiretroviral*
Behandlung   *Therapy,* Kombinationstherapie aus mindestens drei
(ART)   verschiedenen Medikamenten zur Behandlung der HIV-Infektion. ART kann die Infektion nicht heilen, aber den Krankheitsverlauf zum Stillstand bringen und auch wieder umkehren.

ARV   Antiretrovirale Medikamente, siehe ART

Basisgesund-   Siehe *Primary Health Care*
heitsversor-
gung

BNE   Bruttonationaleinkommen, misst die Leistung einer Volkswirtschaft an den Erwerbs- und Vermögenseinkommen

CD4-Test   Der Test misst die Anzahl der Immunzellen im Blut. Damit wird bestimmt, wann eine antiretrovirale Behandlung beginnen und ob sie wirkt oder geändert werden sollte.

Gender   Soziale Charakteristika, Qualitäten und Verhaltensweisen, die Frauen und Männern zugeschrieben werden

Gesundheits-   Ein Gesundheitssystem besteht aus allen Menschen,
systeme   Organisationen, Infrastruktur usw., die zur Aufrechterhaltung, Wiederherstellung und Förderung von Gesundheit notwendig sind, also Krankenhäuser, Gesundheits-

stationen, Ärztinnen und Ärzte, Pflegepersonal, Ehrenamtliche, Gemeindeschwestern und -helfer usw.

HAART	*Highly Active Antiretroviral Therapy,* siehe ART
HIV	Humanes Immunodefizienz-Virus
MDG	*Millenium Development Goal,* Millenniums-Entwicklungsziel
MSM	Männer, die Sex mit Männern haben, *Men who have sex with men*; wird gebraucht statt der Bezeichnung Homosexuelle, da es mehr den Verhaltensaspekt betont und nicht den Seins-Aspekt
NGO	*Non-governmental organisation*, Nichtregierungsorganisation
NRO	Nichtregierungsorganisation
PEP	Post-Expositions-Prophylaxe, antiretrovirale Behandlung für vier Wochen nach einem möglichen Kontakt mit dem Virus, um eine Infektion zu verhindern
Pepfar	*President's Emergency Plan for AIDS Relief*, US-Amerikanischer Notfallplan für HIV/Aids
PLWHA	*People living with HIV and AIDS:* Menschen, die mit HIV und Aids leben
PMTCT	*Prevention of Mother to Child Transmission,* Prävention der Mutter-zu-Kind-Übertragung
PräP	Prä-Expositions-Prophylaxe
Primary Health Care (PHC)	Die Erklärung von Alma Ata definiert PHC als: wesentliche Gesundheitsversorgung, die Individuen und Familien verfügbar gemacht wird; die erste Ebene des Kontakts mit dem Gesundheitssystem.
Sexarbeiterinnen	*Sex workers.* Der Begriff wird statt des Begriffs „Prostituierte" gebraucht, da er neutraler ist und nicht die negativen Bedeutungen des Begriffs Prostituierte hat.

Es wird jedoch kritisiert, dass es sich nicht um „Arbeit" handelt.

SRGR Sexuelle und reproduktive Gesundheit und Rechte

Tb Tuberkulose

UNAIDS *Joint United Nations Programme on HIV/AIDS.* Die UN-Einrichtung, die sich um HIV/Aids kümmert, bestehend aus zehn anderen UN-Organisationen, wie der Weltgesundheitsorganisation und dem Kinderhilfswerk UNICEF

Universeller Zugang *Universal Access to Prevention, treatment, care and support:* Die Staatengemeinschaft hat sich dazu verpflichtet, bis zum Jahr 2010 so weit wie möglich den „Universellen Zugang zu Prävention, Behandlung, Pflege und Unterstützung" für alle Betroffenen zu erreichen

VCT *Voluntary Counselling and Testing*

Viruslasttest *Viral load test:* Er misst die Anzahl der Viren im Blut und dient der medizinischen Verlaufskontrolle der HIV-Infektion

WHO Weltgesundheitsorganisation, *World Health Organisation*

Zivilgesellschaft Die Zivilgesellschaft besteht aus Nichtregierungsorganisationen, Gemeindegruppen, Kirchen und anderen religiösen Gemeinschaften, Selbsthilfegruppen und Aktivisten, Netzwerken von Menschen mit HIV, sozialen Bewegungen, Frauenorganisationen usw.

Einleitung

Fortschritte sind möglich

HIV/Aids – das sind nicht nur neue Zahlen über die Ausbreitung. Das ist auch ein Bericht über Fortschritte, die erzielt wurden. Menschen, die selbst HIV-infiziert sind, haben sich organisiert und in beispielhafter Weise Fortschritte in der Eindämmung ermöglicht, finanzielle Mittel wurden erhöht und Politiker/innen haben sich im Kampf gegen Aids engagiert. Aids ist nicht mehr notwendigerweise tödlich. Man kann damit leben und sogar nicht-infizierte Kinder bekommen – wenn die Menschen behandelt werden. Erfolge wurden in der Prävention erzielt, in einigen Ländern werden nicht mehr so viele Menschen infiziert. Die Behandelbarkeit darf aber auch in den Industrieländern nicht zur Sorglosigkeit führen. Eine der größten Herausforderungen: Trotz Fortschritten werden immer noch 70 Prozent der Menschen nicht behandelt – Aids bedeutet Krankheit, Tod und wirtschaftlichen Abstieg sowie Armut in Afrika und anderen armen Regionen. Weitere Erfolge in der Prävention sind dringend notwendig, damit sich HIV nicht weiter ausbreitet und auch die Behandlung bezahlbar bleibt. Aids muss aus der Tabuzone geholt, es muss offen darüber gesprochen werden. Gleichzeitig müssen Frauenrechte gestärkt werden, damit sich Frauen wehren und „Nein" zu ungeschütztem Sex sagen können.

HIV/Aids bleibt eine Krankheit, die immer noch eine der größten Bedrohungen für die Menschen in vielen Ländern darstellt. Sie muss bekämpft und mit allen Mitteln eingedämmt werden, um weiteres unvorstellbares Leid zu verhindern. Gleichzeitig droht jedoch die globale Wirtschaftskrise viele Fortschritte zunichte zu machen, weil sie die Armut erhöht.

Aber der Kampf gegen HIV/Aids hat auch dazu geführt, dass sich weltweit eine neue einzigartige soziale Bewegung formiert hat. Diese Bewegung zeigt, dass soziale Ungleichheiten und vermeidbare Krankheiten kein unabänderliches Schicksal sind, sondern eine gemeinsame Aufgabe in einer solidarisch globalisierten Welt darstellen. Aids hat gezeigt, dass mehr Gerechtigkeit in der Gesundheitspolitik möglich ist. Was bei HIV/Aids erreicht wurde, könnte auch auf andere Gesundheits- und Entwicklungsprobleme übertragbar sein.

Die Krankheit HIV/Aids bewegt die Welt. Seit die Immunschwäche 1981 erstmals auftrat, haben Fernsehsender, Radios und Zeitungen auf dem ganzen Globus darüber berichtet: In zahlreichen Ländern gründeten sich Organisationen, die sich bis heute für HIV-Infizierte und Aidskranke einsetzen. Sie starteten Kampagnen, um zu verhindern, dass sich das Virus weiter verbreitet. Die Vereinten Nationen schufen eine Sonderabteilung für den Kampf gegen Aids – UNAIDS. Die Regierungen vieler Länder und die internationale Gemeinschaft nahmen die Bedrohung zunehmend ernst: Die Gelder, die weltweit zur Vorbeugung und Behandlung von HIV/Aids bereitgestellt wurden, stiegen von 300 Millionen US-Dollar im Jahr 1996 auf etwa 13 Milliarden US-Dollar im Jahr 2008 an.

Wie kam es zu dieser historisch gesehen einzigartigen Entwicklung? HIV/Aids war die erste Krankheit, die sich in einer globalisierten Welt in wenigen Jahren über alle Kontinente und Länder ausbreitete. Die Krankheit tötete in kurzer Zeit Millionen von Menschen. Doch HIV/Aids nimmt nicht nur wegen seiner verheerenden Auswirkungen in vielen Ländern eine Sonderstellung ein. Die Krankheit hat auch zu einem ersten, zaghaften Umdenken in der Gesundheitspolitik geführt. Es zeichnen sich Grundzüge eines neuen Denkens ab, in der nicht nur das Einkommen oder der Geburtsort darüber entscheiden, wie ein kranker Mensch behandelt wird. Diese Entwicklung lässt sich nur verstehen, wenn man sich die Geschichte von HIV/Aids vor Augen führt.

Als im Jahr 1981 junge Männer in Los Angeles an einer mysteriösen Krankheit erkranken, steht die Medizin vor einem Rätsel. Fast zur gleichen Zeit eskaliert in Uganda und Tansania ein Krieg. Die Kämpfe fordern auf beiden Seiten rund 10.000 Opfer, darunter viele Zivilisten. Zahlreiche Frauen werden vergewaltigt, junge Männer leben lange von ihren Familien getrennt. Wenige Jahre später taucht in dieser Weltregion eine neue, bisher unbekannte Krankheit auf. Junge Männer und Frauen magern extrem ab, sie leiden an Lungenentzündungen und Durchfällen – und sterben schließlich, ohne dass ihnen jemand helfen kann. Man spricht von *„slim disease"*, der Magerkrankheit, weil die schnelle Gewichtsabnahme besonders auffällt.

Einige Jahre später finden Wissenschaftler/innen heraus, dass es sich in den USA und Afrika um dieselbe Krankheit, eine Virusinfektion, handelt. Schnell führen die Entwicklungen in den sich modernisierenden Gesellschaften dazu, dass sich immer mehr Menschen mit dem neuen Virus infizieren: Die zunehmende Mobilität der Menschen, die Zuwanderung in Großstädte und Wirtschaftsmetropolen, aber auch die Kriege und Bürgerkriege in Afrika und die damit verbundene Gewalt, vor allem die sexuelle Gewalt gegen Frauen, begünstigen die Ausbreitung von HIV/Aids. Als 1985 mit einem Labortest Antikörper gegen das Virus nachgewiesen werden können, stellt sich heraus, dass wesentlich mehr Menschen mit HIV infiziert sind als angenommen. Zudem ist die Zahl der HIV-positiven Menschen weitaus höher als die Zahl der klinisch Erkrankten.

In Nordamerika und Europa wird die Bedrohung ernst genommen, Regierungen starten massive Aufklärungskampagnen gegen die sexuell übertragbare Krankheit. In Fernsehwerbespots und auf Plakaten wird für „Safer Sex" und den Gebrauch von Kondomen geworben. Die Kampagnen zeigen Erfolge und die Ausbreitung schwächt sich ab. Für viele Menschen kommt diese Entwicklung aber zu spät – sie hatten sich zu diesem Zeitpunkt schon infiziert. Der Höhepunkt der Sterblichkeit an den Folgen einer HIV-Infektion wird in Westeuropa Anfang der 1990er Jahre erreicht.

In Afrika wächst unterdessen die Erkenntnis, dass sich die neue Krankheit zunächst in der Region um den Viktoriasee, später auch in anderen Regionen, dramatisch ausbreitet. Doch für die Gesundheitsminister Afrikas ist es kein neues Phänomen, dass Menschen viel zu früh sterben. Sie haben schon lange mit zahlreichen Krankheiten und der niedrigen Lebenserwartung auf dem Kontinent zu kämpfen.

So sind es nicht die Politiker und Politikerinnen, sondern Gesundheitsfachleute und Aktivisten, die das Thema auf die weltpolitische Agenda bringen. Sie organisieren die ersten „Aids-Konferenzen", die nicht mehr nur die neuesten wissenschaftlichen Erkenntnisse vorstellen, sondern zu einer medialen Bühne für politische Forderungen werden. Politiker, darunter der damalige UN-Generalsekretär Kofi Annan, setzen sich für den Kampf gegen Aids ein. Plötzlich ist es eine Krankheit, die alle gesellschaftlichen Gruppen betrifft: Der Schauspieler Rock Hudson stirbt an Aids, bei den Aktionen gegen HIV engagieren sich auch Prominente, wie Bono, der Sänger der Popgruppe U2.

Im Jahre 1996 kommt ein weiterer wichtiger Aspekt hinzu: die Forderung nach gerechtem Zugang zu der gerade entdeckten wirksamen antiretroviralen Behandlung. Auf der „Internationalen Aids-Konferenz" im kanadischen Vancouver werden zum ersten Mal die „Medikamentencocktails" vorgestellt, mit denen sich die Viruskonzentration im Blut drastisch verringern lässt. Bei konsequenter Behandlung kann selbst eine fortgeschrittene Immunschwäche revidiert werden. Die Lebensqualität und Lebenserwartung der HIV-positiven Menschen nähert sich der von nicht-infizierten Menschen an.

Zunächst kommt dieser medizinische Durchbruch nur den Menschen in den Industriestaaten zugute. Es ist für die meisten kaum vorstellbar, dass die Behandlung unter den schwierigen Bedingungen in Afrika funktionieren kann: Die Medikamente müssen mehrmals am Tag eingenommen werden – das größte Hindernis ist aber ohne Zweifel der Preis. Die Kosten für die Behandlung einer Patientin liegen in der 1990er Jahren bei umgerechnet 10.000 bis 20.000 US-Dollar pro Jahr. In den Ländern Afrikas mit den höchsten Infektionsraten betragen zu diesem Zeitpunkt die Pro-Kopf-Ausgaben für Gesundheit zwischen fünf und zehn US-Dollar pro Jahr.

Die vorherrschende Meinung war außerdem, dass in Entwicklungsländern die begrenzten Ressourcen so eingesetzt werden sollten, dass möglichst viele Menschen eine Basis-Gesundheitsversorgung erhalten. Deshalb sollten nur sehr preiswerte Medikamente verwendet werden, deren Patentschutz bereits abgelaufen war – für die Medikamentencocktails gegen HIV traf das nicht zu. Bei anderen Krankheiten verzichtete man ja auch auf High-Tech-Medizin: Insulin-Injektionen für Diabetes-Patienten oder Dialyse-Einrichtungen für Nierenkranke gab es im ländlichen Afrika oder Asien nicht. Der große Unterschied ist, das es im Gegensatz zu Aids keine Menschen gibt, die unter Diabetes und Nieren-krankheiten leiden und sich zudem für einen gerechten weltweiten Zugang zu den Behandlungsmethoden einsetzen würden, die für sie lebensrettend sind.

Doch bei HIV/Aids änderte sich das Denken. Die Krankheit brachte eine neue Qualität in die gesundheitspolitischen Debatten. Aids-Patient/innen in reichen Ländern war durch die Medikamente ein neues Leben geschenkt worden. Sie forderten das gleiche Recht auf Leben auch für die Millionen von Menschen vor allem in Afrika, die hilflos an dieser Krankheit zugrunde gingen, und trafen sich in dieser Forderung mit den betroffenen Menschen in Afrika und Asien und Lateinamerika, die sich zunehmend selbst organisierten.

Auf der Aids-Konferenz im Jahre 2000 im südafrikanischen Durban hielt einer der obersten Richter Südafrikas, Justice Cameron, eine bewegende Rede: „Ich stehe vor Ihnen, weil ich Gesundheit kaufen kann. Ich bin hier, weil ich für das Leben selbst bezahlen kann. Dies sieht für mich wie eine schockierende und ungeheure Ungerechtigkeit aus – dass ich, nur wegen meines relativen Reichtums, leben darf, während andere sterben müssen."[1] Auf derselben Konferenz unterstützte eine der bedeutendsten moralischen Autoritäten der Gegenwart, der ehemalige südafrikanische Präsident Nelson Mandela, die Forderung nach gerechtem Zugang zu lebensrettenden Medikamenten. Diese Appelle sowie weltweit laufende Kampagnen von Betroffenen, Nichtregierungsorganisationen und Aids-Aktivisten brachten schließlich eine Wende.

Im Jahr 2001 verzichtete eine Reihe von Pharmakonzernen in einem dramatischen Gerichtsprozess in Südafrika weitgehend auf ihr Patentrecht. Die Preise für antiretrovirale Medikamente fielen in den nächsten Jahren um mehr als 90 Prozent. Im Jahr 2001 fand eine Vollversammlung der Vereinten Nationen zu HIV/Aids statt, auch unter Beteiligung vieler zivilgesellschaftlicher Gruppen. Die Versammlung beschloss einen Globalen Fonds einzurichten, der weltweit Projekte und Programme zur Prävention und Behandlung von HIV/Aids finanzieren sollte. Sechs Monate nach dieser Konferenz wurde der „Globale Fonds zur Bekämpfung von Aids, Tuberkulose und Malaria" gegründet.

Damit war die Forderung durchgesetzt worden, mehr Geld zur Verfügung zu stellen, um auch armen Menschen den Zugang zu lebensrettenden Medikamenten zu ermöglichen. Weitere bemerkenswerte politische

---

1   „I stand before you because I am able to purchase health. I am here because I can pay for life itself. To me this seems a shocking and monstrous inequity – that, simply because of relative affluence, I should be living when others have died."

Initiativen entstanden: Seit dem Jahr 2005 haben Frankreich und andere Länder eine neue Steuer auf den Verkauf von Flugtickets eingeführt, mit der der Kauf von Aids-, Tuberkulose- und Malaria-Medikamenten unterstützt wird. Die Idee dahinter ist: Diejenigen, die von der Globalisierung profitieren und sich Flugreisen leisten können, sollen einen Beitrag leisten, damit Menschen in den ärmsten Ländern Zugang zu lebenswichtiger Behandlung bekommen. Denn sie profitieren von der globalisierten Welt weit weniger als die Menschen im Norden.

Auch die Mittel für die Prävention von HIV-Infektionen wurden dramatisch erhöht. Doch hier zeigt sich: Noch viel mehr Anstrengungen sind notwendig, um dauerhaft über die ersten Erfolge hinaus wirklich einen Stopp der Verbreitung zu erreichen.

HIV/Aids hat den Blick geschärft für die extreme Ungleichheit in den Lebenschancen zwischen armen und reichen Ländern. Jahrzehntelang war es höchstens bedauert worden, dass die Menschen im Süden aus Mangel an Behandlung frühzeitig sterben mussten – jetzt war es moralisch und politisch untragbar geworden. Der Einsatz gegen HIV/Aids hat gezeigt, was erreicht werden kann, wenn sich viele Menschen über zahlreiche Grenzen hinweg ein gemeinsames Ziel setzen. Die weltweite Aids-Bewegung, zu der Aktivist/innen und religiöse Organisationen, Politiker/innen und Gewerkschaften, Dritte-Welt-Gruppen und UN-Organisationen, Wirtschaftsführer und Journalist/innen gehören, hat verhindert, dass es wie so oft bei bloßen Absichtserklärungen blieb. Es wurden tatsächlich Milliarden Euro mobilisiert, es wurden Instrumente geschaffen – wie der Globale Fonds zur Bekämpfung von Aids, Tuberkulose und Malaria – die diese Gelder bündeln und in die am meisten betroffenen Länder weiterleiten. Bis zum Jahr 2008 haben mehr als vier Millionen Menschen in Entwicklungsländern Zugang zu lebensrettender Behandlung erhalten. Es werden zahlreiche Programme unterstützt, die die weitere Ausbreitung des Virus verhindern sollen.

Damit ist diese Krankheit zu einem Motor für mehr Gerechtigkeit im globalen Gesundheitswesen geworden. Der Kampf gegen Aids verdeutlicht, dass der Zugang zu sozialen Diensten ein fundamentales Menschenrecht ist. Die Erfolge der Aids-Kampagnen beginnen, sich auch auf andere Bereiche der Gesundheitspolitik auszuwirken. So wurde im Jahr 2008 eine internationale Arbeitsgruppe eingesetzt, die neue Finanzierungsmöglichkeiten entwickeln soll, um Gesundheitssysteme in Entwicklungsländern zu stärken.[2] Diese neuartige Struktur und Konzeption könnte damit die Keimzelle eines neuen globalen Gesundheitssystems werden. Die weltweite Gesundheitspolitik würde nach dem Vorbild der nationalen Gesundheitssysteme als Solidargemeinschaft organisiert. Die finanziell besser Gestellten leisten einen größeren Betrag, damit auch die Schwachen behandelt werden, die sich kostspielige Medikamente und Gesundheitsversorgung sonst nicht leisten können.

Ziel eines solchen solidarischen, globalen Gesundheitssystems muss es in einem ersten Schritt sein, den Zugang zu Basisgesundheitsdiensten für die Armen zu verbessern: Infektionskrankheiten können am besten durch Vorbeugung und Behandlung bekämpft werden. Schwangere Frauen müssen besser versorgt werden, um die Müttersterblichkeit drastisch zu senken. Notwendig ist ein Paket mit wirksamen Programmen, die jetzt bereits mit großem Erfolg bei der Bekämpfung von Aids, Tuberkulose und Malaria und bei großangelegten Impfprogrammen angewandt werden. Ein solches Paket wäre eine hervorragende Investition nicht nur in die Gesundheit, sondern auch in die wirtschaftliche und soziale Entwicklung in Ländern mit niedrigem Einkommen. Dies ist auch in der globalen Wirtschafts- und Finanzkrise wichtiger denn je – die Gesundheit und das Leben von Millionen von Menschen stehen auf dem Spiel.

WIE KANN DAS BUCH GELESEN WERDEN?

In diesem Buch werden die Geschichte und die Hintergründe von HIV/ Aids ausführlich erläutert:

Kapitel 1 beschreibt, welches Ausmaß die Epidemie angenommen hat. Es wird deutlich, dass HIV/Aids weiter eine Bedrohung ist, trotz medizinischer Fortschritte: Jeden Tag infizieren sich weltweit 7.400 Menschen mit HIV, 2007 starben zwei Millionen Menschen an Aids.

Kapitel 2 geht auf die politische Verantwortung der Regierungen und Geberländer ein. Lange war die Antwort auf HIV/Aids völlig unzureichend, inzwischen gibt es politische Initiativen und wichtige neue Institutionen wie den „Globalen Fonds zur Bekämpfung von Aids, Tuberkulose und

---

2   Task Force on Innovative International Financing for Health Systems

Malaria". Eine herausragende Rolle bei der Bekämpfung von HIV/Aids spielt die Zivilgesellschaft. Aids-Aktivisten, Initiativen, Nichtregierungsorganisationen und Betroffenengruppen haben Regierungen und Geber immer dazu gedrängt, dass die Antwort auf HIV/Aids ganz oben auf die politische Agenda gehört.

Kapitel 3 zeigt Erfolge und Probleme bei der Prävention von HIV/Aids: Initiativen und Kampagnen treten dafür ein, dass die Menschen „Safer Sex", also geschützten Geschlechtsverkehr, betreiben. Es wird dafür geworben, Kondome zu benutzen, möglichst nicht mehrere Partner zu haben und erst später mit dem ersten Sexualkontakt zu beginnen. Aber das sexuelle Verhalten ist komplex. Oft verhindern kulturelle Normen wie männliche Dominanz und die Unterdrückung von Frauen rasche Verhaltensänderungen.

Darüber hinaus wird in Kapitel 3 erläutert, wie HIV-Tests und Beratung zur Prävention gehören.

Kapitel 4 zeigt, dass immer mehr HIV-positive Menschen mit antiretroviralen Medikamenten behandelt werden. Immer noch werden aber etwa 70 Prozent der HIV-Infizierten nicht mit den lebensrettenden Arzneimitteln versorgt.

Kapitel 5 erläutert den sozialen und kulturellen Hintergrund der Epidemie. In bestimmten „Risikogruppen" wie Sexarbeiter/innen und Männern, die Sex mit Männern haben, sind die Infektionsraten hoch. In Afrika sind aber inzwischen heterosexuelle Frauen am stärksten betroffen. Auch Kinder infizieren sich, das Virus wird von der Mutter übertragen.

Der *Anhang* verdeutlicht die medizinischen Hintergründe von HIV/Aids, die Impfstoffforschung und die Wirkungsweise von antiretroviralen Medikamenten. Im epidemiologischen Teil wird beschrieben, wie sich HIV in den einzelnen Ländern und Regionen ausbreitet.

Ein ausführliches *Verzeichnis* erläutert Abkürzungen und Begriffe.

Das *Literaturverzeichnis* gibt Hinweise zum Nachschlagen und Weiterlesen.

Globale Antwort auf HIV/Aids

Politische Verpflichtungen

GLOBALE AUSBREITUNG DER EPIDEMIE

In den letzten fast 30 Jahren ist HIV/Aids zu einem globalen Problem geworden. HIV-Infektionen treten in jedem Land auf. Fast 60 Millionen Kinder, Frauen und Männer sind seit dem Beginn der Epidemie mit HIV infiziert worden, und fast 25 Millionen sind daran gestorben.[3]

Die Epidemie breitete sich zunächst fast ungehindert aus. Es gab keine gemeinsame, globale Antwort auf die Epidemie. Viele Regierungen scheuten sich, sensible Tabuthemen wie sexuelles Verhalten, Drogengebrauch, Geschlechterungleichheit und Menschenrechte anzusprechen. Diese notwendige Offenheit fehlt vielfach bis heute: Immer noch werden HIV-Infizierte stigmatisiert, wird die Gefahr durch die Krankheit verdrängt.

Den Entwicklungsländern ging es bei ihren Kampagnen anfänglich nur darum, neue Infektionen zu verhindern. Sie setzten sich kaum dafür ein, HIV-Infizierte und Aidskranke zu pflegen, zu versorgen und zu behandeln. Das lag auch am mangelnden Engagement der Geber. Dabei gehören Prävention und Behandlung von Aids zusammen und verstärken sich gegenseitig. Inzwischen hat sich diese Einsicht jedoch durchgesetzt. Auch in den Entwicklungsländern erhalten heute mehr HIV-positive Menschen die antiretrovirale Behandlung, wie sie in den Industrieländern von Beginn an üblich und selbstverständlich war.

Die Rate der bestehenden Infektionen wird „HIV-Prävalenz" genannt. Seit Ende der 1990er Jahre sind weltweit im Schnitt rund ein Prozent der

---

3   Die epidemiologischen Daten beruhen auf UNAIDS (2008): 2008 Report on the global AIDS epidemic, http://www.unaids.org/en/KnowledgeCentre/HIVData/GlobalReport/2008/2008_Global_report.asp und UNAIDS (2007): 2007 AIDS epidemic update. Geneva, UNAIDS/WHO, http://www.unaids.org/en/KnowledgeCentre/HIVData/EpiUpdate/EpiUpdArchive/2007

Erwachsenen mit HIV infiziert. Seit dem Jahr 2000 hat sich die Ausbreitung der Epidemie weltweit nicht weiter beschleunigt. Es gibt jedoch immer mehr Menschen mit HIV, weil sich durch die medizinische Behandlung das Leben der Infizierten verlängert.

Daten aus dem Jahr 2007 für die globale HIV-Epidemie:[4]

- 33 Millionen Menschen waren mit HIV infiziert[5], davon 2,1 Millionen Kinder.

- 2,7 Millionen Menschen infizierten sich mit HIV. Dies ist ein leichter Rückgang gegenüber 3 Millionen Neuinfektionen im Jahr 2001.

- 2 Millionen Menschen starben an Aids.

Das südliche Afrika ist nach wie vor die am stärksten von HIV betroffene Region. 67 Prozent aller Menschen mit HIV leben in diesem Gebiet, und 75 Prozent aller Todesfälle treten dort auf.

Jeden Tag infizieren sich weltweit etwa 7.400 Menschen mit HIV, davon 1.000 Kinder unter 15 Jahren. Die Neuinfektionen bei Erwachsenen treten zu fast 50 Prozent bei Frauen und zu 45 Prozent bei jungen Menschen zwischen 15 und 24 Jahren auf. Mit 96 Prozent tritt die weitaus höchste Zahl der Infektionen in Ländern mit niedrigem und mittlerem Einkommen auf.

In einigen Ländern haben Kampagnen für Prävention in jüngster Zeit jedoch dazu geführt, dass die Zahl der Neuinfektionen sinkt, zum Beispiel in Kenia, Ruanda, Uganda und Sambia. Solche Fortschritte gibt es jedoch nicht überall: In einigen Ländern steigen die Neuinfektionen sogar an, z. B. in Deutschland, China, Indonesien, Mosambik, Papua-Neuguinea, Russland, Großbritannien und Vietnam. In anderen Ländern wie Lesotho, Namibia, Südafrika und Swasiland haben sich die HIV-Raten stabilisiert – jedoch auf sehr hohem Niveau. Jedoch hat immer noch nur ein Fünftel aller Menschen mit einem Risiko der HIV-Infektion auch tatsächlich Zugang zu umfassender HIV-Prävention.

---

4   UNAIDS (2008): 2008 Report on the global AIDS epidemic, http://www.unaids.org/en/KnowledgeCentre/HIVData/GlobalReport/2008/2008_Global_report.asp, UNAIDS (2007): Annual Report 2007, http://data.unaids.org/pub/Report/2008/jc1535_annual_report07_en.pdf
5   Spannbreite 30,6 – 36,1 Millionen

Nachdem die Todesfälle in den vergangenen Jahrzehnten ständig gestiegen waren, gingen sie in den letzten Jahren erstmals zurück: 2005 starben 2,2 Millionen Menschen an Aids, im Jahr 2007 waren es zwei Millionen. Ein Grund dafür ist, dass auch in Entwicklungsländern mehr HIV-Infizierte behandelt werden.[6] Doch immer noch werden 70 Prozent der HIV-positiven Menschen, die antiretrovirale Behandlung benötigen, nicht behandelt. Es muss also noch sehr viel mehr in Behandlung investiert werden. Jedoch kommen auf zwei Menschen, die neu behandelt wurden, fünf Menschen, die sich neu mit HIV anstecken. Dies unterstreicht, wie wichtig weitere substanzielle Fortschritte in der HIV-Prävention sind.

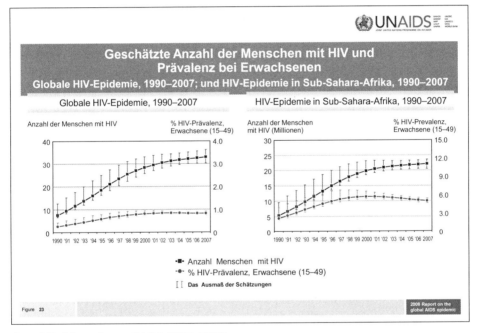

Graphik: Menschen mit HIV, 1990–2007

In den Anfängen der Epidemie infizierten sich weitaus mehr Männer als Frauen. Seit 2001 sind die Infektionsraten beider Geschlechter weltweit betrachtet allerdings fast gleich. Die Situation ist in den einzelnen Ländern jedoch sehr unterschiedlich: Im Afrika südlich der Sahara sind 60 Prozent der Infizierten Frauen, in anderen Regionen sind Männer nach

---

6   Nyirenda M et al. (2007): Mortality levels and trends by HIV serostatus in rural South Africa. AIDS 21 (Supp. 6): S73-S79.

wie vor mehr betroffen. In Lateinamerika zum Beispiel kommt es zu den meisten HIV-Infektionen durch homosexuellen Geschlechtsverkehr bei Männern.

Weltweit werden zwischen 80 und 90 Prozent aller HIV-Infektionen sexuell übertragen. Außerhalb Afrikas ist die Übertragung im Zusammenhang mit Drogengebrauch für ein Drittel aller HIV-Infektionen verantwortlich. Dieser Übertragungsweg ist der häufigste in Osteuropa und Zentralasien. Meist sind drogenabhängige Männer betroffen, aber der Anteil der Frauen steigt.

In den stark von HIV betroffenen Ländern ist die Lebenserwartung der Menschen um mehr als 20 Jahre gesunken, das wirtschaftliche Wachstum hat sich verlangsamt und die Armut ist gewachsen. Allein im Afrika südlich der Sahara hat HIV/Aids fast zwölf Millionen Kinder zu Waisen gemacht und die Altersverteilung in vielen afrikanischen Gesellschaften dramatisch verändert. Kinder, Jugendliche und alte Menschen bleiben zurück, eine ganze Generation von jungen Erwachsenen ist gestorben oder vom Tod bedroht.

In Asien, Lateinamerika und Europa sind die Infektionsraten zwar generell niedriger als in Afrika. Jedoch verursacht HIV/Aids in Asien einen größeren Produktivitätsverlust als jede andere Krankheit. Nach Schätzungen werden bis 2015 weitere sechs Millionen Haushalte verarmen, wenn die Epidemie nicht stärker bekämpft wird.[7]

Die HIV-Epidemie hat viele Ungleichheiten und Ungerechtigkeiten ans Licht gebracht und teilweise verschärft: die Benachteiligung von Frauen, die Diskriminierung bestimmter Gruppen und Minderheiten wie homosexueller Männer, Sexarbeiter/innen und Drogengebraucher/innen. Diese „Randgruppen" sind aufgrund ihrer sozialen Situation und Diskriminierung auch besonders verletzlich für HIV-Infektion, sie haben jedoch meist wenig Zugang zu HIV-Prävention.

Die HIV/Aids-Epidemie hat zudem die chronische Schwäche der Gesundheitssysteme in vielen Entwicklungsländern deutlich gemacht und zunächst verschärft. HIV/Aids hat jedoch auch zu neuen Initiativen in der

---

7   Commission on AIDS in Asia (2008): Redefining AIDS in Asia, http://www.unaids. org/en/KnowledgeCentre/Resources/FeatureStories/archive/2008/20080326_ asia_commission.asp

Gesundheitspolitik geführt. Seit 2001 und verstärkt seit 2005 wurden tatsächliche Fortschritte bei der Bekämpfung von HIV/Aids erreicht. Die Ausgaben für Prävention und die Behandlung von Aidskranken stiegen um das Sechsfache. Betroffene Länder, die internationale Gemeinschaft, Nichtregierungsorganisationen, Kirchen und vor allem die betroffenen Gemeinden (*communities*) haben größere Verantwortung (*ownership*) in der Antwort auf HIV/Aids übernommen.

Inzwischen drohen die in den vergangenen Jahren erzielten Fortschritte in der Aids-Bekämpfung zu einer Art „Müdigkeit" zu führen. Da es die meisten Neuinfektionen zwischen 1985 und 2000 gegeben hat, wird die Eindämmung von HIV/Aids oft nicht mehr als dringlich betrachtet. Viele Menschen glauben, dass sich die Epidemie auf dem Rückzug befindet und dass HIV/Aids höchstens bestimmte Randgruppen betrifft und für die „heterosexuelle Bevölkerung" keine Gefahr mehr besteht.[8] Der weitere Verlauf der Epidemie ist jedoch schwer vorherzusagen, so dass keine „Entwarnung" gegeben werden kann. Es infizieren sich immer noch viele Menschen mit HIV/Aids, und die Epidemie hat weiterhin schwere wirtschaftliche und soziale Folgen. HIV/Aids bleibt eine Katastrophe, die gemeinsame Anstrengungen der internationalen Gemeinschaft erfordert. Die Bekämpfung von HIV/Aids muss im Kontext des Menschenrechts auf Gesundheit geschehen, als eines der fundamentalen Menschenrechte, das im Wirtschafts- und Sozialpakt der Vereinten Nationen festgeschrieben ist. Dieses Menschenrecht wird verletzt, wenn die Chancen, über HIV/Aids aufgeklärt zu werden, und die soziale und medizinische Hilfe für HIV-positive Menschen weltweit vernachlässigt werden und vor allem Menschen in armen Ländern und bestimmte Bevölkerungsgruppen benachteiligt sind.

MILLENNIUMS-ENTWICKLUNGSZIELE

Die so genannten Millenniums-Entwicklungsziele *„Millennium Development Goals" (MDGs)* sind ein wichtiger und oft zitierter Bezugsrahmen in der globalen Antwort auf HIV/Aids. Sie wurden im Jahr 2000 von den Vereinten Nationen zur Bekämpfung von Armut und Hunger in Entwicklungsländern beschlossen. Drei dieser insgesamt acht Ziele sollen dazu

---

8   McNeil DG (2007): A time to rethink AIDS's grip. New York Times, 25 November.

beitrag, dass sich die Gesundheit der Menschen verbessert. Es sind die gesundheitsbezogenen Millenniums-Entwicklungsziele oder Millenniums-Gesundheitsziele: Das Millenniums-Entwicklungsziel 6 bezieht sich explizit auf HIV/Aids: Die Staaten verpflichten sich, die Ausbreitung von HIV/Aids, Malaria und anderen wichtigen Krankheiten bis 2015 einzudämmen und den Trend umzukehren.[9] Die Epidemie hat jedoch auch einen Einfluss auf die übrigen Millenniums-Entwicklungsziele:

Millenniums-Entwicklungsziel 1: Bekämpfung von Armut und Hunger. Hohe HIV-Infektionsraten tragen zur Armut bei, da Kranke nicht mehr arbeiten können. Die Epidemie vergrößert den Hunger und belastet den Bildungs- und Gesundheitssektor.

Millenniums-Entwicklungsziel 2: Grundschulbildung für alle. HIV/Aids verursacht Krankheit und Tod bei Lehrer/innen und wirkt sich damit nachteilig auf Schulsysteme und Bildung aus. Außerdem können gerade Mädchen häufig nicht mehr die Schule besuchen, wenn sie HIV-Kranke zuhause versorgen müssen.

Millenniums-Entwicklungsziel 3: Förderung von Gleichberechtigung und Stärkung der Frauen. Die HIV/Aids-Epidemie verstärkt die Benachteiligung von Frauen, da HIV-infizierte Frauen häufig besonders stigmatisiert werden und Gewalt erleben. Mädchen aus betroffenen Haushalten haben zudem weniger Chancen, zur Schule zu gehen.

Millenniums-Entwicklungsziel 4: Senkung der Kindersterblichkeit. Weltweit sterben zehn Millionen Kinder jährlich an Krankheiten, die verhindert werden könnten. HIV/Aids trägt zu dieser hohen Kindersterblichkeit bei, vor allem in Afrika.

Millenniums-Entwicklungsziel 5: Verbesserung der Müttergesundheit. Frauen machen die Hälfte aller HIV-Infizierten weltweit und mehr als 60 Prozent der Infizierten in Afrika aus. Dies beeinflusst auch die Müttersterblichkeit: HIV-positive Frauen haben ein doppelt so hohes Risiko, während Schwangerschaft und Geburt zu sterben wie HIV-negative

---

9   United Nations (2001): United Nations Millennium Development Goals. New York, http://www.un.org/millenniumgoals

Frauen, und HIV ist die Hauptursache für Müttersterblichkeit im südlichen Afrika.[10]

Millenniums-Entwicklungsziel 6: Eindämmung von HIV/Aids, Malaria und anderen Krankheiten. HIV/Aids belastet schwache Gesundheitssysteme zusätzlich, verstärkt die Ausbreitung der Tuberkulose und hat Wechselwirkungen mit Malaria.

Millenniums-Entwicklungsziel 7: Wasser und Hygiene. Mangelnder Zugang zu sauberem Wasser erhöht die Sterblichkeit von Kindern von HIV-positiven Müttern.

Millenniums-Entwicklungsziel 8: Entwicklung einer globalen Entwicklungspartnerschaft. Dazu gehört die Zusammenarbeit von Regierungen und Industrie, um die Armen in Entwicklungsländern mit lebenswichtigen Medikamenten zu versorgen. Zu wenige Menschen in den Entwicklungsländern sind jedoch ausreichend mit Medikamenten und der antiretroviralen Aids-Behandlung versorgt.[11]

Obwohl einige Fortschritte erzielt wurden, werden die gesundheitsbezogenen Millenniums-Entwicklungsziele einschließlich der HIV/Aids-Ziele bis 2015 nicht erreicht werden können, vor allem Afrika ist weit davon entfernt, da die eingesetzten finanziellen Mittel nicht ausreichen.[12]

UNIVERSELLER ZUGANG

Auf der Sondergeneralversammlung zu HIV/Aids (*United Nations General Assembly Special Session on HIV/AIDS; UNGASS*) im Jahr 2001 verabschiedeten die Mitgliedsstaaten der Vereinten Nationen eine Verpflichtungserklärung (*Declaration of Commitment*)[13], in der sich die Regie-

---

10 Mataka E (2007): Maternal health and HIV: bridging the gap. Lancet, 370:1290-1291, http://www.thelancet.com/journals/lancet/article/PIIS0140-6736(07)61552-9/fulltext
11 United Nations MDG Gap Task Force (2008): Delivering on the Global Partnership for Achieving the Millennium Development Goals, http:www.who.int/medicines/mdg/MDG8EnglishWeb.pdf
12 High Level Task Force on Innovative Finance for Health Systems (2009): Press Release May 2009, http://www.internationalhealthpartnership.net/taskforce.html
13 United Nations (2001): United Nations General Assembly. Declaration of Commitment on HIV/AIDS. New York, http://www.unaids.org/en/AboutUNAIDS/Goals/UNGASS

rungen zu konkreten Programmen und Zielen in der Aids-Bekämpfung verpflichteten. Diese Einigung auf überprüfbare Ziele war ein wichtiger Schritt auf dem Weg zur Übernahme größerer politischer Verantwortung.

Im Jahr 2003 stellte die Weltgesundheitsorganisation (WHO) mit der „3x5-Initiative" das Ziel auf, bis zum Jahr 2005 drei Millionen Aids-Kranke zu behandeln. Dieses Ziel ist erst im Jahr 2007 erreicht worden, jedoch war die Initiative ein wichtiger Schritt hin zu mehr globaler Aufmerksamkeit für HIV/Aids, speziell der mangelnden antiretroviralen Behandlung in den armen Ländern.

Im Jahr 2006 beschlossen die Vereinten Nationen, den so genannten „Universellen Zugang zu umfassender Prävention, Behandlung, Pflege und Unterstützung" bis zum Jahr 2010 zu erreichen (*Universal access to prevention, treatment, care and support*). Dies wurde in einer „Politischen Erklärung" auf einer Sondersitzung zu HIV/Aids dargelegt.[14] Der Begriff „Universeller Zugang" brachte eine neue Qualität in die Antwort auf HIV/Aids. Er sagt aus, dass alle Menschen über HIV aufgeklärt werden müssen und dass alle Betroffenen Pflege, Unterstützung und Behandlung erhalten sollen. Der „Universelle Zugang" ist eine konkrete Verpflichtung, dass die Epidemie zurückgedrängt werden muss. Er stellt eine Vision in der Bekämpfung von HIV/Aids dar, und er schreibt gleichzeitig ein konkretes Ziel fest. Es waren nicht zuletzt zivilgesellschaftliche Organisationen, die dafür gesorgt haben, dass sich die internationale Gemeinschaft zum „Universellen Zugang" verpflichtete.

Im Juni 2008 überprüften die Vereinten Nationen auf einem „Hochrangigen Forum" (*High Level Forum*), ob die in den Jahren 2001 und 2006 gesetzten Ziele erreicht wurden. Dabei wurden einige Erfolge in der Eindämmung von Aids deutlich, unter anderem hatten mehr als 100 Länder nationale Ziele formuliert, um den Universellen Zugang zu erreichen.[15]

---

14 United Nations (2006): High Level Meeting on HIV/AIDS, http://www.unaids.org/en/ Conferences/2006HLM/default.asp, United Nations (2006): Political Declaration on HIV/AIDS, http://data.unaids.org/pub/PressStatement/2006/20060620_PS_HLM_ en.pdf

15 Report of the Secretary General (2008): Declaration of Commitment on HIV/AIDS and Political Declaration on HIV/AIDS: midway to the Millennium Development Goals, http://data.unaids.org/pub/Report/2008/20080429_sg_progress_report_ en.pdf

Trotzdem blieben erhebliche Lücken und der Universelle Zugang wird (nach dem Stand Anfang des Jahres 2009) bei dem derzeitigen Tempo des Ausbaus von Prävention und Behandlung bis 2010 nicht erreicht werden können. Die globale Finanz- und Wirtschaftskrise, die 2008 begonnen hat, stellt eine zusätzliche ernste Bedrohung dar.

DIE ROLLE DER ZIVILGESELLSCHAFT

In der Antwort auf HIV/Aids haben Aidshilfen, Selbsthilfegruppen, Initiativen, Kirchen und Nichtregierungsorganisationen von Beginn an eine Schlüsselrolle gespielt. Sie unterstützen die Prävention, geben psychologische sowie soziale Hilfe und engagieren sich dafür, dass Aidskranke weltweit medizinische Betreuung und antiretrovirale Behandlung erhalten. Die „Zivilgesellschaft"[16] übt Druck auf die internationale Gemeinschaft, auf Regierungen und Kirchen aus, damit Versprechen bei der Bekämpfung von HIV/Aids eingehalten werden. Ohne dieses zivilgesellschaftliche Engagement wären die bisherigen Erfolge in der Aids-Bekämpfung nicht möglich gewesen.

Der Aids-Aktivist Gregg Gonsalvez bekennt sich dazu, dass er HIV-infiziert ist. Er setzt sich für die Rechte von HIV-positiven Menschen ein. Er betont: „Heute leben drei Millionen Menschen, weil sie antiretrovirale Behandlung erhalten, trotz der Warnungen, dass es unklug und nicht nachhaltig war, ihre Leben zu retten, und trotz des Rats von Experten, die wussten, wie Gesundheit und Entwicklung funktionieren – aber wir haben ihre Leben gerettet."[17]

In vielen Ländern tragen zivilgesellschaftliche Gruppen die Hauptlast bei den Kampagnen gegen HIV/Aids. Sie engagieren sich auch dort, wo Regierungen aus mangelndem politischem Willen nichts unternehmen. Die Organisationen setzen sich für die Rechte von Minderheiten und Randgruppen ein und drängen Regierungen und Industrie dazu, kosten-

---

16 Als Zivilgesellschaft wird verstanden: Zusammenschlüsse von Bürger/innen, die ihre Interessen und Ideen fördern wollen. Der Begriff schließt den privaten Sektor, der auf Profit beruht, nicht mit ein.

17 International AIDS Conference August 2008, http://www.kaisernetwork.org/health_cast/uploaded_files/080708_ias_plenary_transcript.pdf

günstige Medikamente für HIV-Positive und Aids-Kranke zugänglich zu machen. Sie verlangen auch, Gesetze zu ändern, etwa wenn es um Eigentumsrechte von Frauen geht: Wenn Frauen mehr Rechte haben und gleichberechtigter leben können, verringert sich ihre Verletzlichkeit für HIV.

In Deutschland will das 2001 gegründete „Aktionsbündnis gegen AIDS" mit seiner Kampagne das Schweigen über HIV/Aids brechen. Es engagiert sich für eine Welt ohne Aids und Armut. „Mit seinen Forderungen beruft sich das Aktionsbündnis gegen AIDS auf die HIV/Aids-Ziele der Vereinten Nationen vom Juni 2001 und wendet sich gezielt an die Bundesregierung und die Pharmaindustrie. Im Mittelpunkt steht der Einsatz für das Menschenrecht auf Leben und Gesundheit, die Bereitstellung zusätzlicher Mittel für die weltweite Aids-Prävention und -Behandlung durch die Bundesregierung, sowie die Reduktion der Kosten für die lebenswichtigen Medikamente durch die Pharmaindustrie."[18] Das „Aktionsbündnis gegen AIDS" besteht aus mehr als 100 Organisationen der Aids- und Entwicklungszusammenarbeit sowie 280 Basisgruppen.

Wenn die Eindämmung von HIV/Aids gelingen soll, müssen zivilgesellschaftliche Organisationen jedoch noch stärker in Kampagnen und Programme einbezogen werden. Auch bei der Vergabe von Mitteln werden sie noch immer nicht ausreichend berücksichtigt.

Südafrika ist weltweit am schlimmsten von der HIV-Epidemie betroffen. In einigen Landesteilen liegt die Infektionsrate bei bis zu 40 Prozent. Dafür gibt es viele Gründe: das Erbe der Apartheid, verbreitete Armut und Arbeitslosigkeit, die Unterdrückung von Frauen und Migration. Trotz der hohen Infektionsraten verharmloste die südafrikanische Regierung jedoch lange die Bedrohung durch Aids. Die Zivilgesellschaft reagierte schneller: Der Südafrikaner Zackie Achmat erfuhr 1990, dass er HIV-positiv ist. Zusammen mit Freunden gründete er die „Treatment Action Campaign (TAC)", die über antiretrovirale Therapie

---

18 Aktionsbündnis gegen AIDS: http://www.aids-kampagne.de

aufklärt und HIV-positive Menschen unterstützt. Die Initiative hat durch Druck auf die Pharmaindustrie dazu beigetragen, dass die Preise für Aidsmedikamente gesunken sind. TAC hat auch die südafrikanische Regierung mehrmals verklagt, damit sie Frauen mit Medikamenten versorgt, die die Übertragung von HIV von der Mutter auf das Kind einschränken können. Nicht zuletzt durch diesen Druck änderte die südafrikanische Regierung 2006 ihre Politik. Sie will jetzt dafür sorgen, dass bis 2011 80 Prozent der Aids-Kranken mit Medikamenten behandelt werden.[19] Erst nachdem antiretrovirale Medikamente für alle zugänglich gemacht wurden, begann Zackie Achmat mit seiner Therapie, obwohl er zu dem Zeitpunkt schon schwer erkrankt war, um damit ein Zeichen der Solidarität zu setzen.

In der UN-Verpflichtungserklärung von 2001 wird verlangt, dass die Regierungen NRO an ihren Fortschrittsberichten beteiligen.[20] In einigen Ländern zeigt sich besonders deutlich, dass die Regierungen vom Engagement der NRO beim Erreichen ihrer Ziele profitieren – zum Beispiel in Malawi und Kambodscha. Die *„Coalition of Asia Pacific Regional Networks on HIV/AIDS"* hat Kriterien entwickelt, nach denen zivilgesellschaftliche Gruppen die staatlichen Aktivitäten bei der Bekämpfung von Aids überwachen und beurteilen. Die „World AIDS Campaign" hat in vielen Ländern nationale Kampagnen aktiviert und unterstützt.[21] In zahlreichen Staaten verfassten NRO eigene Berichte – sogenannte Schattenberichte – über die Situation. In Deutschland erstellte 2006 und 2008 das „Aktionsbündnis gegen AIDS" eine kritische Bestandsaufnahme der Politik der Bundesregierung zu HIV/Aids.[22]

In der Zusammenarbeit zwischen NRO und Regierungen gibt es viele Schwachpunkte und Probleme.[23] Viele NRO verfügen nicht über genü-

---

19 Treatment Action Campaign: http://www.tac.org.za/community/about, Brot für die Welt: http://www.brot-fuer-die-welt.de/gesundheit/index.php
20 United Nations General Assembly (2001): Declaration of Commitment on HIV/AIDS. 2001, http://www.unaids.org/en/AboutUNAIDS/Goals/UNGASS
21 World AIDS Campaign, http://www.worldaidscampaign.info
22 Aktionsbündnis gegen AIDS (2008): Globale Krise und Deutschlands Beitrag zur globalen Antwort, http://www.aids-kampagne.de/l8mimages/schattenbericht 2008-final.pdf
23 ICASO (2008): A review on progress from the community sector, http://www.icaso. org/publications/ICASO_PoliticalLeaders_260608.pdf

gend Mitarbeiter/innen und finanzielle Mittel. Programme gegen HIV/Aids sind nicht ausreichend oder scheitern sogar, wenn sie die Menschen „vor Ort" nicht berücksichtigen. Regierungen und Nichtregierungsorganisationen müssen die Bewohner von Dörfern und Stadtteilen, die Mitglieder von religiösen Gemeinschaften und HIV-positive Menschen einbeziehen und über die richtige Strategie gegen HIV/Aids mitbestimmen lassen. Nur dann ist eine wirksame HIV-Bekämpfung möglich. Zu diesen Prinzipien haben sich auch die NRO in einem „Code of Good Practice" verpflichtet.[24]

Vertreter/innen der Zivilgesellschaft sind zunehmend auch auf UN-Ebene im Kampf gegen Aids beteiligt. Zu den Versammlungen der Vereinten Nationen zu HIV/Aids gehören fast immer auch Sitzungen, bei denen Mitglieder von Nichtregierungsorganisationen gehört werden. NRO sind in den Regierungsstrukturen des Globalen Fonds, von UNAIDS, UNITAID und der „Global Alliance for Vaccine Initiative" (GAVI Alliance) vertreten. Für diese Beteiligung haben sich NRO lange eingesetzt.

Die bisherigen Erfahrungen zeigen, dass Programme und Projekte gegen die weitere Ausbreitung von HIV/Aids erfolgreicher sind, wenn HIV-positive Menschen daran mitwirken.[25] HIV-positive Menschen sollen nicht nur „Empfänger von Hilfe" sein, sondern mitreden und mitbestimmen bei Entscheidungen, die sie betreffen. Viele HIV-positive Menschen bekennen sich offen zu ihrer Infektion und helfen durch ihre persönliche Erfahrung, andere Menschen davon zu überzeugen, sich vor HIV zu schützen. In vielen Ländern sind Selbsthilfegruppen und Netzwerke von HIV-positiven Menschen entstanden, die sich gegenseitig unterstützen und gegenüber der Politik mit gemeinsamen Forderungen auftreten. Auf globaler Ebene sind unter anderem das *Global Network of People Living with HIV (GNP+)* und die *International Community of Women Living with HIV (ICW+)* aktiv.

> Gracia Violeta Ross, die Vorsitzende des „Bolivianischen Netzwerks von Menschen mit HIV" sagt: „Wir sind einen Weg gegangen, an dessen Anfang Menschen mit HIV zu Tode gesteinigt wurden, mittlerweile

24 NGO HIV/AIDS Code of Practice Project (2004): Renewing our voice, Code of good practice, http://www.hivcode.org/silo/files/code-of-good-practice.pdf
25 UNAIDS (2007): Policy Brief GIPA, http://data.unaids.org/pub/Report/2007/JC1299-PolicyBrief-GIPA_en.pdf

werden Menschen mit HIV eingeladen, mit den politischen Führern der Welt die internationale Politik in Bezug auf HIV zu entwickeln. Wir müssen noch einen langen Weg gehen, aber wir haben einen historischen Wandel erreicht, auf den wir stolz sein können."[26]

Wie die Bekämpfung von HIV/Aids finanziert wird

AUSGABEN FÜR ENTWICKLUNGSHILFE UND GESUNDHEIT

Geld ist nicht alles in der langfristigen Antwort auf HIV – jedoch lässt sich die Epidemie ohne adäquate finanzielle Mittel nicht eindämmen. HIV/Aids-Mittel sind Bestandteil der Entwicklungshilfe („*Official development assistance*", ODA). Wie hat diese sich insgesamt entwickelt? Die reichen Länder haben sich wiederholt verpflichtet, 0,7 Prozent ihres Bruttonationaleinkommens (BNE) für die Entwicklungshilfe auszugeben.[27] Doch nur einige Länder erreichen dieses Ziel, u. a. Dänemark, die Niederlande und Norwegen.

Im Jahr 2007 lag die Entwicklungshilfe der Geberländer bei 100 Milliarden US-Dollar, dies entspricht lediglich 0,28 Prozent des BNE. Die Organisation für wirtschaftliche Zusammenarbeit und Entwicklung (OECD) stellt fest, dass auf der Basis der derzeitigen Pläne der Geber die Entwicklungshilfe 2010 um mindestens 38 Milliarden US-Dollar geringer ausfallen wird als von den OECD-Ländern versprochen wurde.[28] Im Jahresbericht der OECD 2007 heißt es: „Um ihre internationalen Zusagen einzuhalten, müssen die Geberländer ihre Nettozahlungen bis 2010 um mehr als ein Viertel, Deutschland um mehr als die Hälfte erhöhen." [29,30]

---

26   UNAIDS (2007): Policy Brief GIPA, http://data.unaids.org/pub/Report/2007/JC1299-PolicyBrief-GIPA_en.pdf
27   United Nations General Assembly (2001): Declaration of Commitment on HIV/AIDS, http://www.unaids.org/en/AboutUNAIDS/Goals/UNGASS
28   OECD (2008): Aid Targets Slipping Out of Reach, http://www.oecd.org/dataoecd/47/25/41724314.pdf
29   OECD (2008): Jahresbericht der Entwicklungszusammenarbeit 2007, http://www.oecd.org/document/47/0,3343,de_34968570_34968855_38142831_1_1_1_1,00.html
30   VENRO (2008): VENRO-Positionspapier zur zweiten Weltkonferenz zur Entwicklungsfinanzierung in Doha, 29. November bis 2. Dezember, http://www.venro.org/fileadmin/redaktion/dokumente/Positionspapier_Doha.pdf

In Deutschland waren die Ausgaben für Entwicklungshilfe im Jahr 2007 mit neun Milliarden Euro bzw. 0,37 Prozent des BNE zwar gegenüber den Vorjahren gestiegen. Jedoch lagen sie damit immer noch deutlich unter dem 0,7-Prozent-Ziel. Gemessen an seiner Wirtschaftskraft liegt Deutschland nur auf Rang zwölf der Geberländer. Außerdem rechnet Deutschland Schuldenerlasse und Ausgaben für ausländische Studierende auf die Entwicklungshilfe an. Diese Ausgaben machten im Jahr 2006 zusammen ein Drittel der Entwicklungshilfezahlungen aus.[31] Damit die Entwicklungshilfeausgaben in Deutschland bis zum Jahr 2010 wenigstens die von der Europäischen Union vereinbarte Mindestquote von 0,51 Prozent des BNE erreichen, müsste der Entwicklungshilfe-Etat um 1,6 Milliarden Euro pro Jahr steigen, dies ist jedoch in den bisher vorliegenden Planungen nicht vorgesehen.[32]

Bruttonationaleinkommen oder BNE (*gross national income, GNI*), ist ein Maß für die Wirtschaftsleistung einer Volkswirtschaft und wird in absoluten Zahlen oder pro Kopf der Bevölkerung angegeben. Die Weltbank teilt Länder anhand ihres jährlichen Pro-Kopf-Bruttonationaleinkommens in vier Kategorien ein:[33]

- Länder mit niedrigem Einkommen (*lower income*, weniger als 935 US-Dollar)

- Länder mit unterem mittlerem Einkommen (*lower-middle-income*, 936 – 3.700 US-Dollar)

- Länder mit oberem mittlerem Einkommen (*upper-middle-income*, 3.700 – 11.500 US-Dollar)

- Länder mit hohem Einkommen (*high income*, 11.500 US-Dollar und mehr).

---

31 Aktionsbündnis gegen AIDS (2008): Globale Krise und Deutschlands Beitrag zur globalen Antwort, „Zweiter Schattenbericht", http://www.aids-kampagne.de/l8mimages/schattenbericht2008-final.pdf
32 terre des hommes/Welthungerhilfe (2008): Wirklichkeit der Entwicklungshilfe, 16. Bericht 2006/2007, www.welthungerhilfe.de/uploads/tx_dwhhinfomaterial/Wirklichkeit-der-Entwicklungshilfe-16.pdf
33 World Bank (2007): Data and Statistics, http://web.worldbank.org/WBSITE/EXTERNAL/DATASTATISTICS/0,,contentMDK:20420458~menuPK:64133156~pagePK:64133150~piPK:64133175~theSitePK:239419,00.html

Deutschland ist ein Land mit hohem Einkommen, mit circa 36.600 US-Dollar.[34]

Im Afrika südlich der Sahara sind:

- *Länder mit niedrigem Einkommen:* Äthiopien, Benin, Burkina Faso, Burundi, Côte d'Ivoire, Dem. Rep. Kongo, Eritrea, Gambia, Ghana, Guinea, Guinea-Bissau, Kenia, Liberia, Madagaskar, Malawi, Mali, Mauretanien, Mozambique, Niger, Nigeria, Ruanda, Sambia, Senegal, Sierra Leone, Simbabwe, Somalia, Tansania, Togo, Tschad, Uganda, Zentralafrikanische Republik,

- *Länder mit unterem mittlerem Einkommen:* Angola, Kamerun, Lesotho, Namibia, Rep. Kongo, Sudan, Swasiland,

- *Länder mit oberem mittlerem Einkommen:* Botswana, Gabun, Südafrika

Entwicklungsländer haben 84 Prozent der globalen Bevölkerung und tragen 90 Prozent der globalen Belastung an Krankheiten, ihr Anteil an den globalen Gesundheitsausgaben macht jedoch nur 12 Prozent aus.[35] Für die Länder mit niedrigem Einkommen und die Länder Afrikas sieht dies noch düsterer aus: Obwohl sie 56 Prozent der globalen Gesundheitsbelastung haben, entfallen auf sie nur 2 Prozent der globalen Gesundheitsausgaben, das waren im Jahr 2004 ungefähr 80 Milliarden US-Dollar.[36] Dabei werden sogar 62 Prozent der totalen Gesundheitsausgaben von der Bevölkerung aus eigener Tasche bezahlt. Diese Ausgaben führen oft zu Verschuldung und Verarmung.[37]

---

34 Wikipedia: http://en.wikipedia.org/wiki/List_of_countries_by_GNI_per_capita
35 World Bank (2007): Health financing revisited. A practitioner's guide, http://web.worldbank.org/WBSITE/EXTERNAL/TOPICS/EXTHEALTHNUTRITIONANDPOPULATION/EXTHSD/0,,contentMDK:20200211~menuPK:376811~pagePK:148956~piPK:216618~theSitePK:376793,00.html
36 Global Health Workforce Alliance (2008): Scaling Up, Saving Lives Task Force for Scaling Up Education and Training for Health Workers, http://www.who.int/workforcealliance/documents/Global_Health%20FINAL%20REPORT.pdf
37 World Bank (2007): Health financing revisited. A practitioner's guide, http://web.worldbank.org/WBSITE/EXTERNAL/TOPICS/EXTHEALTHNUTRITIONANDPOPULATION/EXTHSD/0,,contentMDK:20200211~menuPK:376811~pagePK:148956~piPK:216618~theSitePK:376793,00.html

Externe Hilfe spielt eine wesentliche Rolle in der Finanzierung des Gesundheitssektors in Afrika, wo sie circa 15 Prozent aller Gesundheitsausgaben ausmacht. In anderen Regionen sind dies nur 3 Prozent oder weniger.[38] Der Abstand zu den gut ausgestatteten Gesundheitssystemen in Industrieländern ist riesig. Im südlichen Afrika (ohne Südafrika) geben die Länder durchschnittlich nur 27 US-Dollar pro Kopf für Gesundheit aus – die niedrigsten Raten der Welt.[39] Deutschland gibt im Vergleich das Hundertfünfzigfache für Gesundheit aus: 4.200 US-Dollar (3.000 Euro) pro Kopf jährlich.

Die OECD gibt an, dass sich die Ausgaben der Geberländer für Gesundheit und Bevölkerung zwischen 2002 und 2007 mehr als verdreifacht haben, von 3,5 Milliarden US-Dollar auf 10,8 Milliarden US-Dollar.[40] Aufgeschlüsselte Daten zeigen, dass die Mittel für HIV/Aids am meisten gestiegen sind, während Mittel für Gesundheitssysteme sich nicht wesentlich erhöhten.[41]

Jedoch ist es mit diesen Mitteln nicht möglich, die Millenniums-Entwicklungsziele zu erreichen. Nach neueren Berechnungen sind mindestens 50 US-Dollar pro Kopf im Jahr nötig, um eine Basisgesundheitsversorgung sicherzustellen.[42] Die 50 US-Dollar pro Kopf und Jahr beinhalten nur die Kosten für die Gesundheitsversorgung im engeren Sinn und rechnen nicht die Kosten für die Änderung der sozialen Bedingungen von Gesundheit ein, wie Armut, schlechte Wohn- und Arbeitsbedingungen usw.

---

38 Baker BK (2009): The long and tortured road to adequate, sustained, and spendable domestic and donor financing for health, http://www.healthgap.org/bakeronhealthfinancing.htm
39 USAID Africa Bureau (2008): Innovations for Health Financing in Sub-Saharan Africa: A Roundtable Discussion, http://www.healthsystems2020.org/content/resource/detail/2168/
40 OECD (2009): Entwicklungszusammenarbeit, http://www.oecd.org/document/50/0,3343,de_34968570_34968855_42193714_1_1_1_1,00.html
41 Kates J et al. (2008): Donor Funding for Health in Low- & Middle-Income Countries 2001–2006, The Henry J. Kaiser Family Foundation, Menlo Park, California. http://www.kff.org/hivaids/upload/7679_02.pdf
42 Baker BK (2009): The long and tortured road to adequate, sustained, and spendable domestic and donor financing for health, http://www.healthgap.org/bakeronhealthfinancing.htm

Die Entwicklungsländer müssen auch der Verpflichtung nachkommen, Gesundheitssysteme ausreichend zu finanzieren. So gibt Indien weniger als 3 Prozent seines Bruttonationaleinkommens für Gesundheit aus; damit ist der öffentliche Gesundheitssektor völlig unterfinanziert.[43] Im Jahr 2001 verpflichteten sich afrikanische Staats- und Regierungschefs in der „Abuja-Erklärung", mindestens 15 Prozent ihrer Staatshaushalte für Gesundheit auszugeben. Einige Länder haben Fortschritte in Richtung dieses Ziels gemacht: Uganda gibt 10 Prozent und Tansania 12 Prozent des BNE pro Kopf für Gesundheit aus.[44]

Sogar wenn die afrikanischen Länder ihre Selbstverpflichtung, 15 Prozent ihres nationales Haushalts für Gesundheit auszugeben, erfüllen würden, reichte dies bei den meisten für das Ziel von 50 US-Dollar pro Kopf und Jahr nicht aus: Einige würden fast ihr ganzes Budget für Gesundheit ausgeben. Die Kapazitäten armer Länder sind jedoch begrenzt durch unzureichende Steueraufkommen, Steuerflucht und andere Faktoren. Sie bleiben weiterhin überproportional auf die Direktzahlungen der Patientinnen und Patienten angewiesen, und das bei häufig qualitativ nicht ausreichender Gesundheitsversorgung.

Die Unterfinanzierung hat gewaltige Lücken in den Gesundheitssystemen der armen Länder geschaffen: Es mangelt an Ärzten und Krankenpfleger/innen, an Medikamenten und Infrastruktur, vor allem in ländlichen Gebieten. Nach Angaben der Weltgesundheitsorganisation fehlen in den Entwicklungsländern mehr als 4 Millionen Ärzt/innen und Krankenpflegepersonal. Dieser Mangel ist ein großes Hindernis auf dem Weg zu einer angemessenen medizinischen Versorgung von allen HIV-positiven Menschen und zu einem adäquaten Beitrag des Gesundheitssektors in der HIV-Prävention, etwa durch HIV-Tests. Die Epidemie trägt zu dem Mangel an Gesundheitsfachkräften bei, da bis zu 20 Prozent aller medizinischen Fachkräfte durch HIV nicht mehr arbeiten, weil sie chronisch

---

43 Actionaid (2009): Primary concern: why primary healthcare is key to tackling HIV andAIDS, http://www.actionaid.org.uk/_content/documents/PHCreport_download-colour_FINAL.pdf
44 Actionaid (2009): Primary concern: why primary healthcare is key to tackling HIV andAIDS, http://www.actionaid.org.uk/_content/documents/PHCreport_download-colour_FINAL.pdf

krank sind oder sterben.[45,46] Außerdem wandern medizinische Fachkräfte aus Entwicklungsländern in Industrieländer ab. Um diesen *„Brain Drain"* zu verhindern, müssen Fachkräfte eine angemessene Entlohnung erhalten, sie benötigen Schulen für ihre Kinder und ihre Arbeitsbedingungen müssen akzeptabel sein. Dazu ist es auch notwendig, dass Industrieländer die Praxis beenden, Gesundheitsfachkräfte aus Entwicklungsländern zur Deckung ihrer eigenen Lücken aktiv anzuwerben. Stattdessen sollten sie genügend eigene Fachkräfte ausbilden. Außerdem wird eine Kompensation vorgeschlagen, zum Beispiel indem Industrieländer für alle abgezogenen Gesundheitsfachkräfte die Ausbildung der doppelten Anzahl fördern.[47,48]

Wenn HIV/Aids eingedämmt werden und Zugang zu Gesundheitsdiensten für alle erreicht werden soll, müssen Gesundheitssysteme weiter gestärkt werden.[49] Kritiker/innen merken jedoch an, dass durch so genannte „vertikale" Programme zu viel für die Eindämmung von HIV/Aids ausgegeben werde und dass dies zu Lasten von „horizontalen" Programmen und der Stärkung der Gesundheitssysteme insgesamt gehe.[50] Trotz der schwachen Gesundheitssysteme ist es jedoch gelungen, dass Millionen von Menschen in den letzten Jahren antiretrovirale Behandlung erhalten haben. Hätte man gewartet, bis die Gesundheitssysteme gestärkt worden wären, wären diese Menschenleben nicht gerettet worden. In einigen Kontexten sind HIV-Programme jedoch tat-

---

45 Makombe SD et al. (2007): A national survey of the impact of rapid scale-up of antiretroviral therapy on health-care workers in Malawi: effects on human resources and survival, Bulletin of the World Health Organization, 85:851–857.

46 Uebel KE, Nash J, (2007): Caring for the caregivers: models of HIV/AIDS care and treatment provision for health care workers in Southern Africa. Journal of Infectious Diseases, 196:500–504.

47 WHO (2008): Treat, train, retain: task shifting, global recommendations and guidelines. http://www.who.int/healthsystems/task_shifting/en/index.html

48 WHO (2006): Treat, train, retain: the AIDS and health workforce plan. Report on the Consultation on AIDS and Human Resources for Health, WHO, Geneva, 11–12 May 2006, http://www.who.int/hiv/pub/meetingreports/ttr/en/index.html

49 International AIDS Conference 2008, http://www.kaisernetwork.org/health_cast/uploaded_files/080608_ias_plenary_transcript.pdf

50 United Nations (2008): Summary of the 2008, high-level meeting on the comprehensive review of the progress achieved in realizing the Declaration of Commitment on HIV/AIDS and the Political Declaration on HIV/AIDS, UN, New York, 10–12 June 2008, http://data.unaids.org/pub/BaseDocument/2008/20080703_pgasummary_a62895_en.pdf

sächlich parallel zu schon existierenden Gesundheitsprogrammen entstanden und haben Ressourcen abgezogen.[51]

Es wird nicht zu viel für die HIV/Aids-Bekämpfung ausgegeben, sondern zu wenig für Förderung, Erhaltung und Wiederherstellung von Gesundheit. Zunehmend wird daran gearbeitet, die Stärken von beiden Ansätzen zu integrieren.[52] Dazu wird der Begriff des „diagonalen Ansatzes" angewandt: Programme für ein akutes Gesundheitsproblem – zum Beispiel HIV/Aids – werden dazu genutzt, das Gesundheitssystem allgemein zu verbessern.[53] Viele HIV/Aids-Programme haben die medizinische Infrastruktur und die Qualität der Gesundheitssysteme verbessert.[54,55] So haben zum Beispiel in Kambodscha HIV/Aids-Programme dazu beigetragen, Ärzte allgemein weiterzubilden.[56]

Mexiko hat einen diagonalen Ansatz bei der Reform seines Gesundheitswesens umgesetzt. Gesundheit wurde als wesentlicher Faktor zur Armutsbekämpfung betrachtet. Das Budget für die Programme gegen HIV/Aids wurde erhöht, unter anderem für Werbung für Kondombenutzung und Kampagnen gegen Gewalt an Frauen und gegen

51 Actionaid (2009): Primary concern: why primary healthcare is key to tackling HIV and AIDS, http://www.actionaid.org.uk/_content/documents/PHCreport_downloadcolour_FINAL.pdf
52 Lawn JE et al. (2008): Alma Ata 30 years on: revolutionary, relevant and time to revitalise. Lancet, 372:917-927, http://www.thelancet.com/journals/lancet/article/PIIS0140-6736(08)61402-6/fulltext
53 Coovadia H, Bland R (2008): From Alma Ata to Agincourt: primary health care in AIDS. Lancet, 372:866-868, http://www.thelancet.com/journals/lancet/article/PIIS0140-6736(08)61373-2/fulltext
54 International Treatment Preparedness Coalition (ITPC) (2008): Missing the Target, http://www.aidstreatmentaccess.org, nach Untersuchungen in Argentinien, Brasilien, der Dominikanischen Republik, Uganda, Sambia und Simbabwe
55 WHO/UNAIDS/UNICEF (2008): Towards Universal Access, Progress Report 2008, http://www.who.int/hiv/pub/towards_universal_access_report_2008.pdf
56 WHO Regional Office for the Western Pacific (2006): The continuum of care for people living with HIV/AIDS in Cambodia: linkages and strengthening in the public health system – a case study, http://www.wpro.who.int/publications/PUB_9290612223.htm

Homophobie. Gleichzeitig wurde das öffentliche Krankenversicherungssystem ausgebaut.[57]

Dazu sollte HIV/Aids-Management verstärkt in öffentliche Gesundheitssysteme, die sich an Basisgesundheit (Primary Health Care) orientieren, integriert werden. Dies wird auch von der WHO unterstützt: „Wir haben jetzt die Möglichkeit, die Bekämpfung von HIV/Aids und die Stärkung der Gesundheitssysteme zusammenzubringen – dies schließt sich nicht gegenseitig aus, sondern verstärkt sich."[58] Damit könnten Ressourcen auch wirksam genutzt werden, um die Millenniums-Entwicklungsziele der Senkung der Müttersterblichkeit und universellem Zugang zu sexueller und reproduktiver Gesundheit zu erreichen.

Die HIV/Aids-Epidemie einzudämmen, ist eine Aufgabe der gesamten Entwicklungspolitik. Weniger Armut in Entwicklungsländern, mehr Gleichberechtigung von Frauen, Schulbildung für Kinder und Fortschritte in der ländlichen Entwicklung tragen dazu bei, die Ausbreitung von HIV/ Aids einzudämmen. Deshalb dürfen die verschiedenen entwicklungspolitischen Felder nicht gegeneinander ausgespielt werden. Es wäre kontraproduktiv, Gelder für Ernährungssicherung zu kürzen, um damit die HIV/Aids-Bekämpfung zu finanzieren. Nichtregierungsorganisationen fordern deshalb, die gesamte Entwicklungshilfe zu erhöhen und gleichzeitig den Anteil für Gesundheit und HIV/Aids-Bekämpfung zu steigern.

Dazu ist, wie von einigen gefordert, ein Umdenken und ein neues globales Gesundheitsparadigma notwendig. Wie ist das bisherige Paradigma? Es geht davon aus, dass Entwicklungshilfemittel für Gesundheit sich selbst überflüssig machen sollen und dass die Empfängerländer innerhalb eines überschaubaren Zeitraums ihre Gesundheitssysteme aus eigener Kraft finanzieren sollen (*self-sustainability*). Dies würde jedoch für Nachhaltigkeit (*sustainability*) von Aids-Behandlungsprogrammen

---

57 International AIDS Conference 2008, http://www.kaisernetwork.org/health_cast/ uploaded_files/080408_ias_reform_transcript.pdf, Sepulveda, J et al. 2006. Improvement of child survival in Mexico: the diagonal approach, Lancet 368:2017-2117, http://www.thelancet.com/journals/lancet/article/PIIS0140-6736(06)69569-X/fulltext

58 Chan M (2008): Address at the Opening of the XVII International AIDS Conference, August 2008, http://www.who.int/dg/speeches/2008/20080803/en/index.html

nicht funktionieren. Ein neues Modell muss daher in Betracht ziehen, dass zusätzlich zu lokalen Ressourcen auch Gebermittel ohne zeitliche Begrenzung fließen müssen.[59] Nur so können arme Länder sich auf die Vorhersagbarkeit von externen Mitteln verlassen und eigene Gesundheitssysteme aufbauen.

FINANZIERUNG DER ANTWORT AUF HIV/AIDS

Zunächst weigerten sich viele Regierungen, mehr Geld für die Aids/HIV-Bekämpfung auszugeben, weil umfassende Prävention und Behandlung für alle Betroffenen in den Entwicklungsländern schlicht als nicht finanzierbar galten. Ende der 1990er Jahre betrugen die jährlichen globalen Ausgaben für die Eindämmung von HIV/Aids nur rund 300 Millionen US-Dollar. Seit dem Jahr 2001 hat unter anderem das starke Engagement zivilgesellschaftlicher Organisationen die Regierungen dazu bewegt, diese Haltung zu ändern. Im Jahr 2008 standen für die HIV-Bekämpfung in den Entwicklungsländern 13,7 Milliarden US-Dollar zur Verfügung – ein enormer Anstieg über die letzten Jahre, aber immer noch nicht genügend.[60]

Davon wurden gut die Hälfte von den betroffenen Ländern selbst getragen. Zwischen 2005 und 2007 haben die Länder mit niedrigem und mittlerem Einkommen ihre Ausgaben für die Eindämmung von HIV/Aids mehr als verdoppelt. Die Höhe der nationalen Ausgaben unterscheidet sich jedoch. Brasilien hat die absolut betrachtet höchsten Ausgaben, jedoch gibt Botswana den höchsten Anteil seines Bruttonationaleinkommens für die HIV-Bekämpfung aus. Jedoch kommen die Mittel nicht nur aus staatlichen Quellen, viele HIV-positive Menschen müssen das Geld für antiretrovirale und andere Behandlungen selbst aufbringen: Diese Mittel machten 1 Milliarde US-Dollar aus.

---

59 Ooms G (2008): The right to health and the sustainability of health care: Why a new global health aid paradigm is needed, http://www.icrh.org/files/academia-doctoraat%20Gorik%20Ooms_0.pdf
60 UNAIDS (2009): What countries need. Investments for 2010 targets, http://data.unaids.org/pub/Report/2009/JC1681_what_countries_need_en.pdf

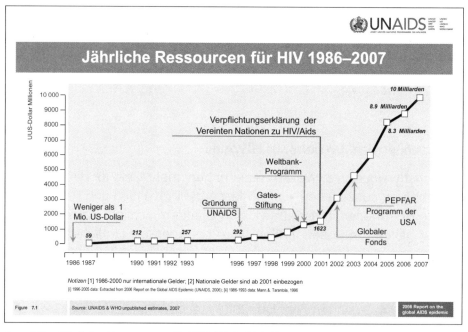

Graphik: Jährliche Ressourcen für HIV 1986–2007[61]

Die USA tragen den größten absoluten Anteil an den Gebermitteln der Finanzierung und steuern mehr als die Hälfte der bilateralen Hilfe bei, primär über den so genannten Notfallplan des US-Präsidenten (*President's Emergency Plan for AIDS Relief*, PEPFAR). Andere Länder geben zwar absolut betrachtet weniger, ihr prozentualer Anteil bezogen auf ihr Bruttonationaleinkommen liegt aber höher.[62]

Die von der Staatengemeinschaft aufgebrachten Mittel reichen jedoch bei weitem nicht aus. Wenn alle betroffenen Menschen bis 2010 von Präventions- und Behandlungsprogrammen profitieren sollen, müssten die finanziellen Mittel im Jahr 2010 mindestens 25 Milliarden US-Dollar betragen, wenn man die Ziele, die die Länder selbst erstellt haben, um den Universellen Zugang zu erreichen, zugrunde legt.

---

61 UNAIDS (2008): 2008 Report on the global AIDS epidemic, http://www.unaids.org/en/KnowledgeCentre/HIVData/GlobalReport/2008/2008_Global_report.asp
62 UNAIDS/Kaiser Family Foundation (2008): Financing the response to AIDS in low and middle income countries: International assistance from the G8, http://www.unaids.org/en/KnowledgeCentre/Resources/FeatureStories/archive/2008/20080704_unaids_kaiser_g8_report.asp

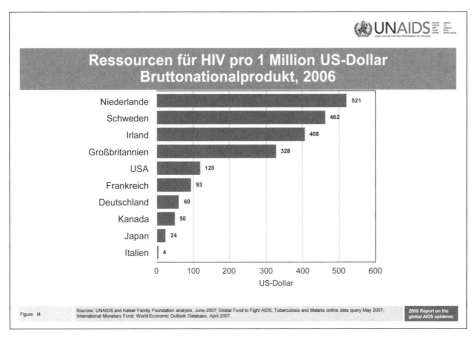

Graphik: Ressourcenbedarf und Finanzierungslücke

Konsens besteht, dass Länder mit niedrigem Einkommen auf absehbare Zeit die Hilfe von bilateralen und multilateralen Gebern brauchen, um HIV/Aids einzudämmen. Dabei wird jedoch auch davon ausgegangen, dass alle Länder mit mittlerem Einkommen, wie zum Beispiel Südafrika, auf die Dauer die Antwort auf HIV/Aids vollständig selbst finanzieren sollten. Dies ist jedoch nur begrenzt umsetzbar. Außerdem sollte der Selbstanteil der betroffenen Menschen nicht mit eingerechnet werden, da sie durch die Zahlungen für ihre Behandlung noch mehr verarmen.

Frühere Schätzungen von UNAIDS gingen von bis zu 40 Milliarden US-Dollar aus, die im Jahr 2010 benötigt würden, um den Universellen Zugang zu erreichen.[63] Aufgrund einer Neudefinierung der Ziele hat sich der Bedarf nach neuesten Berechnungen auf etwa 25 Milliarden US-Dollar im Jahr 2010 reduziert. Selbst wenn jedoch nur diese Ziele erreicht würden, könnten 1,3 Millionen Todesfälle und 2,6 Millionen neue Infektio-

---

63 UNAIDS (2007): Financial resources required to achieve universal access to HIV prevention, treatment, care and support, http://www.unaids.org/en/Knowledge-Centre/Resources/FeatureStories/archive/2007/20070925_Resources_needs.asp

nen verhindert werden. Dazu würden jedoch mindestens 11 Milliarden US-Dollar pro Jahr zusätzlich von den Gebern benötigt.[64]

Mehr Mittel sind notwendig. Dazu wäre ein Schritt, wenn die Geberländer sich an der globalen Finanzierung der HIV/Aids-Bekämpfung im Verhältnis der Leistungskraft ihrer Wirtschaft beteiligten. Nur einige erfüllen dies: Deutschland gibt nur 60 US-Dollar für jede Million US-Dollar Bruttonationaleinkommen aus, die Niederlande dagegen 621 US-Dollar.

Die G8-Staaten haben sich zwar auf ihren Gipfeltreffen wiederholt zum Universellen Zugang bekannt und versprachen auf dem Gipfel im Jahr 2007 in Deutschland, die Gesundheitsausgaben weltweit auf mindestens 60 Milliarden US-Dollar für die nächsten Jahre zu erhöhen.[65] Dies wird aber nicht ausreichend umgesetzt. Deutschland hat sich als Mitunterzeichner der Verpflichtungserklärung der Vereinten Nationen zu HIV/Aids und der Millenniums-Erklärung dazu verpflichtet, beizutragen, dass alle Menschen Zugang zu Prävention und Behandlung haben. Die Bundesregierung hat sich verpflichtet, von 2008 bis 2015 vier Milliarden Euro für die globale Bekämpfung von HIV/Aids aufzubringen, also mindestens 500 Millionen Euro im Jahr.[66]

In seiner kritischen Bestandsaufnahme der HIV/Aids-Bekämpfung der Bundesregierung erkennt das „Aktionsbündnis gegen AIDS" an, dass sich die Bundesregierung verstärkt engagiert. Der Betrag von 500 Millionen Euro wird jedoch als nicht angemessen kritisiert. Die Bundesregierung müsse wenigstens 10 Prozent zu den von der internationalen Gemeinschaft aufzubringenden Finanzmitteln beitragen – entsprechend ihrer Wirtschaftskraft im globalen Vergleich. Demnach müsste der deutsche Beitrag bis auf 1,9 Milliarden Euro im Jahr 2010 steigen.[67]

---

64 UNAIDS (2009): What countries need. Investments for 2010 targets, http://data. unaids.org/pub/Report/2009/JC1681_what_countries_need_en.pdf

65 G8-Gipfel Heiligendamm (2007): Gipfeldokumente, http://www.g-8.de/Webs/G8/ DE/G8Gipfel/GipfelDokumente/gipfel-dokumente.html

66 Bundesministerium für wirtschaftliche Zusammenarbeit, Pressemitteilung 7.6.2007, http://www.bmz.de/de/presse/aktuelleMeldungen/2007/juni/20070607_hiv/index. html

67 Aktionsbündnis gegen AIDS (2008): Globale Krise und Deutschlands Beitrag zur globalen Antwort, „Zweiter Schattenbericht", http://www.aids-kampagne.de/l8mi- mages/schattenbericht2008-final.pdf

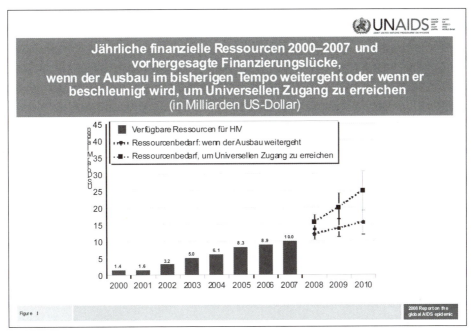

Graphik: Finanzielle Zusagen für HIV/Aids-Bekämpfung in den Entwicklungsländern[68]

Seit Dezember 2008[69] arbeitet eine *High Level Task Force on Innovative Finance for Health Systems* an Vorschlägen, wie die Mobilisierung von Ressourcen verbessert werden kann, um vor allem die Millenniums-Entwicklungsziele Halbierung des Anteils der Menschen, die Hunger leiden (Ziel 1c), Verbesserung der Kindergesundheit (Ziel 4) und Müttergesundheit (Ziel 5) zu erreichen. Im Mai 2009 gab sie bekannt, dass es möglich wäre, zusätzliche 10 Milliarden US-Dollar jährlich aufzubringen, wenn der Solidaritätsbeitrag auf Flugtickets ausgeweitet würde; dazu sollten andere Optionen von Abgaben, etwa auf Devisen-Transaktionen und Tabak, untersucht werden.[70]

---

68 UNAIDS (2008): 2008 Report on the global AIDS epidemic, http://www.unaids.org/en/KnowledgeCentre/HIVData/GlobalReport/2008/2008_Global_report.asp

69 Sie wurde auf der Konferenz der Vereinten Nationen zu *Financing for Development* gegründet und wird geleitet vom Premierminister von Großbritannien und dem Präsidenten der Weltbank; ihr gehört auch die deutsche Ministerin für Entwicklungszusammenarbeit Heidemarie Wieczorek-Zeul an.

70 High Level Task Force on Innovative Finance for Health Systems (2009): Press Release May 2009, http://www.internationalhealthpartnership.net/taskforce.html

Auswirkungen der Finanzkrise

Die notwendige Aufgabe der Finanzierung der HIV/Aids-Bekämpfung in den Entwicklungsländern darf auch angesichts der globalen Finanz- und Wirtschaftskrise nicht zurückgestellt werden, sie ist ganz im Gegenteil wichtiger denn je. Während in den reichen Ländern als Folge der globalen Krise viele Menschen ihren Arbeitsplatz und ihre Ersparnisse verlieren, werden Menschen in den armen Ländern als Folge der Krise sterben. Um dies zu verhindern, muss die Entwicklungshilfe für Gesundheit weiter erhöht werden. Es müssen auch die globalen Systeme so geändert werden, dass die Armen davon profitieren. Das betrifft auch die internationalen Handelsabkommen und Patentrechte.

Insbesondere wird befürchtet, dass die globale Finanzkrise die negativen Auswirkungen auf die Ernährungssicherheit noch verstärkt. Menschen mit HIV brauchen jedoch eine ausgewogene Ernährung, um die Krankheit zu bekämpfen. Frauen und Kinder leiden am meisten unter schlechter werdenden ökonomischen Bedingungen und erholen sich nur langsam, wenn es der Wirtschaft wieder besser geht. Frauen und Mädchen sind jedoch jetzt schon häufig sehr verletzlich für HIV, dies könnte sich mit der Krise noch verschlechtern. In Zeiten von Krisen werden häufig Präventionsanstrengungen als erstes aufgegeben, weil das bloße Überleben wichtiger erscheint. Darunter könnte die so wichtige HIV-Prävention leiden. Schließlich ist auch die Fortführung der lebensverlängernden antiretroviralen Behandlung gefährdet, wenn die Mittel gekürzt werden und der Nachschub an Medikamenten stoppt.

Die Zunahme der Armut durch die Krise wird allgemein negative Auswirkungen auf die Gesundheit der Menschen haben und damit auch auf HIV/Aids. Es wird erwartet, dass die Zahl von einer Milliarde Menschen, die in Armut leben, wesentlich zunehmen wird.[71] Das Einkommen, über das sie verfügen können, wird sich verschmälern. Das wird sich besonders schwerwiegend auf Mädchen auswirken, die dann die ersten sein werden, die die Schule verlassen, wenn das Einkommen der Familie nicht mehr ausreicht. Mädchen sind schon jetzt in vielen Ländern am härtesten von HIV betroffen – das wird sich dann noch verstärken.

---

71 Chan M (2009): The impact of global crises on health, http://www.who.int/dg/speeches/2009/financial_crisis_20090318/en/index.html

Globaler Fonds zur Bekämpfung von Aids, Tuberkulose und Malaria

Die drei Krankheiten HIV/Aids, Tuberkulose und Malaria können durch Prävention verhindert und durch Medikamente behandelt werden. Trotzdem fordern sie zusammen etwa sechs Millionen Menschenleben pro Jahr. U. a. auf Initiative des damaligen UN-Generalsekretärs Kofi Annan wurde im Jahr 2002 der Globale Fonds zur Bekämpfung von Aids, Tuberkulose und Malaria (Globaler Fonds) gegründet, um zusätzliche Gelder für die Bekämpfung der drei Krankheiten zu mobilisieren.

Der Globale Fonds ist eine öffentlich-private Partnerschaft (*public-private partnership*) mit Sitz in Genf. Er ist ein Finanzierungsinstrument, führt nicht selbst Programme durch und unterhält keine Länderbüros. Nur Länder mit mittlerem und niedrigem Einkommen können Gelder vom Globalen Fonds erhalten. Die geförderten Programme sollen die nationale Eigenverantwortung und -Kontrolle reflektieren (*national ownership*). Sie dienen der Ausfüllung von Finanzierungslücken in den Ländern, sollen also zusätzliche Gelder darstellen, die von den Ländern ansonsten nicht aufgebracht werden können. Dabei richtet er sich nach dem angemeldeten Bedarf der Länder.

Bis Mitte 2009 hat der Globale Fonds 15,9 Milliarden US-Dollar für mehr als 550 Programme in 140 Ländern bewilligt. Damit haben fast alle Länder, die in Frage kommen, Mittel erhalten.

Eine im Jahr 2009 durchgeführte externe 5-Jahres-Evaluierung[72] kam zu dem Schluss, dass der Globale Fonds einen wesentlichen Beitrag dazu geleistet hat, neue Ressourcen für die Bekämpfung der drei Krankheiten HIV/Aids, Tuberkulose und Malaria zu mobilisieren. Zur Zeit liegt sein Anteil an der internationalen Finanzierung der Antwort auf HIV/Aids bei etwa 23 Prozent. Für Tuberkulose und Malaria ist der Globale Fonds mit etwa 60 Prozent der international zur Verfügung gestellten Mittel mit Abstand der größte Geber. Durch die erhöhten Mittel sind Gesundheitsdienste besser verfügbar und werden mehr in Anspruch genommen. Es wird erwartet, dass dadurch die Krankheitsbelastungen zurückgehen

---

[72] Technical Evaluation Reference Group (TERG) (2009): Synthesis Report of the 5 Year Evaluation of the Global Fund, http://www.theglobalfund.org/documents/terg/TERG_Summary_Paper_on_Synthesis_Report.pdf

werden. Dabei tragen die vom Globalen Fonds geförderten Interventionen auch zur Stärkung der Gesundheitssysteme bei.

Der Globale Fonds vergibt den größten Teil der Gelder durch sog. Vergaberunden. Seit der Gründung 2002 hat es neun Vergaberunden gegeben (bis Mitte 2009). Gelder werden jeweils für eine Projektdauer von fünf Jahren vergeben. Nach einer ersten Phase von zwei Jahren wird in einer Evaluation begutachtet, ob das geförderte Programm die beabsichtigten Resultate erzielt. Nur wenn dies bestätigt wird, werden die Gelder für die zweite Projektphase von drei Jahren ausgezahlt. Damit folgt der Globale Fonds einem Ansatz, seine Finanzierungsentscheidungen an den Leistungen der finanzierten Programme zu orientieren (performance-based funding). Die unabhängige Evaluation fand, dass dies jedoch teils zu sehr auf eine Fokussierung auf Outputs hinausläuft, statt zur anzustrebenden Messung der Wirkungen.

Die vom Globalen Fonds ausgegebenen Gelder verteilen sich zu 54 Prozent auf HIV/Aids, 30 Prozent Malaria und 16 Prozent Tuberkulose. Mit den Mitteln wurden (bis Ende 2008) antiretrovirale Behandlung für mehr als 2 Millionen Menschen und Tuberkulose-Behandlungen für mehr als 5 Millionen ermöglicht.[73]

Der Globale Fonds setzt innovative Wege der globalen und nationalen politischen Entscheidungsstrukturen (global governance) um. Im seinem Vorstand sind die „Empfängerländer" gleichberechtigt mit Sitz und Stimme vertreten. An allen Entscheidungsstrukturen sowohl auf globaler als auch nationaler Ebene sind zivilgesellschaftliche Organisationen beteiligt. Im Vorstand gibt es drei zivilgesellschaftliche Delegationen: aus den Entwicklungsländern, den entwickelten Ländern und die Delegation von Menschen, die mit den drei Krankheiten leben (communities delegation). Sie alle haben das gleiche Stimmrecht wie die Regierungsdelegationen.

Regierungen und zivilgesellschaftliche Organisationen können nicht direkt Finanzierungsanträge an den Globalen Fonds stellen. Jedes Land, das einen Antrag einreichen will, ist aufgefordert, einen sog. Country Coordinating Mechanism (CCM) einzusetzen. Dies ist eine Art Runder

---

73 Global Fund Press Release (2008): http://www.theglobalfund.org/en/pressreleases/?pr=pr_081128

Tisch, der sicherstellt, das alle Akteure, einschließlich Regierungsminis-
terien, Zivilgesellschaft und Privatwirtschaft, an den Entscheidungen
beteiligt sind. Zivilgesellschaft und Betroffene müssen nach den Regeln
des Globalen Fonds in den CCMs vertreten sein. Der CCM stellt den
Antrag zusammen und reicht ihn in koordinierter Weise beim Globalen
Fonds ein. Die Anträge werden von einem unabhängigen internationalen
Expert/innen-Gremium begutachtet und dem Vorstand (*Board*) des
Fonds zur Annahme oder Ablehnung vorgeschlagen. Die Genehmigung
beruht ausschließlich auf der technischen und inhaltlichen Qualität der
Anträge. Nach erfolgter Bewilligung überwacht der CCM die Mittelver-
gabe im Land.[74] Die Namen und Adressen aller Mitglieder der CCMs
sind auf der Homepage des Globalen Fonds veröffentlicht, unter *„select
a country"*. Unter *„funds disbursed"* finden sich alle bisher bewilligten
Mittel mit den Angaben zu den Hauptempfängern, Projektanträge und
Fortschrittsberichte.[75] Die NRO „Aidspan" gibt regelmäßig den *„Global
Fund Observer"* mit Informationen für NRO heraus.[76]

Die bisherigen Erfahrungen – die der Fonds in einer Studie zusammen-
stellte – zeigen, dass dieses Modell in vielen Ländern zu einer Neudefini-
tion der Zusammenarbeit zwischen Regierung und NRO führte. NRO
werden gestärkt, wenn die Regierungen diese multisektorale Herange-
hensweise unterstützen. Je höher die Beteiligung der Zivilgesellschaft in
einem CCM, desto besser funktioniert er. Die Stimmen der NRO benötigen jedoch weitere Stärkung, vor allem wenn eine Regierung den Prozess dominiert und die Zivilgesellschaft schwach ausgebildet ist. Die
externe Evaluation bescheinigte dem Globalen Fonds, dass sein Part-
nerschaftsmodell neue Mitwirkungsmöglichkeiten für alle Beteiligten
eröffnet hat. Sie empfiehlt jedoch, das bisherige System der „Freiwillig-
keit" der Partnerschaft in ein System mit festen Regeln und Verantwort-
lichkeiten umzuwandeln.

Zivilgesellschaftliche Organisationen haben sich für die Entstehung des
Globalen Fonds eingesetzt und ihn seither kritisch begleitet, haben Res-

---

74   Global Fund (2008): Global CCM Report 2008, http://www.theglobalfund.org/en/
     ccm/studies/?lang=en
75   Global Fund to Fight AIDS, Tuberculosis and Malaria, http://www.theglobalfund.
     org/en
76   Aidspan Global Fund Observer (2008): Issue 93, August 2008, http://www.aidspan.
     org/index.php?issue=93&article=1

sourcen mobilisiert und sich für ihre Einbeziehung in Entscheidungs-strukturen eingesetzt.[77] Nach Meinung vieler NRO ist diese Partizipation ein Schritt in die richtige Richtung, hin zu einer wirklichen Einbeziehung der Betroffenen und der Zivilgesellschaft. Jedoch müssen diese Prinzipien noch weiter umgesetzt und ausgebaut werden. So wird kritisiert, dass es durch mangelnde Kapazitäten und mangelnde Richtlinien des Fonds für die NRO häufig schwierig ist, ihre Aufgaben in CCMs wahrzunehmen: CCMs sind häufig nicht unabhängig, sondern werden von den jeweiligen Regierungen dominiert; die Zivilgesellschaft hat in vielen Ländern keine ausreichenden Kenntnisse über die Möglichkeiten der Beteiligung an den CCMs, kleinere NRO und marginalisierte Gruppen wie Drogengebraucher/innen und Sexarbeiter/innen haben nur relativ wenig Zugang zu CCMs. Religiöse Organisationen sind in über 80 Prozent der CCMs vertreten.[78] Funktionsweise und Inklusivität sind sehr abhängig vom jeweiligen Länderkontext.[79]

NRO können Gelder des Globalen Fonds für die Durchführung von eigenen Programmen erhalten.[80] Bis Anfang 2008 teilten sich die Empfänger der Mittel des Globalen Fonds wie folgt auf:

- 56 Prozent Regierungen;

- 32 Prozent Nichtregierungsorganisationen, Gemeinde-basierte Organisationen, religiöse Gemeinschaften (Kirchen usw.) und privater Sektor;

- 9 Prozent multilaterale Organisationen wie die Vereinten Nationen;

- 3 Prozent Organisationen des Privatsektors.

Der in den armen Ländern vorhandene objektive Bedarf an HIV-Interventionen wird aufgrund schwacher Gesundheitssysteme und mangelnder

---

77 Global Fund (2007): An evolving Partnership, http://www.theglobalfund.org/en/files/publications/civilsociety/Summary_AnEvolvingPartnership_en.pdf
78 International Civil Society Support (2008): Joint Retreat of the Civil Society Delegations to the Board of the Global Fund to Fight AIDS, Tuberculosis and Malaria, http://www.icssupport.org/PDF/final%20report%20Brighton%20meeting%208–10%20Feb%202008.pdf
79 Global Fund (2008): A report on the Country Coordinating Mechanism model, http://www.theglobalfund.org/documents/ccm/CCM_GlobalReport_2008_10_en.pdf
80 The Global Fund Board, http://www.theglobalfund.org/en/about/board/

Kapazitäten nicht adäquat in Nachfrage umgesetzt. Zudem ist die technische Qualität der Anträge mit durchschnittlich nur knapp 50 Prozent zur Finanzierung angenommenen Anträgen noch verbesserungsfähig. Daher sind die Stärkung der Nachfrage und eine Erhöhung der Akzeptanzrate der Anträge Ziele des Globalen Fonds, um den Mittelabfluss zu gewährleisten. Dazu wurde eine Reihe von neuen Instrumenten entwickelt, die auch NRO zugute kommen. Im Jahr 2008 wurde eine „Empfehlung" eingeführt, dass Finanzierungsanträge sowohl einen Empfänger von der Regierungsseite als auch einen Nichtregierungsempfänger (zivilgesellschaftliche Organisation, Privatsektor oder UN-Organisation) enthalten sollten.[81] Nachdem NRO sich für diese Regelung eingesetzt hatten, erkannte der Vorstand des Globalen Fonds damit die Bedeutung der NRO und der Menschen vor Ort in der Antwort auf die drei Krankheiten an. Die Vergaberunde 8 sah daraufhin eine Erhöhung der Anträge, die diesen Empfehlungen folgten, auf 40 Prozent.

Jedoch sind die Kapazitäten der Länder zur Umsetzung der Programme in den letzten Jahren gestiegen. Ausdruck dieser erhöhten „Absorptionsfähigkeit" ist das gestiegene Antragsvolumen in der Vergaberunde 8. Im November 2008 wurden vom *Board* Anträge im Wert von 2,7 Milliarden US-Dollar genehmigt. Dies bedeutet einen erheblichen Anstieg gegenüber der in den früheren Vergaberunden genehmigten durchschnittlichen 1 Milliarde US-Dollar. Ende 2008 gibt es jedoch eine Finanzierungslücke von bis zu 5 Milliarden US-Dollar für zusätzliche Programme in den Jahren 2009 und 2010, wie NRO auf dem *Partnership Forum* im Dezember 2008 feststellten.[82] Der Globale Fonds hat darauf reagiert, indem der Antragsschluss der Vergaberunde 9 von Januar 2009 auf Juni 2009 verschoben wurde. NRO mahnen von den Gebern eine ausreichende Finanzierung des Globalen Fonds an.[83]

---

81 Global Fund (2008): Clarifications on CCM minimum requirements Round 8, http://www.theglobalfund.org/documents/ccm/Clarifications_CCM_Requirements_en.pdf
82 Global Fund (2008): Partnership Forum, http://www.theglobalfund.org/documents/partnershipforum/2008/PF2008_Recommendations.pdf
83 Health Gap (2009): The Global Fund funding crisis, http://www.healthgap.org/gfatm/20things.htm

Von den Gebern wurden bis 2010 insgesamt mehr als 20 Milliarden US-Dollar versprochen bzw. schon gegeben.[84] Mit konstruktiver Unterstützung vieler zivilgesellschaftlicher Organisationen hat der Globale Fonds auf Geberkonferenzen (*replenishment meetings*) für mehr Mittel geworben. Die von der Bundesregierung 2007 in Berlin ausgerichtete Geberkonferenz ging von einem Bedarf des Globalen Fonds (für die Finanzierung der Bekämpfung aller drei Krankheiten) von 12–18 Milliarden US-Dollar in den Jahren 2008 bis 2010 aus. Davon wurden jedoch nur knapp 10 Milliarden von den Gebern zugesagt. Die deutsche Bundesregierung verdoppelte zwar ihren Beitrag auf 200 Millionen US-Dollar jährlich, jedoch war der Ausgangswert relativ niedrig.

Um die Mobilisierung von finanziellen Ressourcen zu erhöhen, setzt der Globale Fonds „innovative" Mechanismen ein. Durch die *(Product) Red-Initiative*[85] in Partnerschaft mit der Privatwirtschaft stellen Firmen (wie Apple, Dell-Windows, Starbucks, Gap und Armani) einen Teil ihrer Produkte in roter Farbe her und geben einen Prozentsatz ihrer damit erzielten Profite an durch den Globalen Fonds finanzierte Programme in Afrika. Dadurch sind bisher mehr als 130 Millionen US-Dollar eingenommen worden. Ein anderes Mittel ist die *Debt2Health*-Initiative (Schuldenumwandlung). Sie zielt darauf ab, Schulden eines Landes in Ressourcen für Gesundheitsprogramme umzuwandeln. Deutschland hat als erstes Geberland Indonesien und Pakistan Schulden in Höhe von 50 Millionen US-Dollar erlassen. Die Länder zahlen dafür im Gegenzug die Hälfte in den Globalen Fonds ein; die Mittel sind für sie zweckgebunden, müssen jedoch nach den technisch-inhaltlichen Kriterien des Globalen Fonds durch bewilligte Anträge abgerufen werden.[86]

Der Globale Fonds hat einen neuen Finanzierungsmechanismus – neben der bisherigen Finanzierung durch Vergaberunden – beschlossen. Dabei kann ein Land, das eine nationale Strategie für die drei Krankheiten entwickelt hat, die Finanzierung dieser Strategie durch den Globalen Fonds beantragen („*National-Strategy Applications*"). Damit soll es Ländern ermöglicht werden, verschiedene Quellen zur Finanzierung einer ein-

---

84 Stand April 2009
85 Global Fund (2008): (Product) Red, http://www.theglobalfund.org/en/partners/private/red/
86 Global Fund (2008): Innovative Financing, http://www.theglobalfund.org/documents/events/mexico2008/CB_Mexico_IF.pdf

zigen Strategie zu mobilisieren, wodurch auch Geberharmonisierung und Verantwortung (*alignment*) gefördert würden.

NRO erreichen größere Erfolge (bessere *Performance*) in der Umsetzung der Programme, die durch den Global Fund finanziert sind als Regierungen und erlangen Zugang zu vielen Bevölkerungsgruppen, die Regierungsprogramme nicht erreichen. Der Globale Fonds erkennt dies an und hat zur Stärkung der Kapazitäten der NRO die Finanzierungsmöglichkeit des *Community Systems Strengthening* (Stärkung der Gemeindesysteme) geschaffen. Damit können NRO und Graswurzelorganisationen (*community-based organisations*) zum Beispiel in der Organisationsentwicklung gefördert werden. NRO steht außerdem die von der Zivilgesellschaft selbst durchgeführte Initiative *Civil Society Action Team (CSAT)*[87] zur Verfügung, die technische Unterstützung in der Antragstellung koordiniert und vermittelt. Technische Unterstützung bietet auch die Back-Up-Initiative der GTZ (Gesellschaft für Technische Zusammenarbeit) an.[88]

In den vergangenen Vergaberunden gab es schon Möglichkeiten der Finanzierung von Gesundheitssystemen. Ab Vergaberunde 8 im Jahr 2008 wurde eine erleichterte Möglichkeit für Antragsteller geschaffen, Gelder für Gesundheitssystemstärkung im Zusammenhang mit den drei Krankheiten zu beantragen. NRO haben einen *Toolkit* entwickelt, der den Antragstellern hierin helfen soll.[89]

Im November 2008 hat der Globale Fonds eine Genderstrategie verabschiedet, mit der er der besonderen Verletzlichkeit von Frauen und Mädchen vor allem bei HIV/Aids Rechnung tragen will. Über ein Gendermainstreaming sollen Programme gefördert werden, die genderbezogene Risiken und Verletzlichkeit reduzieren und strukturelle Faktoren angehen, außerdem sollen alle Strukturen des Globalen Fonds die notwendige Genderkompetenz erhalten.[90]

---

87 Civil Society Action Team (2008): http://www.icaso.org/csat.html
88 GTZ Backup Initiative (2008): http://www.gtz.de/en/themen/soziale-entwicklung/hiv-aids/4356.htm
89 Physicians for human rights (2008): Health Systems Strengthening Toolkit for Global Fund Round 9 Proposals, http://www.physiciansforhumanrights.org/hiv-aids/globalfund_round9.html
90 Aidspan Global Fund Observer (2008): http://www.aidspan.org/index.php?issue=100&article=4

Der Globale Fonds setzt sich dafür ein, dass die Definition von „Nachhaltigkeit" (*sustainability*) nicht nur finanzielle Mittel der armen Länder, sondern auch Mittel, die durch „internationale Unterstützung" gegeben werden, miteinbezieht.[91] Dies ist eine Änderung gegenüber der herkömmlichen Definition, in der Nachhaltigkeit so interpretiert wird, dass sie auf die Fähigkeit der Entwicklungsländer zur Eigenfinanzierung aller notwendigen Interventionen abzielt. Da eine wirkliche Eigenfinanzierung der HIV/Aids- und auch der anderen Gesundheitsprogramme für Entwicklungsländer zumindest kurz- bis mittelfristig nicht erreichbar ist, hätte die Annahme dieses Ansatzes weitreichende Konsequenzen für die Finanzierung und die Verpflichtungen der Geberländer und der internationalen Gemeinschaft zu mehr Gerechtigkeit in globaler Gesundheit.

PEPFAR-Programm, Weltbank und Stiftungen

Der erste US-amerikanische *President's Emergency Plan on AIDS Relief* (PEPFAR) hatte für 2003 bis 2008 ein Budget von 15 Milliarden US-Dollar. Es hat nach eigenen Angaben in 15 Ländern mehr als 2 Millionen Menschen ARV-Behandlung ermöglicht, 10 Millionen Menschen Pflege und Unterstützung gewährt, einschließlich 4 Millionen Waisen und anderen Kindern, und die Übertragung von HIV auf 200.000 Kinder verhindert.[92]

Die Neuauflage des Programms, das 2008 verabschiedet wurde, verspricht bis zum Jahr 2013 39 Milliarden US-Dollar an bilaterale HIV/Aids-Programme und den Globalen Fonds zur Bekämpfung von AIDS, Tuberkulose und Malaria, und stellt insgesamt 48 Milliarden US-Dollar bereit.[93]

Das PEPFAR-Programm ist dafür kritisiert worden, dass es einen Teil der Gelder an sog. *abstinence-only*-Programme vergab, das heißt die Programme dürfen nur sexuelle Abstinenz als HIV-Prävention fördern. Damit

---

91 Global Fund (2008): Dr Kazatchkine's Closing Speech at the International AIDS Conference in Mexico, http://www.theglobalfund.org/en/media_center/press/pr_080811.asp
92 United States President's Emergency Plan for AIDS Relief (2008): http://www.pepfar.gov
93 United States President's Emergency Plan for AIDS Relief (2008): Reauthorizing PEPFAR, http://www.pepfar.gov/press/107735.htm

wird eine umfassende Aufklärung und Bereitstellung von Information über HIV-Prävention für junge Menschen erschwert bis verhindert. Demgegenüber verlangt das neue PEPFAR-Programm, dass Länder berichten müssen, wenn ihre HIV-Präventions-Programme weniger als 50 Prozent für Abstinenz und Treue ausgeben. Dies wird von NRO zwar als ein Fortschritt in die richtige Richtung gesehen, die Umsetzung bleibt jedoch abzuwarten.

Die Weltbank ist mit bisher etwa zwei Milliarden US-Dollar für Hilfen, Darlehen und Kredite ein großer globaler Geber in der HIV/Aids-Bekämpfung. Ihr *Multi-Country HIV/AIDS Program for Africa* hat seit dem Jahr 2000 1,2 Milliarden US-Dollar für 29 Länder aufgebracht.[94] Davon wurden auch fast 50.000 NRO, religiöse Organisationen (*faith-based organisations, FBOs*) und *Community*-Projekte unterstützt. Für die Zukunft kann erwartet werden, dass das Weltbank-Programm durch den Globalen Fonds und bilaterale Geber ersetzt werden wird.

Die globale Architektur im Bereich Gesundheit hat sich in den letzten Jahren stark verändert, u. a. durch das Auftreten von *Public-Private Partnerships* wie dem Globalen Fonds, Globalen Gesundheitspartnerschaften wie der *International Health Partnership (IHP)* und Stiftungen, die Gelder für die Bekämpfung von HIV/Aids bereitstellten.

Die bedeutendste Stiftung im Gesundheitsbereich ist die *Bill and Melinda Gates Foundation*.[95] Sie hat mehr als 6 Milliarden US-Dollar für globale Gesundheitsprobleme beigesteuert, davon 1,1 Milliarden für HIV/Aids.[96] Die Stiftung gibt Gelder an den Globalen Fonds und unterstützt Impfstoffforschung; weitere Mittel gingen u. a. an die Etablierung einer nationalen HIV-Präventionsinitiative in Indien, an die Forschung an Mikrobiziden und an ein Behandlungs- und Präventionsprogramm in Botswana.

Die neuen Instrumente bringen Chancen durch die Verbesserung der Finanzierung und eine größere Transparenz, die bei „traditionellen" bila-

---

94 World Bank (2008): Multi-Country HIV/AIDS Program, http://go.worldbank.org/ I3A0B15ZN0
95 Bill and Melinda Gates Foundation: Global Health Fact Sheet, http://www.gates-foundation.org/GlobalHealth/RelatedInfo/GlobalHealthFactSheet-021201.htm
96 Bill and Melinda Gates Foundation: Global Health Program, http://www.gatesfoundation.org/nr/downloads/globalhealth/GH_fact_sheet.pdf

teralen Gebern nicht immer gegeben ist. Es stellt sich jedoch die Frage nach der Verantwortlichkeit (*accountability*) und der Governance.

Prävention: Verhinderung von neuen Infektionen

Prävention kombinieren

Die HIV/Aids-Epidemie kann nur eingedämmt werden, wenn sich HIV nicht weiter verbreitet. HIV-Prävention ist jedoch in den Entwicklungsländern jahrelang nicht recht wirksam gewesen, erst in den letzten Jahren hat es weltweit einige Erfolge gegeben. Im Jahr 2007 erhobene Daten zeigen, dass die Infektionsraten in einigen Ländern gesunken sind: in Simbabwe, Côte d'Ivoire, Burkina Faso, Thailand, Kambodscha, im südlichen Indien, im städtischen Haiti und Kenia. Diese Länder haben in Aufklärung investiert und erfolgreiche Kampagnen gegen HIV/Aids entwickelt. Dadurch konnten Infektionen verhindert und Leben gerettet werden.

Namibia hat seine Ausgaben für HIV-Prävention verdoppelt und einen Fünf-Jahres-Plan erstellt. In den Schulen lernen Jugendliche, wie sich HIV verbreitet und wie sie sich vor Ansteckung schützen können. Städte und Gemeinden verteilen jährlich mehr als 25 Millionen Kondome. Die Kampagne hat bewirkt, dass sich mehr Menschen auf HIV testen lassen. Die Zahl der Jugendlichen, die vor dem 15. Lebensjahr sexuell aktiv sind, ist gesunken. Außerdem haben weniger Menschen mehrere sexuelle Partner.[97]

Doch es muss noch mehr passieren. Die bisherigen Anstrengungen reichen nicht aus. Weltweit infizieren sich pro Jahr durchschnittlich immer noch 2,5 Millionen Menschen mit HIV. Nach Schätzungen ließen sich bis 2015 mehr als die Hälfte der neuen HIV-Infektionen verhindern, wenn mehr in HIV-Prävention investiert würde.[98] Menschen sollten ihr indivi-

---

97 UNAIDS (2008): 2008 Report on the global AIDS epidemic, http://www.unaids.org/en/KnowledgeCentre/HIVData/GlobalReport/2008/2008_Global_report.asp
98 Stover J et al. (2006): The global impact of scaling up HIV/AIDS prevention programs in low- and middleincome countries. Science, 311:1474–1476.

duelles Risiko einer HIV-Infektion kennen. Im Jahr 2007 fühlten sich jedoch weltweit nur zirka 40 Prozent der jungen Menschen umfassend über HIV informiert. Zwar ist dieser Prozentsatz – besonders bei Frauen – gegenüber dem Jahr 2005 angestiegen; er ist aber für einen wirksamen Schutz nicht ausreichend. Nur 70 Prozent der jungen Männer wissen, dass Kondome vor HIV schützen können. Bei den Frauen wissen dies nur 55 Prozent. Das sind Durchschnittswerte, in einigen Ländern liegen die Prozentzahlen deutlich darunter: In Somalia hatten nur vier Prozent der jungen Frauen korrektes Wissen über HIV.

Fast 90 Prozent aller Länder hatten im Jahr 2008 HIV-Aufklärung in ihre nationalen Lehrpläne für Sekundarschulen integriert. Große Defizite gibt es bei der HIV-Prävention für Jugendliche, die keine Schule besuchen. Weniger als die Hälfte der Länder mit hoher HIV-Prävalenz haben Programme, die auf solche Jungen und Mädchen ausgerichtet sind. Und nur in einem kleinen Teil der Länder werden die notwendigen Lebensfähigkeiten (life skills) gelehrt, um das Wissen im Alltag umzusetzen. Dagegen haben 36 Länder Gesetze oder Policies, die den Zugang von jungen Menschen zu HIV-Prävention behindern.[99]

Kampagnen gegen HIV/Aids müssen nicht nur angewandt werden – sie müssen auch gut sein. Eine häufige Schwäche von Präventionsprogrammen für Jugendliche ist, dass sie nicht die Sprache der jungen Menschen sprechen. Sie sind nicht „von Jugendlichen für Jugendliche" gemacht. Oft fehlen wichtige Informationen: In vielen Ländern konzentrieren sich die Lehrpläne in den Schulen darauf, nur sexuelle Abstinenz als Schutz vor HIV/Aids darzustellen. Dabei wird vernachlässigt, dass für viele junge Menschen weltweit Sex zum Leben gehört, auch ohne Trauschein. Es muss deshalb auch über den Gebrauch von Kondomen informiert werden. Die einzige 100-prozentige Methode, eine sexuelle Übertragung von HIV zu verhindern, ist sexuelle Enthaltsamkeit (Abstinenz). Sie wird häufig als in der Praxis nicht anwendbar abgelehnt. Sie ist jedoch für viele junge Menschen durchaus eine – zumindest temporäre – Option.

---

99 UNAIDS (2008): UNGASS Progress Reports Submitted by Countries, http://www. unaids.org/en/KnowledgeCentre/HIVData/CountryProgress/2007Country ProgressAllCountries.asp

Manchmal wird argumentiert, dass durch Sexualaufklärung sexuelle Aktivitäten bei Jugendlichen erst initiiert oder gefördert werden. Doch hat noch keine Studie in Entwicklungsländern belegt, dass eine „Nur-Abstinenz"-Aufklärung (abstinence only) wirksam ist. Studien in den USA zeigen dagegen, dass einseitig Abstinenz-fördernde Prävention für Jugendliche das Risiko einer HIV-Infektion nicht mindert.[100] Es ist im Gegenteil positiv für den weiteren Umgang mit HIV, wenn Jugendliche frühzeitig offen über Sexualität und HIV sprechen. In Südafrika hat sich gezeigt, dass Erwachsene häufiger Kondome benutzen, wenn sie das auch bei ihrem ersten Sex getan hatten. Zudem fällt es ihnen leichter, mit Sexualpartnern über Kondome zu sprechen.[101]

Selbst erfolgreiche Ansätze greifen jedoch oft zu kurz, da sie nicht genügend mit finanziellen Mitteln ausgestattet oder nicht nachhaltig sind.[102] Immer noch werden viele Menschen gerade in ländlichen Regionen der Entwicklungsländer nicht von HIV-Prävention erreicht. Heute wird häufig beklagt, dass weniger Menschen für die Kampagnen gegen HIV/Aids empfänglich sind („Präventionsmüdigkeit"). Das liegt jedoch auch an der Art, wie die Informationen verbreitet werden. Sie enthalten sehr häufig nur eine „negative" und angstmachende Botschaft oder verwenden einen „Alles-oder-Nichts-Ansatz": also zum Beispiel „nur sexuelle Abstinenz" oder „nur Kondombenutzung". Doch es gibt keine einfachen Lösungen bei der Bekämpfung von Aids. Im Gegenteil: Die HIV-Prävention hat sich häufig zu sehr auf diese vermeintlich einfachen Konzepte verlassen und zu wenig einen umfassenden Ansatz verfolgt. Die Erfahrung hat gezeigt, dass „magische Zauberformeln" nicht funktionieren.[103]

---

100 Underhill K, Montgomery P, Operario D (2007). Sexual abstinence only programmes to prevent HIV infection in high income countries: systematic review. BMJ 335:248–252.

101 Hendriksen ES et al. (2007): Predictors of condom use among young adults in South Africa: the Reproductive Health and HIV Research Unit National Youth Survey. American Journal of Public Health, 97:1241–1248.

102 Piot P, Bartos M et al. (2008): Coming to terms with complexity: a call to action for HIV prevention. The Lancet, 372:845–859, http://www.thelancet.com/journals/lancet/article/PIIS0140673608608880/fulltext

103 Padian N., Buvé A. et al. (2008): Biomedical interventions to prevent HIV infections. The Lancet, 372, 16. August, http://www.thelancet.com/journals/lancet/article/PIIS0140673608608855/fulltext

Mit Nachdruck wurde in letzter Zeit eine neue Initiative zur Prävention gefordert.[104] Das neu diskutierte Konzept heißt „Kombinationsprävention" – Kombination, da keine Strategie allein ausreichend ist und verschiedene Methoden notwendig sind, um HIV einzudämmen. Dabei sollen verschiedene Strategien kombiniert angewendet werden:

- „Verhaltensstrategien" zielen auf Verhaltensänderungen. Dazu gehören Kondombenutzung, Information über HIV/Aids, Schadensbegrenzungsmaßnahmen bei Drogengebrauch, später sexuell aktiv werden, treu sein, weniger sexuelle Partner haben.

- „Biomedizinische Strategien" wie antiretrovirale Behandlung sind auch in der Prävention wirksam. Da antiretrovirale Medikamente die Viren im Blut vermindern, senken sie das Risiko der HIV-Übertragung.[105]

- „Strukturelle Strategien" sollen soziale, kulturelle und strukturelle Bedingungen, die eine HIV-Infektion begünstigen, ändern. Diese Strategien sind bisher nur sehr unzureichend angewandt worden.

Zudem wird betont, dass es keine einheitliche globale HIV-Epidemie gibt, sondern verschiedene Epidemien in unterschiedlichen Regionen, Ländern und Gemeinschaften von Menschen. Länder sollten daher die Art „ihrer Epidemie kennen" (*know your epidemic*), indem sie deren Dynamik analysieren und dieses Wissen in den Aufbau ihrer Eindämmungsstrategien einfließen lassen. Die Relevanz zeigt sich an einigen Beispielen. In den 1980er Jahren breitete sich HIV/Aids besonders im östlichen Afrika aus; erst später stieg die Zahl der Neuinfektionen im südlichen Afrika rasant an. Dort war man auf die HIV-Epidemie jedoch nicht ausreichend vorbereitet. Inzwischen sind das südliche und östliche Afrika die Regionen mit der zweithöchsten Wachstumsrate beim Gebrauch von Opiaten. Westafrika ist eine der Hauptrouten des Kokainhandels geworden. Darüber, was das für die Ausbreitung von HIV/Aids bedeutet, wird aber

---

104 So auch bei der Internationalen Aids-Konferenz in Mexico-City im August 2008, wo das Thema eine große Rolle spielte.
105 International AIDS Conference (2008): http://www.kaisernetwork.org/health_cast/ uploaded_files/080808_ias_plenary_transcript.pdf

kaum nachgedacht.[106] In Russland infizierten sich zumeist Drogenge-braucher/innen gegenseitig. In jüngster Zeit breitet sich in Russland und im östlichen Europa HIV jedoch überproportional unter Frauen aus, sowohl bei Drogengebraucherinnen als auch bei den Partnerinnen von Drogengebrauchern. Das wird in der Prävention jedoch zu wenig berück-sichtigt.

In Entwicklungsländern scheiterte eine erfolgreiche HIV-Prävention lange auch daran, dass es für bereits infizierte Menschen keine antiretrovirale Behandlung gab. Das millionenfache Sterben, die Hoffnungslosigkeit der Menschen und die Stigmatisierung von HIV-Infizierten machten auch Präventionsbemühungen zunichte. Mit dem Aufkommen der antiretrovi-ralen Behandlung ist vielfach auch Prävention erfolgreicher geworden. Wenn mehr Menschen mit Medikamenten behandelt werden, erhöht das die Chancen, Neuinfektionen zu verhindern, da es als Anreiz für einen HIV-Test wirkt. Außerdem sinkt bei Infizierten die Viruslast im Blut und damit die Wahrscheinlichkeit, das Virus zu übertragen.

Bei der Antwort auf HIV/Aids gehören deshalb Prävention und Behand-lung zusammen. Sie unterstützen sich gegenseitig. Deshalb darf Präven-tion nicht auf Kosten der Behandlung gehen und umgekehrt. Vielmehr müssen beide gestärkt werden, um die Epidemie erfolgreich einzudäm-men.

Die Gemeinden (*communities*) selbst müssen sich noch viel mehr als bisher bei der Prävention engagieren. Das gilt auch für Risikogruppen wie Männer, die Sex mit Männern haben, und Drogengebraucher/innen. Präventionsarbeit, die nur von „Professionellen" getragen wird, reicht nicht aus. Wenn Menschen stigmatisiert und diskriminiert werden, behin-dert das eine effektive HIV-Prävention. So gibt es zu wenig Präventions-programme, die sich direkt an Männer, die Sex mit Männern haben, rich-ten. Weltweit erreichen Präventionsprogramme nur schätzungsweise 40 Prozent dieser Bevölkerungsgruppe. Ähnlich sieht es bei Trans-gendergruppen aus. Diese sind unter den am meisten marginalisierten, missbrauchten und am stärksten von HIV betroffenen Gruppen. Bei der HIV-Prävention kommen sie jedoch kaum vor. Eine der wichtigsten Leh-

---

106 Piot P, Bartos M et al. (2008): Coming to terms with complexity: a call to action for HIV prevention. The Lancet, 372:845–859, http://www.thelancet.com/journals/lan-cet/article/PIIS0140673608608880/fulltext

ren aus der bisherigen Antwort auf HIV ist, dass die betroffenen Menschen zentral beteiligt werden müssen. Sie sollten daran mitwirken, neue Kampagnen zu entwickeln und wichtige Präventionsbotschaften zu verbreiten.

In Tansania klärt die „Tanga AIDS Working Group" über HIV auf. Die Initiative sorgt dafür, dass Menschen mit HIV gepflegt und unterstützt werden. Sie kooperiert mit Krankenhäusern und Gemeinde-Theatergruppen, setzt sich dafür ein, dass Kranke betreut werden und arbeitet mit traditionellen Heiler/innen zusammen. Die Gruppe kämpft gegen traditionelle und kulturelle Praktiken und Tabus, die die Aids-Ausbreitung fördern, darunter Witwenvererbung, weibliche Genitalverstümmelung und Heiraten im Kindesalter.[107]

Für Länder mit niedriger HIV-Prävalenz wird oft gefordert, dass sich Prävalenz auf Hochrisikogruppen konzentriert, jedoch hat sich in Thailand die Epidemie in jüngster Zeit von den „Hochrisikogruppen" in die allgemeine Bevölkerung ausgebreitet. Außerdem haben alle HIV-Epidemien einmal als konzentrierte Epidemien in bestimmten Bevölkerungsgruppen begonnen. Man kann sich also nicht darauf verlassen, dass die Epidemie sich nicht von diesen Gruppen weiter ausbreitet. In Ländern mit hoher Prävalenz sind zur Eindämmung von HIV/Aids weitreichende soziale Veränderungen notwendig. Dies stellt jedoch eine der großen Herausforderungen bei der HIV-Epidemie dar, da sie weit über den Gesundheitssektor hinausgeht und viele Bereiche der Gesellschaft betrifft.

Wer HIV/Aids bekämpfen will, braucht einen langen Atem: Wenn HIV-Prävention erreicht hat, dass Menschen ihr Risikoverhalten ändern, gilt das nicht unbedingt für immer. Alte, riskante Verhaltensmuster kehren möglicherweise zurück. Präventionsbotschaften müssen deshalb wiederholt und die Menschen darin bestärkt werden, einmal getroffene Entscheidungen – zum Beispiel Kondombenutzung oder Abstinenz – beizubehalten, oft ein Leben lang. Auch die nachkommenden Generationen brauchen weiter Aufklärung über die Übertragungswege des Virus.

---

107 Red Ribbon Award (2006): http://www.redribbonaward.org/content3.php?lg=en&pg=winner_2006_09

HIV-positive Menschen brauchen „Positive Prävention". Sie müssen darin unterstützt werden, HIV nicht auf andere zu übertragen. Wichtig ist, dass HIV-Infizierte behandelt und versorgt werden, um ihre Gesundheit so lange wie möglich zu erhalten. Außerdem brauchen sie Zugang zu sauberem Wasser, Malarianetzen, ausreichender Ernährung und sexuellen und reproduktiven Gesundheitsdiensten.[108]

Präventionsbotschaften sollten mehr die Bedürfnisse der einzelnen Menschen in den Mittelpunkt stellen und dazu beitragen, deren Risiko einer Infektion zu minimieren. Zudem wird ein besseres Verständnis von Risiko benötigt – für viele Menschen ist „Risiko" ein Teil ihres Lebens und daher nichts, was sie unbedingt vermeiden wollen.

„Risiko" ist definiert als die Wahrscheinlichkeit, sich mit HIV zu infizieren. Bestimmte Verhaltensweisen schaffen oder erhöhen das Risiko. Beispiele hierfür sind: ungeschützter Sex (d.h. ohne Kondome) mit einem Partner, dessen HIV-Status nicht bekannt ist oder der HIV-positiv ist, ungeschützter Sex mit ständig wechselnden Partnern und Gebrauch von injizierbaren Drogen mit kontaminiertem Injektionsbesteck.

Verletzlichkeit (*vulnerability*) entsteht durch Faktoren, die der Einzelne und/oder die Gemeinschaften nicht kontrollieren können. Dadurch sind die Möglichkeiten eingeschränkt, das Risiko zu vermeiden. Dazu gehören:

- fehlendes Wissen und mangelnde Fähigkeiten, sich selbst und andere zu schützen,

- Mangel an guter Gesundheitsversorgung und HIV-Tests,

- gesellschaftliche Faktoren wie Menschenrechtsverletzungen und kulturelle sowie soziale Normen wie Stigmatisierung und Genderungleichheit, die den Zugang zu Prävention, Pflege und Behandlung behindern.

---

108 Internationale AIDS Konferenz August (2008): http://www.kaisernetwork.org/ health_cast/uploaded_files/080708_ias_plenary_transcript.pdf

Strukturelle Ansätze

Strukturelle Faktoren erhöhen das Risiko, sich mit HIV anzustecken. Dazu gehören ein niedriges Pro-Kopf-Einkommen, häusliche Gewalt, der fehlende Schulbesuch und das Leben als Waise. Wer unter solchen Bedingungen lebt, kann sich tendenziell leichter infizieren, u. a. weil man sich nicht ausreichend schützen kann. Wo sexuelle Gewalt als Ausdruck der Genderungleichheit herrscht, nimmt die Gefahr zu, dass sich Frauen mit HIV infizieren. Die Migration kann einen ähnlichen Einfluss haben. In Südafrika zeigen Studien, dass Minenarbeiter ein hohes HIV-Risiko haben. Für ihre Jobs leben sie von ihren Familien getrennt, sie haben kaum soziale Unterstützung und ungeschützten Sex mit Prostituierten. Es kann auch strukturelle Ursachen haben, wenn Menschen sich nicht durch „Safer Sex" schützen und auf Pflege und Behandlung verzichten. Angst vor Stigmatisierung und Diskriminierung kann Menschen abhalten, einen HIV-Test zu machen oder ihren HIV-Status ihrem Partner oder ihrer Partnerin mitzuteilen. Frauen, die sexuelle Gewalt erfahren, sind nicht in der Lage, auf Kondomgebrauch zu bestehen.

Strukturelle Ansätze sind Teil der „Kombinationsprävention".[109] Sie wollen nicht direkt das individuelle Verhalten ändern, sondern tief verwurzelte soziale, kulturelle und politische Faktoren wie Genderungleichheit und soziale Ausgrenzung ändern. Damit richten sie sich auf Faktoren, die das Verhalten der Menschen beeinflussen. Dabei kann es darum gehen, die Situation von Betroffenen zu verbessern. Zum Beispiel tragen Mikrokreditprogramme dazu bei, dass Frauen mehr Einkommen erwirtschaften können. Das hat einen strukturellen Einfluss, weil Frauen dadurch ökonomisch weniger abhängig sind. Durch diese Verbesserung der Lebenssituation sinkt ihr Risiko einer HIV-Infektion. Ein bekanntes Beispiel ist Uganda, wo strukturelle Ansätze in den 1990er Jahren erfolgreich angewandt wurden und damit die HIV-Prävalenz gesenkt wurde.[110]

---

109 Gupta GR, Parckhurst JO et al. (2008): Structural approaches to HIV prevention, The Lancet, 372, August 2008, 764–775, http://www.thelancet.com/journals/lancet/article/PIIS0140673608608879/abstract

110 Okware S, Opio AA, Musinguzi J, Waibale P. Fighting HIV/AIDS (2001): Is success possible? Bull World Health Organ; 79: 1113–1120.; Gupta GR, Parckhurst JO et al. (2008): Structural approaches to HIV prevention. Lancet, 372, August 2008, 764–775, http://www.thelancet.com/journals/lancet/article/PIIS0140673608608879/abstract

Strukturelle Änderungen sind jedoch meist langwierige Prozesse. Sie werden als langfristige Initiativen in der Entwicklungspolitik verfolgt und haben bisher meist relativ wenig Raum in der HIV-Prävention. Damit HIV-Prävention wirksam ist, sollte sie jedoch mehr auf strukturelle Faktoren, nicht nur auf direkte Verhaltensänderungen zielen.

Weltweit wird in zirka 80 bis 90 Prozent der Fälle HIV auf sexuellem Weg übertragen. Damit ist Prävention auf diesem Gebiet von großer Bedeutung. Sexuelles Verhalten ist jedoch nicht leicht zu ändern: Es ist ein integraler Bestandteil des menschlichen Lebens und sehr komplex. Es gibt viele Ursachen, warum Menschen Sex haben: Liebe, Vergnügen, Kinderwunsch, Druck von Gleichaltrigen und Freunden (*peer pressure*), soziale, materielle oder psychologische Abhängigkeit, Genderrollen (wie Normen für Männer, viele sexuelle Partner zu haben), materielle Armut, Zugang zu Gütern wie Nahrung und Wohnung, Zwang und Gewalt, kulturelle und traditionelle Praktiken wie Witwenvererbung. Forschungen über sexuelle Aktivitäten konzentrieren sich häufig auf das individuelle Verhalten.[111] Der Einfluss der sozialen Gruppen und Gemeinden (*communities*) wird zu selten berücksichtigt. Außerdem sind Erkenntnisse, welche Faktoren Sexualität bestimmen, bisher nicht ausreichend in HIV-Programmen umgesetzt worden.

Die globale HIV-Epidemie kann nur eingedämmt werden, wenn die HIV-Prävention bei jungen Menschen erfolgreich ist. Weltweit kommen 45 Prozent aller neuen HIV-Infektionen bei Menschen unter 25 Jahren vor. Dies hat besondere Bedeutung, da nahezu die Hälfte der Weltbevölkerung unter 25 Jahre alt ist und nach Untersuchungen in Kenia, Tansania, Uganda und Sambia[112] und in Industrieländern ein großer Teil der jungen Menschen vor dem 18. Lebensjahr sexuell aktiv werden.[113]

Prävention bei jungen Menschen konnte einige Erfolge erzielen. Im Jahr 2007 war die HIV-Prävalenz bei jungen Frauen zwischen 15 und 24 Jah-

---

111 Coates T, Richter L et al. (2008): Behavioural strategies to reduce HIV transmission. Lancet, August 2008, http://www.thelancet.com/journals/lancet/article/PIIS0140673608608867/fulltext?isEOP=true
112 Zaba B et al. (2004): Age at first sex: understanding recent trends in African demographic surveys. Sexually Transmitted Infections, 80 (Supp. II): ii28-ii35.
113 Centers for Disease Control and Prevention (2006): Youth risk behaviour surveillance – United States, 2005. Morbidity and Mortality Weekly Report, 55(SS-5): 1–108.

ren gesunken, so in Benin, Burkina Faso, Burundi, Côte d'Ivoire, Kenia, Lesotho, Malawi, Namibia, Ruanda, Simbabwe, Swasiland und Tansania.[114]

Die bisher erreichten Fortschritte in der HIV-Prävention gehen meist darauf zurück, dass die Menschen ihr Sexualverhalten änderten: Jungen und Mädchen beginnen später mit ersten sexuellen Erfahrungen, Männer und Frauen senken die Zahl ihrer Sexualpartner, leben enthaltsam oder praktizieren „Safer Sex" mit Kondomen. In einigen Ländern erhöht sich der Kondomgebrauch bei jungen Menschen, die mehrere sexuelle Partner haben: Benin, Burkina Faso, Kamerun, Tschad, Ghana, Haiti, Kenia, Malawi, Namibia, Uganda, Tansania und Sambia.[115] Allerdings ist immer noch die Gesamtzahl der Menschen, die Kondome nutzen, nicht sehr hoch und in einigen Ländern ist der Kondomgebrauch sogar zurückgegangen.

In den meisten Regionen haben mehr männliche als weibliche Jugendliche Sex vor dem 15. Lebensjahr, nur im Afrika südlich der Sahara ist diese Wahrscheinlichkeit bei Mädchen 50 Prozent höher als bei Jungen. Die Trends zeigen jedoch, dass in vielen Ländern das sexuelle Risikoverhalten und der Prozentsatz der Jugendlichen, die Sex vor dem 15. Lebensjahr haben, sinken. Es gibt erhebliche Unterschiede zwischen den Ländern: Ein Vergleich von sexuellem Verhalten junger Männer in sechs afrikanischen Ländern ergab, dass das Durchschnittsalter beim ersten Sex in Mosambik, Ruanda und Uganda gestiegen, jedoch in Äthiopien, Nigeria und Tansania gefallen ist.[116]

Weitere Untersuchungen zeigten ähnliche Ergebnisse und deuten auf Verhaltensänderungen hin: Bei jungen Menschen zwischen 15 und 24 Jahren, die mehr als einen Partner hatten, stieg der Kondomgebrauch an. In zehn Ländern sank der Anteil der jungen Menschen, die mehr als

---

114 UNAIDS (2008): Report on the global AIDS epidemic, http://www.unaids.org/en/KnowledgeCentre/HIVData/GlobalReport/2008/2008_Global_report.asp

115 UNAIDS (2008): Report on the global AIDS epidemic, http://www.unaids.org/en/KnowledgeCentre/HIVData/GlobalReport/2008/2008_Global_report.asp

116 UNGASS Progress Reports Submitted by Countries (2008): http://www.unaids.org/en/KnowledgeCentre/HIVData/CountryProgress/2007CountryProgressAllCountries.asp

einen sexuellen Partner haben, in einigen wenigen Ländern blieb er jedoch unverändert oder stieg sogar an.

> Auf der Versammlung der Vereinten Nationen zu HIV/Aids im Jahr 2008 gab eine junge Australierin ein bewegendes Zeugnis: „Ich wurde vor 16 Jahren HIV-positiv geboren. HIV-positive Kinder in Australien lernen schon von klein auf, dass sie niemandem erzählen sollen, dass sie positiv sind. Dadurch verlieren sie Hoffnung und Selbstachtung. Ich habe überlebt, weil meine Mutter nicht an HIV gestorben ist und weil mein Vater sich um mich gekümmert hat. Meine Eltern haben dafür gekämpft, dass ich antiretrovirale Behandlung erhalten habe. In der Schule wurde ich diskriminiert, und das hält immer noch an. Ich werde einen HIV-Test brauchen, um zu studieren.
>
> Ich weiß, dass ich es viel besser habe als die meisten anderen HIV-positiven Kinder und Jugendlichen auf der Welt. Ich werde meine Ausbildung beenden, werde heiraten und schließlich HIV-negative Kinder haben. Dies ist möglich durch die großen Fortschritte in der Medizin. Neun von zehn HIV-positiven jungen Frauen auf der Welt haben diese Möglichkeiten jedoch nicht. Unsere Geschichten sind zwar unterschiedlich, jedoch haben die meisten Jugendlichen in aller Welt dieselben Grundlagen, die über Kulturen und Grenzen hinausgehen."[117]

Um die sexuelle Übertragung von HIV zu verhindern, hat man sich bislang jedoch häufig darauf konzentriert, für monogames Verhalten und den Gebrauch von Kondomen in außerehelichen sexuellen Beziehungen (*casual sex*) zu werben. Dies wird jedoch in vielen Ländern der Realität nicht gerecht: Bei fortschreitender Ausbreitung von HIV tritt ein zunehmender Anteil der Neuinfektionen bei Ehepaaren oder Paaren in Langzeitpartnerschaften auf. In Uganda zum Beispiel kommt HIV bei acht Prozent aller Paare vor. In rund der Hälfte der Fälle sind dabei beide Partner HIV-positiv, bei den anderen 50 Prozent ist entweder nur der Mann oder nur die Frau infiziert. In anderen afrikanischen Ländern variiert die Zahl der Paare, bei denen mindestens ein Partner HIV-positiv ist, zwischen acht und 31 Prozent. Auch in Thailand und Kambodscha wird

---

117 Civil Society Interactive Hearing at the UN High Level Meeting on AIDS (2008): http://www.icaso.org/publications/CS_HearingSpeeches.pdf

HIV zu einem großen Teil bei Paaren übertragen, die einen unterschied-lichen HIV-Status haben.[118]

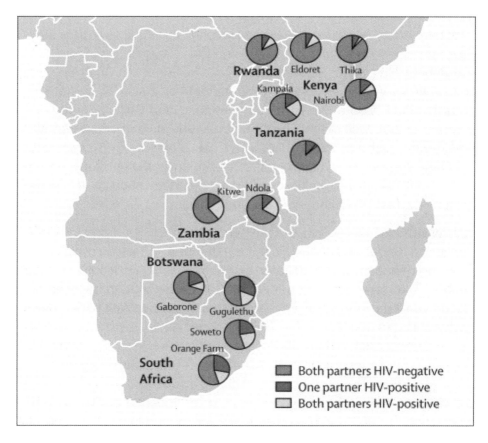

Graphik: HIV-Status von Paaren in Afrika[119]

Meist wissen die Partner nicht, dass einer von ihnen HIV-positiv ist. Die Übertragung wird jedoch früher oder später von dem HIV-positiven auf

---

118 de Walque D (2007): Sero-discordant couples in five african countries: implications for prevention strategies. Population and Development Review, 33:501–523. Were WA et al. (2006): Undiagnosed HIV infection and couple HIV discordance among household members of HIV-infected people receiving antiretroviral therapy in Uganda. Journal of Acquired Immune Deficiency Syndromes, 43:91–95.

119 Piot P, Bartos Metal (2008): Coming to terms with complexity: a call to action for HIV prevention. The Lancet, 372:845–859, http://www.thelancet.com/journals/lan-cet/article/PIIS0140673608608880/fulltext

den HIV-negativen Partner geschehen, wenn keine Kondome benutzt werden oder die Partner sexuell abstinent leben.

Die Zahl „multipler" Partnerschaften – gleichzeitige Partnerschaften, Partnerschaften in Folge und Sex mit mehreren Partnern – trägt zur HIV-Ausbreitung bei. Studien im südlichen Afrika zeigen Gründe für multiple Partnerschaften: Unzufriedenheit mit der bestehenden Partnerschaft, soziale Normen wie Gruppendruck, Armut, männliche Dominanz und Alkohol. Diese Erkenntnisse wurden genutzt, um Kampagnen zu entwickeln, die die Kommunikation zwischen Eltern und Kindern sowie zwischen den Partnern verbessern sollen.[120]

Wenn mehrere gleichzeitig bestehende Partnerschaften häufig sind und wenn die Mobilität der Bevölkerung hoch ist, verbreitet sich HIV besonders schnell. Diese Faktoren sind ein Grund für die hohen HIV-Raten im südlichen Afrika. Bestimmte soziale Normen fördern, dass Menschen mehr als einen Partner gleichzeitig haben und ihre Partner häufig wechseln. Jedoch gaben in Südafrika bei Befragungen nur 20 Prozent der Befragten „Treue zu einem Partner" und nur fünf Prozent die Senkung der Anzahl der sexuellen Partner als sinnvolle HIV-Präventionsstrategien an.[121]

Durch Gendernormen wird oft ein Konzept der Männlichkeit (Maskulinität) gefördert, bei dem es positiv ist, mehrere Partnerinnen zu haben, Sex ohne Kondome oder sexuelle Gewalt gegen Frauen anzuwenden. Dadurch steigt der Druck auf Männer, sich entsprechend zu verhalten und das Risiko einer HIV-Infektion nimmt sowohl bei Männern als auch bei Frauen zu. Zum Beispiel berichten in Burkina Faso, Ghana, Malawi und Uganda fast 20 Prozent der Mädchen zwischen 15 und 19 Jahren, dass ihre erste sexuelle Begegnung mit Gewalt oder Zwang einherging.[122] Auch sexuelle Beziehungen zwischen jungen Mädchen und älteren,

---

120 Piot P, Bartos M et al. (2008): Coming to terms with complexity: a call to action for HIV prevention. The Lancet, 372:845–859, http://www.thelancet.com/journals/lancet/article/PIIS0140673608608880/fulltext

121 CADRE (2007): Concurrent sexual partnerships amongst young adults in South Africa: challenges for HIV prevention communication. Johannesburg, Centre for AIDS Development, Research and Evaluation.

122 Biddlecom AE et al. (2007): Protecting the next generation in sub-Saharan Africa: learning from adolescents to prevent HIV and unintended pregnancy. New York, Guttmacher Institute.

erwachsenen Männern tragen zur HIV-Ausbreitung bei. Zum Beispiel berichten in Uganda drei von vier unverheirateten heranwachsenden Mädchen, dass sie Geschenke oder Geld für Sex erhalten.[123] In vielen Ländern ist das HIV-Risiko für Mädchen und junge Frauen durch eine frühzeitige Heirat erhöht, denn junge verheiratete Frauen haben häufiger ungeschützten Sexualverkehr als gleichaltrige nicht-verheiratete Frauen. Zudem sind sie meist mit einigen Jahren älteren Ehemännern verheiratet, bei denen es wahrscheinlicher ist, dass sie HIV-infiziert sind.[124] Gegen Genderungleichheit und Machtungleichgewichte erfolgreiche Kampagnen zu starten ist jedoch ein sehr langwieriger Prozess, denn diese Werte und Verhaltensweisen haben ihren Ursprung meist in tief verwurzelten sozialen und kulturellen Normen.

HIV-Prävention sollte Männer und Frauen ermutigen, mehr und offener über Sex und HIV zu reden. Männer sollten darin gestärkt werden, ihre Familien und Partner und sich selbst vor einer HIV-Infektion zu schützen. Dabei ergänzen Programme, die sich an Männer richten, Programme, die sich an Frauen richten, und ersetzen sie nicht. Denn wenn Männer ihr Verhalten ändern, sind beide Partner besser vor HIV geschützt. Bislang gibt es jedoch nur sehr wenige Programme, die sich an Männer richten. Meistens sind die Frauen die „Zielgruppen" von Prävention, weil sie entweder explizit angesprochen werden oder weil sie leichter bereit sind, die Angebote anzunehmen.

Biomedizinische Prävention

KONDOME

Kondome ermöglichen einen „geschützten Sexualverkehr" (Safer Sex). Sie vermindern das Risiko, dass Menschen sich mit sexuell übertragbaren Krankheiten infizieren. Das gilt auch für HIV. Sie können bei vaginalem und analem Sexualverkehr benutzt werden.

---

123 Darabi L et al. (2008): Protecting the next generation in Uganda: new evidence on adolescent sexual and reproductive health needs. New York, Guttmacher Institute.
124 Bearinger LH et al. (2007): Global perspectives on the sexual and reproductive health of adolescents: patterns, prevention and potential. Lancet, 369:1220–1231.

Im Labor verhindern intakte Kondome die Infektion mit HIV vollständig. In kontrollierten Studien wird jedoch eine Wirksamkeit von bis zu 95 Prozent erreicht,[125] da viele Faktoren die Schutzfunktion einschränken können. Zum Beispiel müssen Kondome für einen größtmöglichen Schutz bei jedem Sexualverkehr benutzt werden. Notwendig ist außerdem eine gute Qualität, die Nutzer/innen müssen das Verfallsdatum beachten. Kondome für Männer dürfen nur einmal verwandt werden. In der Praxis werden diese Vorschriften häufig nicht genau beachtet und Kondome werden oft falsch benutzt. Kondome können bei vaginalem und analem Verkehr benutzt werden.

Bei Befragungen geben in den meisten Ländern weniger als die Hälfte aller Männer und Frauen an, dass sie während ihres letzten Sexualverkehrs ein Kondom benutzt haben. Bei den 15- bis 49-Jährigen, die mehr als einen Partner haben, steigt der Kondomgebrauch generell an. Auch verwenden junge unverheiratete Frauen in Lateinamerika und in einigen afrikanischen Ländern inzwischen häufiger Kondome.[126]

Bei Paaren, die mit antiretroviralen Medikamenten behandelt werden, hat sich die konsistente Kondombenutzung verdoppelt. In anderen Studien ging ungeschützter Sex um über 50 Prozent zurück, wenn die Betroffenen wussten, dass sie HIV-positiv waren, im Vergleich mit denen, die es nicht wussten.[127] Das zeigt, dass die Kenntnis des HIV-Status dazu beitragen kann, sexuelles Verhalten zu verändern.

Viele Menschen stehen dem Gebrauch von Kondomen ablehnend gegenüber – aus unterschiedlichen Gründen:

– Zwar sind in vielen Ländern Kondome als ein Mittel zur Familienplanung bekannt, oft wird der Gebrauch für die HIV-Prävention aber abgelehnt.

---

125 Nahin, Buvé et al. (2008): Biomedical interventions to prevent HIV infections. Lancet: http://www.thelancet.com/journals/lancet/article/PIIS0140673608608855/fulltext
126 Cleland J, Ali MM (2006): Sexual abstinence, contraception, and condom use by young African women: a secondary analysis of survey data. Lancet 368: 1788–1793.
127 International AIDS Conference (2008): http://www.kaisernetwork.org/health_cast/uploaded_files/080808_ias_plenary_transcript.pdf

– Viele wollen nicht ihr Leben lang Kondome benutzen, dies müssten sie aber, wenn sie HIV-positiv sind.

– Menschen benutzen Kondome häufig entweder nur mit ihren „regulären" Partnern und nicht mit außerehelichen Partnern oder umgekehrt.

– Kondome verhindern Schwangerschaften – sind also mit Kinderwunsch nicht vereinbar.[128]

– In vielen Ländern ist fehlende sexuelle Selbstbestimmung der Frauen ein Grund dafür, dass sie nicht auf Kondombenutzung bestehen oder diese „verhandeln" können. Männer werten es als ein Eingeständnis der Untreue, wenn die Frau vorschlägt, ein Kondom zu benutzen. Oder die Männer verstehen den Vorschlag als Vorwurf, dass sie selbst untreu gewesen seien. Frauen bestehen deshalb häufig aus Angst vor den Konsequenzen wie zum Beispiel Gewalt des Partners nicht auf der Kondombenutzung.

– Sexualität ist der intimste Bereich des Menschen, der am meisten auf Liebe, Zuneigung und Vertrauen beruht. Daher erscheint es als unpassend, über Kondombenutzung zu „verhandeln". Der Vorschlag, ein Kondom zu benutzen, kann bereits als Vertrauensbruch gewertet werden.

– Häufig wird Kondomgebrauch mit Prostitution assoziiert – dies behindert die Akzeptanz von Kondomen sowohl bei Männern als auch bei Frauen in Partnerschaft und Ehe.

– Bei erzwungenem Sex und Vergewaltigungen werden Kondome naturgemäß nicht gebraucht. Sexuelle Gewalt spielt jedoch in einigen Ländern eine große Rolle in der HIV-Übertragung.

– Auch einige Kirchen opponieren gegen den Gebrauch von Kondomen, entweder generell oder in der Ehe oder in vorehelichen oder außerehelichen sexuellen Beziehungen. Jedoch halten sich die Menschen nicht immer an diese Klauseln. Zudem haben viele Kirchen eine differenziertere Einstellung zu Kondomen als vielfach angenommen wird. Mitunter werden kirchliche Vorschriften auch nur als Vorwand genutzt, keine Kondome benutzen zu wollen.

---

128 ICASO (2007): Barriers to Condom Access, http://www.icaso.org/publications/condom_access2007_eng.pdf

– Bei Männern spielen Männlichkeitsideale eine Rolle. Danach ist Kondombenutzung „unmännlich", verringert sie die sexuelle Empfindsamkeit und gehört zu einem „richtigen Sexualverkehr" eine ungehinderte Ejakulation.

Um wirksam zu sein, sollte Kondomwerbung und -förderung mehr mit positiven Botschaften über Kondome verbunden werden und auf diese Vorbehalte eingehen.

Bei herkömmlichen „Kondomen für Männer" müssen die Männer bereit sein, sie zu benutzen. Frauen haben wenig Möglichkeit, Kondomgebrauch durchzusetzen, wenn der Partner dies nicht möchte. Um Frauen größere Selbstbestimmung zu geben, wurden Kondome für Frauen entwickelt (*female condom*, Femidom), als sog. Frauen-initiierte Methode der HIV-Prävention. Ein Kondom für Frauen ist ebenfalls eine physikalische Barriere. Das Femidom ist weich und transparent und wird vor dem Sexualverkehr in die Vagina eingesetzt. Dadurch schützt es vor HIV und anderen sexuell übertragbaren Krankheiten und teilweise gegen Schwangerschaften. Um wirksam zu sein, muss es bei jedem Sexualverkehr benutzt werden.

Kondome für Frauen sind schon seit einigen Jahren auf dem Markt. Die Nachfrage ist jedoch bisher nicht sehr hoch gewesen. Dies liegt an dem immer noch relativ hohen Preis, der „Sichtbarkeit" des Kondoms beim Verkehr und der Neuartigkeit des Konzepts „Kondom für Frauen". Es existiert eine Art Kreisschluss: Kondome für Frauen werden nicht angeboten, weil sie angeblich nicht akzeptiert werden. Die Akzeptanz kann aber auch nicht steigen, weil kein ausreichendes Angebot besteht. Um eine größere Verbreitung und Akzeptanz zu erreichen, sind Werbestrategien und Preissubsidierungen notwendig.

MIKROBIZIDE

Mikrobizide sind noch nicht auf dem Markt, sondern noch in der Erforschungsphase.[129] Es sind Gels, Cremes oder ähnliche Substanzen, die

---

129 Global Campaign for Microbicides (2008): http://www.global-campaign.org/Eng-Download.htm, International Partnership for Microbicides, http://www.ipm-microbicides.org

vor dem Geschlechtsverkehr in die Vagina oder das Rektum eingeführt werden und dort lokal gegen HIV und andere sexuell übertragbare Krankheiten wirken sollen, indem sie Viren und andere Krankheitserreger abtöten. Da sie ohne Wissen des Partners angewandt werden können, sollen sie Frauen größere Selbstbestimmung geben. Die bisherigen Forschungsergebnisse sind jedoch enttäuschend: Versuche mit Nonoxynol9, Cellulose Sulfat Gel, „MIRA diaphragm" und Carraguard® zeigten keine Wirksamkeit.[130] Zunehmend werden Produkte untersucht, die Langzeitwirkungen haben sollen – die bisher getesteten Substanzen hätten bei jedem Sexualverkehr neu eingebracht werden müssen.[131] Neuere Forschungen testen die Wirksamkeit von lokal anzuwendenden antiretroviralen Medikamenten. Diese könnten auf einen vaginalen Ring (Diaphragma) aufgebracht werden.

Die Forschungsausgaben für Mikrobizide werden als zu niedrig kritisiert.[132] Bisher haben vor allem Nicht-Profit-Organisationen, akademische Institutionen und kleine Biotech-Firmen geforscht oder forschen lassen und Studien werden durch Stiftungen und Regierungsmittel finanziert.

BESCHNEIDUNG BEI MÄNNERN

Weltweit sind schätzungsweise zirka ein Drittel der Männer an der Vorhaut des Penis beschnitten. Die Prozentzahlen variieren stark, in einigen Ländern können es bis zu 80 Prozent der Männer sein. Männliche Beschneidung wird aus religiösen, kulturellen und medizinischen Gründen praktiziert, meist schon bei Neugeborenen. Viele männliche Angehörige des Islam werden beschnitten, in den USA ist die Beschneidungsrate unabhängig von der Religionszugehörigkeit hoch.

---

130 Population Council (2008): http://www.popcouncil.org/microbicides/index.html; Skoler-Kaproff S et al. (2008): Efficacy of Carraguard for prevention of HIV infection in women in South Africa: a randomized, placebo-controlled trial. Lancet 372: 1977–1987, http://www.thelancet.com/journals/lancet/article/PIIS0140-6736(08) 61842-5/fulltext

131 Pahain, Buvé et al. (2008): Biomedical interventions to prevent HIV infections. Lancet, http://www.thelancet.com/journals/lancet/article/PIIS0140673608608855/fulltext

132 International Initiative for Microbicides, ein *non-profit product development partnership* (PDP)

Wissenschaftler/innen vermuteten schon länger, dass die Beschneidung das HIV-Infektionsrisiko senken könnte. Denn es war bekannt, dass sich Männer aufgrund der relativ großen Schleimhautfläche der Vorhaut des Penis leichter mit sexuell übertragbaren Krankheiten infizieren. Im Jahr 2006 zeigten drei große Studien in Südafrika, Kenia und Uganda, dass die HIV-Übertragungsrate von HIV-positiven Frauen auf HIV-negative Männer um bis zu 58 Prozent sank, wenn der männliche Partner beschnitten war.[133]

Aufgrund der Studienergebnisse haben die Weltgesundheitsorganisation und UNAIDS die Beschneidung bei Männern als eine zusätzliche wichtige HIV-Präventionsmethode empfohlen. Die Empfehlungen gelten nur für HIV-negative Männer. Für HIV-positive Männer wird die Beschneidung (nach dem jetzigen Stand der Kenntnisse) nicht empfohlen. Die Empfehlungen gelten vor allem für Länder, in denen die HIV-Prävalenz hoch ist, in denen jedoch die Zahl der beschnittenen Männer niedrig ist:[134]

– Männliche Beschneidung soll Teil der umfassenden HIV-Prävention sein;

– Ausgebildete Fachkräfte sollten die Beschneidung vornehmen, um medizinische Risiken zu minimieren. Dazu gehört auch das Risiko der HIV-Übertragung durch nicht ordnungsgemäß sterilisierte Instrumente;

– Die Männer sollten vor der Beschneidung beraten werden und einen HIV-Test haben. Sie müssen darüber informiert werden, dass eine Beschneidung kein 100-prozentiger Schutz vor einer HIV-Infektion ist;

– Da während der Wundheilung ein erhöhtes Risiko der HIV-Übertragung besteht, müssen die Wunden heilen, bevor die sexuelle Aktivität wieder aufgenommen werden kann.

---

133 Bailey RC, Moses S, Parker CB, et al. (2007): Male circumcision for HIV prevention in young men in Kisumu, Kenya: a randomised controlled trial. Lancet; 369: 643–656; Gray RH, Kigozi G, Serwadda D, et al. (2007): Male circumcision for HIV prevention in men in Rakai, Uganda: a randomised trial. Lancet; 369: 657–666

134 UNAIDS/WHO (2007): New data on male circumcision and HIV prevention: policy and programme implications; WHO/UNAIDS technical consultation male circumcision and HIV prevention: research implications for policy and programming, Montreux. Geneva.

Die drei Studien wurden vor dem geplanten Versuchsende im Jahr 2006 gestoppt, da die zur Verfügung stehenden Daten einen schützenden Effekt der Beschneidung bei den Männern zeigten und aus ethischen Gründen dann die Weiterführung der Studien nicht erlaubt ist. Unter anderem wegen des vorzeitigen Abbruchs konnte jedoch nicht untersucht werden, wie sich die Beschneidung auf die HIV-Übertragung auf Frauen auswirkt. Bei der Studie in Südafrika kam es zu einem Anstieg des Risikoverhaltens bei den beschnittenen Männern, das heißt, sie hatten mehr sexuelle Partner als die unbeschnittenen. Bei den Studien in Uganda und Kenia war das nicht der Fall. Beobachtungsstudien legen jedoch nahe, dass sich bei beschnittenen HIV-positiven Männern die HIV-Übertragung auf HIV-negative Frauen reduzieren könnte. Es wird zumindest ein indirekter Effekt vermutet, da eine niedrigere HIV-Prävalenz bei Männern auch das Risiko für die Frauen senkt. In einer in Uganda durchgeführten Studie war dies jedoch nicht der Fall. In den drei abgebrochenen Studien erhöhte sich sogar das Infektionsrisiko für die Frauen, wenn die sexuelle Aktivität noch vor der Wundheilung wieder aufgenommen wurde.

Weitere negative Auswirkungen auf Frauen sind möglich: Wenn sich ein Mann durch Beschneidung vor HIV-Infektion sicher fühlt, könnte er ohne Rücksicht auf das Risiko für die Partnerin den Verzicht auf das Kondom durchsetzen. Zudem besteht ein Übertragungsrisiko durch die bei der Beschneidung benutzten Instrumente, wenn medizinische Hygienevorschriften nicht eingehalten werden. Dazu werden weitere Studien durchgeführt.

Mathematische Modelle haben Hinweise gegeben, dass in Afrika in den nächsten zehn Jahren zwei Millionen neue HIV-Infektionen verhindert werden könnten, wenn alle sexuell aktiven Männer beschnitten wären. Solche Modelle sollten jedoch mit Vorsicht betrachtet werden, da die Beschneidung nur eine Methode der HIV-Prävention ist und da die Anwendung von nur einer Methode zur Bekämpfung von HIV/Aids nicht ausreicht. Außerdem ist die Realität sehr viel komplexer, unter „realen" Bedingungen lassen sich Ergebnisse von Studien nie ganz replizieren.

Die Auswirkungen der Beschneidung auf die sexuelle Übertragung von HIV bei Sex zwischen Männern sind weniger klar. Bisherige Studien legen zumindest einen im Vergleich zu den Studien bei heterosexuellen Männern weniger schützenden Effekt nahe.[135]

SEXUELL ÜBERTRAGBARE KRANKHEITEN

Die Weltgesundheitsorganisation empfiehlt, dass die Behandlung von sexuell übertragbaren Krankheiten Bestandteil von umfassender HIV-Prävention ist, da das Risiko einer HIV-Infektion erhöht ist, wenn gleichzeitig sexuell übertragbare Krankheiten bestehen, wie Gonorrhöe, Chlamydien- und Trichomonadeninfektionen. Dies ist vor allem der Fall, wenn sie mit geschwürigen Veränderungen einhergehen, wie Syphilis, Chancroid und genitaler Herpes. In letzter Zeit hat die Infektion mit dem Herpes Simplex-Virus Typ 2 (HSV) Beachtung gefunden. Es wird geschätzt, dass in Afrika bis zu 60 Prozent der neuen HIV-Infektionen mit einem gleichzeitigen Vorliegen von HSV zusammenhängen könnten. Die HSV-Infektion ist jedoch schwer zu behandeln.[136]

In den 1990er Jahren wurde in vier Studien in Tansania, Uganda und Simbabwe untersucht, wie sich die Behandlung von sexuell übertragbaren Krankheiten auf die HIV-Übertragung auswirkt. Es zeigte sich, dass der Erfolg vom Stadium der HIV-Ausbreitung abhängt: Die Wirksamkeit ist am größten in den Anfangsstadien und nimmt mit dem Fortschreiten der HIV-Epidemie (größerer HIV-Prävalenz) ab.

PRÄVENTION DURCH ARV-BEHANDLUNG

Es ist bekannt, dass Menschen mit einer hohen Viruslast, also mit sehr vielen Viren in ihren Körperflüssigkeiten, andere leichter anstecken. Die antiretrovirale Behandlung senkt die Viruslast im Blut und in den genitalen Flüssigkeiten. Daher kann ein HIV-positiver Mensch, der antiretroviral

---

135 Padian N, Buvé A et al. (2008): Biomedical interventions to prevent HIV infections. Lancet 372, 16. August, http://www.thelancet.com/journals/lancet/article/PIIS0140673608608855/fulltext

136 Padian N, Buvé A et al. (2008): Biomedical interventions to prevent HIV infections. Lancet 372, 16. August, http://www.thelancet.com/journals/lancet/article/PIIS0140673608608855/fulltext

behandelt wird, das Virus nicht so leicht weitergeben.[137] Das Übertragungsrisiko kann um bis zu 80 Prozent gesenkt werden.[138] Dass Behandlung auch neue Infektionen verhindert, ist eine erfreuliche Nachricht: Es unterstreicht die Bedeutung, dass antiretrovirale Behandlung verfügbar sein muss. Trotzdem müssen alle anderen Präventionsmethoden dringend ausgebaut und intensiviert werden, da es nur eine Präventionsmethode unter anderen ist.

Eine 2008 veröffentlichte Studie rechnet vor, wie es sich auf HIV-Übertragungen auswirken würde, wenn mehr Menschen ARV-Medikamente erhielten. Derzeit werden weltweit nur 40 Prozent der nach medizinischen Kriterien Bedürftigen behandelt.[139] Wenn die Behandlung auf 75 bzw. 100 Prozent der Bedürftigen ausgeweitet würde, könnte die Zahl der neuen HIV-Infektionen um 30 bzw. 60 Prozent gesenkt werden. Es können also umso mehr Neuinfektionen verhindert werden, je mehr Betroffene ARV-Medikamente bekommen.[140] Wenn alle Menschen auf HIV getestet würden und bei HIV-Positiven sofort mit der Behandlung begonnen würde, könnte damit nach mathematischen Modellrechnungen die Zahl der Neuinfektionen auf ein Prozent sinken.[141] Diese Modellrechnungen sind jedoch sehr kritisiert worden, u. a. für ihre mangelnde Realitätsnähe.

Die „Schweizerische Eidgenössische Kommission für AIDS-Fragen" hat auf der Basis einer Analyse von vier Studien zur HIV-Übertragung bei serodiskordanten Paaren, also Paaren mit unterschiedlichem HIV-Status, eine vielbeachteten Erklärung abgegeben. Sie besagt, dass HIV-positive Menschen kein Risiko haben, HIV auf ihren sexuellen Partner zu übertragen, wenn für mehr als sechs Monate kein Virus in ihrem Blut nachgewiesen wird, wenn sie ihre ARV-Medikamente streng nach Vorschrift einnehmen und wenn sie nicht gleichzeitig an anderen sexuell übertragbaren

---

137 Padian N., Buvé A. et al. (2008): Biomedical interventions to prevent HIV infections. Lancet (2008): 372, 16. August

138 Castilla J et al. (2005). Effectiveness of highly active antiretroviral therapy in reducing heterosexual transmission of HIV. Journal of Acquired Immune Deficiency Syndromes, 40:96–101.

139 Das schließt auch die Menschen in den Industrieländern ein

140 IAC (2008): http://www.aids2008.org/admin/images/upload/782.pdf

141 Granich RM et al. (2008): Universal voluntary HIV testing with immediate antiretroviral therapy as a strategy for elimination of HIV transmission: a mathematical model, http://www.thelancet.com/journals/lancet/article/PIIS0140-6736(08)61697-9/abstract

Krankheiten leiden. Daraus leitete die Kommission ab, dass HIV-positive Menschen unter ausreichender ARV-Behandlung auf geschützten Sexualverkehr verzichten können.[142] Diese Empfehlungen sind jedoch umstritten. UNAIDS und WHO geben zu bedenken, dass die Ergebnisse unter Studienbedingungen zustande gekommen sind und dass in der Realität meist nicht alle geforderten Bedingungen erfüllt sind. Daher ist das Risiko der Übertragung nicht gleich Null. Deshalb wird von der WHO weiterhin empfohlen, dass auch HIV-positive Menschen, die behandelt werden, andere vor der Übertragung des Virus schützen müssen.

PRÄ-EXPOSITIONS-PROPHYLAXE

Antiretrovirale Medikamente werden schon jahrelang erfolgreich zur Verhinderung der Mutter-zu-Kind-Übertragung von HIV eingesetzt. Es wird deshalb zunehmend erforscht, ob ARV-Medikamente auf anderen Gebieten der Prävention erfolgreich verwendet werden können. Ein Forschungsbereich betrifft die Prä-Expositions-Prophylaxe (PräP): Können ARV-Medikamente, wenn sie schon vor der Exposition, also dem Kontakt mit HIV, im Blut vorhanden sind, den Eintritt von HIV in die Zellen und die Vermehrung des Virus verhindern? Bis zum Jahr 2010 sollen Ergebnisse von Phase-3-Studien vorliegen.[143]

Jedoch muss noch geklärt werden, welche Langzeitfolgen der Einsatz von ARV-Medikamenten in der Prävention hat. Dies betrifft die Entstehung von Resistenzen gegen die Medikamente, die langfristig auftretenden Nebenwirkungen und das Risiko, dass die Arzneimittel nicht vorschriftsmäßig eingenommen werden. Zudem besteht die Gefahr, dass das Risiko einer HIV-Infektion unterschätzt wird, wenn es Medikamente zur Prävention gibt. Ethische Bedenken werden gegen die großen Forschungsanstrengungen für den Einsatz von teuren Medikamenten in der Prävention vorgebracht, da noch nicht einmal alle Erkrankten ausrei-

---

142 Vernazza P et al. (2008): Les personnes séropositives ne souffrant d'aucune autre MST et suivant un traitement antiretroviral efficace ne transmettent pas le VIH par voie sexuelle Bulletin des medicins Suisse 89:165–169.
143 Die Studien untersuchen die Sicherheit und Wirksamkeit von Tenofovir bei Drogengebraucher/innen in Thailand, von Tenofovir + Emtricitabine bei heterosexuellen jungen Erwachsenen in Afrika und bei Homosexuellen in Lateinamerika.

chend mit den Medikamenten versorgt sind, zumal wenn die Prävention mit so vielen langfristigen Unsicherheiten verbunden ist.

POST-EXPOSITIONS-PROPHYLAXE

HIV breitet sich im Körper zunächst in den Schleimhautzellen aus und wandert dann über die Lymphknoten in das Blut ein. Dies kann bis zu zwei Tage dauern.[144] Die Post-Expositions-Prophylaxe (PEP) soll verhindern, dass während dieser Zeit eine systemische Infektion der Blutzellen geschieht. Dazu werden antiretrovirale Medikamente gegeben.

Die PEP spielt eine Rolle bei der Verhinderung der Infektion in Gesundheitseinrichtungen. Wenn medizinisch notwendige Vorsichtsmaßnahmen (*universal precautions*) nicht beachtet werden, kann HIV übertragen werden. Eine Infektion geschieht jedoch auch ohne Gegenmaßnahmen nicht zwangsläufig, wenn jemand eine Injektion mit einer Spritze oder einem anderen Instrument erhält oder sich mit einem solchen Instrument versehentlich verletzt, in dem HIV-haltiges Blut ist. Das Risiko, sich durch eine einzige perkutane (durch die Haut) Exposition mit HIV zu infizieren, wird auf durchschnittlich 0,4 Prozent geschätzt. Es ist abhängig von der Tiefe der Verletzung und der Menge der Viren.[145] Weltweit verletzen sich nach Schätzungen Hunderttausende Gesundheitsfachkräfte jährlich durch Spritzen und andere Instrumente, die HIV-infiziertes Blut enthalten. Durch diese Verletzungen werden jährlich schätzungsweise bis zu 5.000 Menschen mit HIV infiziert, und zirka vier Prozent aller HIV-Infektionen bei Mitarbeitenden im Gesundheitswesen sind beruflich bedingt.[146]

So wird geschätzt, dass in armen Ländern 40 Prozent aller Spritzen mit Injektionsbesteck gegeben werden, das durch Krankheitserreger verunreinigt ist.[147] Studien in Südafrika und Thailand deuten darauf hin, dass

144 Hoffmann, C, Rockstroh J, Kamps BS (2008): HIV.NET, http://www.hiv.net/2010/buch.htm
145 Hoffmann, C, Rockstroh J, Kamps BS (2008): HIV.NET 2008
146 Rapiti E, Prüss-Üstün A, Hutin Y (2005): Sharps injuries: assessing the burden of disease from sharps injuries to health care workers at national and local levels. World Health Organization, http://www.who.int/quantifying_ehimpacts/publications/ebd11/en/index.html
147 Hauri AM, Armstrong GL, Hutin YGF (2004): The global burden of disease attributable to contaminated injections given in health care settings. International Journal of STD and AIDS, 15:7–16.

dort unsaubere Injektionen für ein bis drei Prozent aller HIV-Infektionen verantwortlich sind.[148]

PEP kann auch angewendet werden, wenn die Gefahr einer HIV-Infektion nach ungeschütztem Sexualverkehr besteht. Denn es wird vermutet, dass sie auch dann wirkt. Die Medikamente sind dafür allerdings nicht zugelassen. Sie können außerdem schwerwiegende Nebenwirkungen haben und verhindern eine Infektion nicht mit absoluter Sicherheit.

PEP sollte daher immer nur unter fachkundiger Überwachung und Beratung durch einen Arzt oder eine Ärztin angewendet werden.[149] Mit der Behandlung muss so schnell wie möglich nach der HIV-Exposition begonnen werden. Am besten geschieht dies in den ersten beiden Stunden danach, jedoch möglichst innerhalb der ersten 24 Stunden. Später erhöht sich das Risiko einer systemischen Ausbreitung der Infektion. 72 Stunden nach der Exposition ist die PEP wahrscheinlich nicht mehr sinnvoll.[150]

Die PEP mit einem Medikament kann die Infektionswahrscheinlichkeit um etwa 80 Prozent senken. Eine PEP mit mehreren Medikamenten dürfte noch wirksamer sein. Allerdings kommt es auch hier auf den Einzelfall an.[151] In Deutschland wird bei PEP eine Kombinationstherapie aus drei ARV-Medikamenten über vier Wochen gegeben. Die WHO empfiehlt, dass PEP generell im Gesundheitssektor verfügbar sein sollte.[152] In Entwicklungsländern konnte PEP jahrelang kaum angewendet werden, weil die Medikamente nicht zur Verfügung standen. Seit es dort jedoch mehr antiretrovirale Medikamente in den Gesundheitseinrichtungen gibt, wird auch PEP mehr verfügbar.

---

148 Gouws E et al. (2006): Short-term estimates of adult HIV incidence by mode of transmission: Kenya and Thailand as examples. Journal of Sexually Transmitted Infections, 82:51–55.

149 Deutsch-Österreichische Empfehlungen (2008), http://www.rki.de/cln_100/nn_753398/DE/Content/InfAZ/H/HIVAIDS/Prophylaxe/Leitlinien/pep__empfehlungen__08,templateId=raw,property=publicationFile.pdf/pep_empfehlungen_08.pdf

150 Hoffmann, C, Rockstroh J, Kamps BS (2008): HIV.NET, http://www.hiv.net/2010/buch.html

151 Hoffmann, C, Rockstroh J, Kamps BS (2008): HIV.NET, http://www.hiv.net/2010/buch.html

152 WHO (2007): Post-exposure prophylaxis to prevent HIV infection: joint WHO/ILO guidelines on post-exposure prophylaxis (PEP) to prevent HIV infection, http://www.who.int/hiv/pub/guidelines/PEP/en/index.html

HIV-Tests und Beratung

HIV-Tests und Beratung (*HIV testing and counselling*) sind die Grundvoraussetzung dafür, dass auch andere Programme gegen HIV/Aids ausgeweitet werden können und die Epidemie eingedämmt wird. Für einen HIV-positiven Menschen ist der Test der erste Schritt, um unterstützt und behandelt zu werden. Bei der mit dem Test verbundenen Beratung werden HIV-positive Menschen informiert, wie sie eine HIV-Übertragung auf andere vermeiden können. Fällt der Test negativ aus, klären Berater/innen die Menschen darüber auf, wie sie eine HIV-Infektion auch künftig vermeiden können. Diese Informationen können in beiden Fällen dazu beitragen, dass die Menschen ihr Verhalten ändern und damit vermeiden, dass sich HIV weiter verbreitet.

Immer noch gibt es zu wenig HIV-Tests oder die Menschen haben keinen Zugang zu den Tests. Daher wissen geschätzte 80 Prozent der HIV-infizierten Menschen nicht, dass sie HIV-positiv sind. Dies sind 26 Millionen der etwa 33 Millionen Menschen, die weltweit mit HIV leben.[153] Es gibt jedoch erhebliche Unterschiede zwischen den Ländern: In Ruanda kennen 30 Prozent der Infizierten ihren HIV-Status, in Simbabwe sind es 24 Prozent, in der Demokratischen Republik Kongo 11 Prozent, in Indien 10 und in Äthiopien weniger als 8 Prozent.

Allerdings steigt die Zahl der Menschen, die einen HIV-Test machen lassen. Zur größeren Nachfrage nach HIV-Tests hat unter anderem der zunehmende Einsatz von Schnelltests (*rapid tests*) beigetragen. Außerdem sind offenbar mehr Menschen zu einem HIV-Test bereit, seit es antiretrovirale Medikamente gibt: Da ein HIV-positives Testergebnis durch die lebensrettende Behandlung kein Todesurteil mehr ist, wollen sich mehr Menschen Gewissheit über ihren HIV-Status verschaffen.

Trotz dieser positiven Trends bleibt die Nachfrage nach HIV-Tests häufig noch zu gering. Bei vielen Menschen besteht die Angst vor einem positiven Testergebnis und vor Stigmatisierung weiter. Sie fürchten sich vor negativen Reaktionen der Familie und der Umgebung. Viele unterschätzen auch das eigene Infektionsrisiko. Hinzu kommen Geschlechterungerechtigkeit und der begrenzte Zugang zu Gesundheitseinrichtungen.

---

153 Dazu werden auf Bevölkerungsbasis repräsentativ Menschen getestet (die vorher um Einverständnis gefragt werden)

In Entwicklungsländern werden HIV-Tests häufiger in Krankenhäusern als in Gesundheitsposten und anderen kleineren Einrichtungen angeboten. Da es jedoch wesentlich mehr Gesundheitsposten als Krankenhäuser gibt, wäre die größere Verbreitung von HIV-Tests in diesen Einrichtungen hilfreich.[154] Generell sind HIV-Tests auch mehr in privaten als in öffentlichen Einrichtungen und mehr in städtischen als in ländlichen Gegenden verfügbar.[155]

Es gibt mehrere Gründe, warum mehr HIV-Tests angeboten werden sollten: ARV-Medikamente können nur eingesetzt werden, wenn der positive HIV-Status eines Patienten bekannt ist. Auch für die Prävention ist es wichtig, dass Menschen frühzeitig erfahren, dass sie HIV-positiv sind, denn bis zur Hälfte aller HIV-Übertragungen kommen in den ersten Monaten nach der Infektion vor, in der die Anzahl der Viren am höchsten ist.[156]

Verschiedene Ansätze werden verfolgt, damit mehr Menschen einen HIV-Test machen. In Uganda hat ein Programm große Erfolge erzielt, das HIV-Tests bei den Menschen zu Hause (home based testing) statt in einem Gesundheitszentrum macht.[157] Auch andere Ansätze sind erfolgreich, etwa wenn HIV-Tests auch von Nicht-Gesundheitsfachkräften in Dörfern und ländlichen Regionen vorgenommen werden, wo die Menschen keinen Zugang zu Gesundheitseinrichtungen haben.

Um den Zugang zu erleichtern, können Tests bei Routine-Gesundheitsversorgungen wie Schwangerenvorsorge, Behandlung von sexuell übertragbaren Krankheiten und genereller Basisgesundheitsversorgung (primary care) angeboten werden. Dazu haben WHO und UNAIDS das Konzept des provider-initiated HIV testing and counselling eingeführt: HIV-Tests sollen von den Gesundheitsfachkräften mit dem Patienten/Klienten

---

154 Zum Beispiel bieten in Uganda fast alle Krankenhäuser HIV-Tests an – die Krankenhäuser stellen jedoch nur 10 Prozent aller Gesundheitseinrichtungen. Im Gegensatz dazu sind in weniger als einem Viertel aller anderen Gesundheitseinrichtungen (Gesundheitsstationen auf Gemeindeebene usw.) Tests verfügbar – diese Einrichtungen machen jedoch 90 Prozent der Gesundheitsversorgung aus.

155 WHO/UNAIDS/UNICEF (2008): Towards Universal Access, Progress Report 2008, http://www.who.int/hiv/pub/towards_universal_access_report_2008.pdf

156 International AIDS Conference (2008): http://www.kaisernetwork.org/health_cast/uploaded_files/080808_ias_plenary_transcript.pdf

157 UNAIDS (2008): 2008 Report on the global AIDS epidemic, http://www.unaids.org/en/KnowledgeCentre/HIVData/GlobalReport/2008/2008_Global_report.asp

aktiv angesprochen und initiiert werden. Tests sollen folgenden Menschen empfohlen werden:[158]

– Allen, die an einer Krankheit leiden, die auf eine HIV-Infektion hindeutet;

– In Ländern mit generalisierter Epidemie allen Erwachsenen und Kindern, die eine Gesundheitseinrichtung aufsuchen, als Standard der medizinischen Versorgung;

– In Ländern mit konzentrierter Epidemie bestimmten Patienten, wie Schwangeren, Patienten mit sexuell übertragbaren Krankheiten und mit Tuberkulose;

– Männern, die sich beschneiden lassen wollen.

Diese Methode wird von der Praxis des Testens unterschieden, bei der der Test von der Initiative des Klienten/Patienten abhängt, dem „Freiwilligen Testen und Beraten" (*voluntary counselling and testing*).[159] Die WHO betont, dass das *provider initiated testing* kein Zwangstesten (*mandatory testing*) ist. Niemand darf zu einem Test gezwungen werden, weil dies nicht mit den Menschenrechten vereinbar ist. Außerdem ist jeder Zwang kontraproduktiv, da er zur Stigmatisierung und zur Abneigung gegen das Testen beiträgt. HIV-Tests sollen auf freiwilliger Basis erfolgen (*voluntary*) und die Ergebnisse müssen vertraulich behandelt werden (*confidential*). Die Menschen sollen immer die Möglichkeit haben, den Test abzulehnen. Außerdem soll zu jedem Test ein Programm gehören, das vorsieht, die Patienten zu behandeln und zu unterstützen. Eine Variante ist das *opt-out testing*: Der Klient erhält einen HIV-Test, wenn sie oder er sich nicht ausdrücklich gegen den HIV-Test ausgesprochen hat.

Eine Reihe von Ländern hat diesen Ansatz entweder schon umgesetzt oder plant es. In Ländern mit hohem Einkommen willigen zirka 80 Prozent der Menschen ein, getestet zu werden, wenn sie danach gefragt werden. In Deutschland ist es schon seit Jahren zu einem Bewusstseinswandel gekommen: In der Abwägung der Rechte der Betroffenen auf „Nichtwissen" und der Vorteile der Behandlung gilt heute, dass Ärzte

---

158 WHOUNAIDS (2007): Guidance on provider-initiated HIV testing and counselling in health facilities, http://www.who.int/hiv/pub/guidelines/pitc2007/en/index.html
159 Dies wird von der WHO *client-initiated HIV testing and counselling* genannt.

geradezu die Pflicht haben, möglicherweise HIV-infizierten Menschen nachdrücklich zu einem HIV-Test zu raten.[160] Allerdings können die Patienten in reichen Ländern fast immer antiretroviral behandelt werden. Aber auch in Ländern mit niedrigem Einkommen werden mit diesem Ansatz Erfolge erzielt: Uganda hat erreicht, dass die Diagnose einer HIV-Infektion auf diese Weise früher gestellt werden kann, dass HIV-infizierte Menschen frühzeitiger mit ARV-Medikamenten behandelt werden und damit bessere Überlebenschancen haben.[161]

Bedenken werden geäußert, dass in vielen Ländern mit eingeschränkten Ressourcen Gesundheitsfachkräfte nicht immer die notwendige Zeit und Ausbildung für eine qualitativ gute Beratung haben. Zudem können sich Patient/innen eingeschüchtert oder bedrängt fühlen, so dass man nicht unbedingt immer von „informierter Zustimmung" zum Test sprechen kann. Diese Bedenken müssen ernst genommen und bei der Umsetzung berücksichtigt werden.

Mutter-zu-Kind-Übertragung von HIV

KOMBINATION VON MASSNAHMEN

Jährlich bekommen schätzungsweise 1,5 Millionen HIV-positive Frauen ein Kind. Ohne Prävention (Prophylaxe) wird dabei in 15 bis 45 Prozent der Fälle das Virus von der Mutter auf das Kind übertragen. Die Übertragung geschieht dabei in verschiedenen Phasen der Schwanger- und Mutterschaft:

– 5 bis 10 Prozent während der Schwangerschaft,

– 10 bis 20 Prozent während der Wehen und der Geburt,

– 5 bis 20 Prozent durch das Stillen.

---

160 Hoffmann, C, Rockstroh J, Kamps BS (2008): HIV.NET, http://www.hiv.net/2010/buch.htm

161 Andia I et al. (2006): Evolving clinical picture secondary to routine HIV testing and early linkage to care at the HIV clinic at Mbarara Regional Referral Hospital. President's Emergency Plan for AIDS Relief Implementers Meeting, Durban, South Africa, 12–15 June 2006 (abstract no.195; http://www.blsmeetings.net/implementhiv2006/orals176–200.htm#195).

Die Prävention der Mutter-zu-Kind-Übertragung (*prevention of mother-to-child transmission, PMTCT*) dient dazu, die Zahl der HIV-positiven Kinder und die Todesfälle von HIV-positiven Müttern zu senken. Sie wird auch Eltern-zu-Kind-Übertragung genannt, um deutlich zu machen, dass die Frau nicht allein „verantwortlich" ist für die Übertragung auf das Kind. Die Weltgesundheitsorganisation empfiehlt eine umfassende Strategie mit vier Elementen:[162]

– Prävention der HIV-Infektion bei Frauen im reproduktiven Alter;

– Prävention von ungewollten Schwangerschaften bei HIV-positiven Frauen;

– Prävention der HIV-Übertragung von HIV-positiven Frauen auf ihre ungeborenen und neugeborenen Kinder;

– Behandlung, Pflege und Unterstützung für alle HIV-positiven Mütter, ihre Kinder und Familien.

Um das Risiko der HIV-Übertragung von einer HIV-positiven Mutter auf ihr Kind zu vermindern, gibt es folgende Methoden: HIV-Tests, ARV-Medikamente für Mutter und Kind, Entbindung durch Kaiserschnitt und Verzicht auf das Stillen bzw. exklusives Stillen in den ersten Monaten nach der Geburt. Eine wirksame Prophylaxe kann die Übertragung auf 2 Prozent oder weniger der Fälle verringern, wie das in den Industrieländern der Fall ist.

In Afrika ist die adäquate HIV-Prävention und Behandlung in diesem Bereich besonders effektiv, da die HIV-Raten hoch und die Hälfte der Frauen im gebärfähigen Alter sind. Zudem bestehen in dieser Region die niedrigsten Raten von Familienplanungsmethoden. Programme zur Bekämpfung von HIV/Aids und der reproduktiven Gesundheit arbeiten jedoch häufig nicht miteinander und Frauen erfahren keine ausreichende Beratung, wie sie eine Schwangerschaft verhindern können bzw. wie sie eine HIV-Infektion während der Schwangerschaft und Geburt vermeiden können.

In den letzten Jahren sind jedoch Erfolge erzielt worden: Zum Beispiel sank zwischen 2001 und 2007 die Rate der Mutter-zu-Kind-Übertragung in Kambodscha von 30 auf 11 Prozent und in Ruanda von 30 auf 9 Prozent.

---

162 WHO (2002): Strategic approaches to the prevention of HIV infection in infants: report of a WHO meeting, Morges, Switzerland, http://www.who.int/hiv/pub/mtct/pub35/en

HIV-Tests

Es gibt jedoch viele Ursachen, warum die PMTCT nicht so wirksam ist, wie sie dies theoretisch sein könnte. So werden wegen mangelnder Ressourcen Kaiserschnitte meist nicht vorgenommen.

Das erste Hindernis für die Frauen ist, dass die meisten Schwangeren nicht wissen, ob sie HIV-positiv sind. Während in den Industrieländern fast alle Schwangere auf HIV getestet werden, ist dies in den armen Ländern nicht der Fall: Im Jahr 2007 hatten nur zirka 20 Prozent der schwangeren Frauen einen HIV-Test.

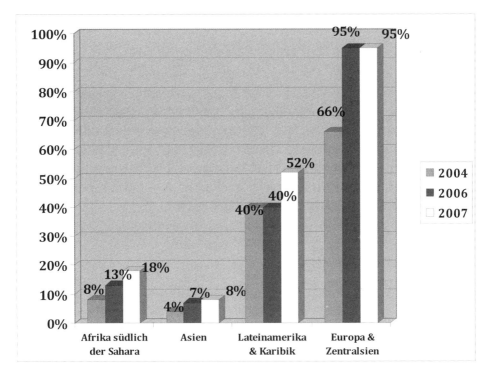

Graphik: HIV-Tests bei schwangeren Frauen, nach Region[163]

Die Prozentsätze unterscheiden sich stark: In Nigeria werden nur vier Prozent der Frauen auf HIV getestet, in Südafrika und Sambia dagegen rund 65 Prozent, da in diesen beiden Ländern mehr als 90 Prozent der

---

163 WHO/UNAIDS/UNICEF (2008): Towards Universal Access, Progress Report 2008, http://www.who.int/hiv/pub/towards_universal_access_report_2008.pdf

Frauen die Schwangerenvorsorge in Gesundheitseinrichtungen nutzen und so HIV-Tests erhalten.

In vielen Ländern nehmen Frauen die Prävention der Mutter-zu-Kind-Übertragung nicht in Anspruch, unter anderem weil sie unter häuslicher Gewalt leiden und Stigmatisierung fürchten. Viele Frauen werden nicht von ihren männlichen Partnern in der Schwangerenvorsorge unterstützt. Jedoch zeigen Studien u. a. in Kambodscha, dass die Programme der Mutter-Kind-Übertragung bessere Ergebnisse bringen, wenn die männlichen Partner einbezogen werden.[164] In Südafrika unterstützen im von den Gemeinden getragenen *mothers2mothers* Programm (Mutter-zu-Mutter-Programm) Mütter andere Frauen. Das Programm wird auch von anderen Ländern übernommen.[165]

Wenn eine schwangere Frau HIV-positiv ist, muss zunächst das medizinische Stadium der HIV-Infektion festgestellt werden. Wenn sie schon in einem fortgeschrittenen Stadium ist, braucht sie antiretrovirale Behandlung, um ihre eigene HIV-Infektion zu bekämpfen. Diese Behandlung senkt gleichzeitig auch das HIV-Übertragungsrisiko auf das Kind. Wenn sie sich noch in einem früheren Stadium der Erkrankung befindet, benötigt sie zwar keine Behandlung für ihre eigene Infektion, sie muss dann aber trotzdem antiretrovirale Medikamente in einer Dosierung erhalten, die die HIV-Übertragung auf das Kind verhindert.

ANTIRETROVIRALE MEDIKAMENTE

2007 erhielten weltweit etwa 33 Prozent aller HIV-positiven schwangeren Frauen ARV-Medikamente, um die Übertragung auf ihr Kind zu verhindern. Das ist ein erheblicher Anstieg im Vergleich zu nur zehn Prozent der Frauen im Jahr 2004. Die Situation ist aber noch immer unbefriedigend. Afrika südlich der Sahara, wo fast 90 Prozent aller HIV-positiven Frauen leben, hat zwar von allen Regionen relativ die größten Fortschritte gemacht. In West- und Zentralafrika erhalten jedoch immer noch nur elf

---

164 Kakimoto K et al. (2007): Influence of the involvement of partners in the mother class with voluntary confidential counseling and testing acceptance for Prevention of Mother to Child Transmission of HIV Programme (PMTCT Programme) in Cambodia. AIDS Care, 19:381–384.

165 mothers2mothers (2007): annual report. Cape Town, mothers2mothers, http://www.m2m.org/aboutus/download-information.htm

Prozent der HIV-positiven Schwangeren Medikamente. Im südlichen Afrika, wo die Mehrzahl der betroffenen Frauen lebt, sind es nur 43 Prozent.

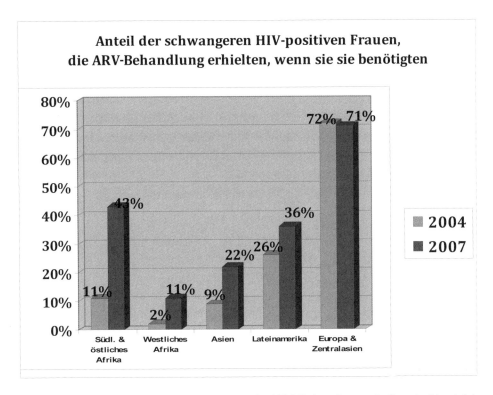

Graphik: HIV-positive schwangere Frauen, die ARV-Behandlung erhalten, im Vergleich 2004 und 2007[166]

Damit die antiretrovirale Behandlung wirkt, müssen auch die Neugeborenen von HIV-positiven Müttern kurzzeitig ARV-Medikamente erhalten. Dieser Prozentsatz stieg zwar von 7 Prozent 2004 auf 20 Prozent 2007 an, es entsteht jedoch eine zunehmende Lücke zwischen der Zahl der Mütter und der Zahl der Babys, die ARV-Prophylaxe bekommen. Das heißt, die Mutter erhält zwar die nötigen Medikamente, das Kind jedoch nicht. Dies liegt zum Teil daran, dass es nicht genügend HIV-Tests für Neugeborene gibt.

---

166 WHO/UNAIDS/UNICEF (2008): Towards Universal Access, Progress Report 2008, http://www.who.int/hiv/pub/towards_universal_access_report_2008.pdf

Wie wirksam die Mutter-zu-Kind-Übertragung verhindert werden kann, hängt auch von den verwandten Medikamenten und ihrer Kombination ab. Jahrelang wurde als Standard die Gabe des Medikaments Nevirapin angewandt. Forschungen zeigten jedoch, dass Kombinationen (wie Zidovudine und eine einzelne Dosis von Nevirapin) die Rate der HIV-Übertragungen noch weiter senken können.[167] Die neuesten Richtlinien der WHO empfehlen eine wirksamere Kombinationen mit drei Medikamenten. Die Prävention sollte immer den medizinischen Standards entsprechen, und die Frauen haben ein Anrecht auf die wirksamsten und sichersten Medikamente.[168] Zwar orientieren sich immer mehr Länder an diesen Empfehlungen. Jedoch erhielten im Jahr 2007 weltweit fast die Hälfte der HIV-positiven schwangeren Frauen immer noch nur eine Einzeldosis Nevirapin, 26 Prozent eine Kombination von zwei ARV-Medikamenten und nur acht Prozent die Kombination von drei Medikamenten.[169]

Wenn eine HIV-positive Schwangere im fortgeschrittenen Stadium der Erkrankung ist, ist die Behandlung mit ARV-Medikamenten für sie selbst überlebenswichtig. Jedoch wurde 2007 nur bei zwölf Prozent aller betroffenen Frauen überprüft, ob sie ARV-Medikamente zur Behandlung ihrer eigenen HIV-Infektion brauchen. Gründe hierfür sind, dass es nicht genügend ausgebildetes medizinisches Fachpersonal gibt und/oder dass die entsprechenden Richtlinien nicht bekannt sind. Eine ARV-Behandlung der Mutter erhöht auch die Überlebensraten ihres Babys, sowohl der HIV-positiven als auch der HIV-negativen.[170]

---

167 Guay LA et al. (1999): Intrapartum and neonatal single-dose nevirapine compared with zidovudine for prevention of mother-to-child transmission of HIV-1 in Kampala, Uganda: HIVNET 012 randomised trial. Lancet, 354:795–802; WHO/UNICEF/UNFPA/UNAIDS (2006): HIV and infant feeding update: based on the technical consultation held on behalf of the Interagency Task Team (IATT) on Prevention of HIV Infection in Pregnant Women, Mothers and their Infants, Geneva, 25–27 October 2006, http://www.who.int/child_adolescent_health/documents/97892415959 64/en/index.html

168 WHO (2006): Antiretroviral drugs for treating pregnant women and preventing HIV infection in infants: guidelines on care, treatment and support for women living with HIV/AIDS and their children in resource-constrained settings, http://www.who.int/hiv/pub/mtct/guidelines/en

169 WHO/UNAIDS/UNICEF (2008): Towards Universal Access, Progress Report 2008, http://www.who.int/hiv/pub/towards_universal_access_report_2008.pdf

170 Mermin J et al. (2008): Mortality in HIV-infected Ugandan adults receiving antiretroviral treatment and survival of their HIV uninfected children: a prospective cohort study. Lancet, 371:752–759.

STILLEN

Bei gesunden Müttern ist ausschließliches Stillen in den ersten Monaten nach der Geburt als die beste Säuglingsernährung anerkannt, da Muttermilch perfekt auf die Bedürfnisse des Babys abgestimmt ist. Bei HIV-positiven Frauen ist die Situation jedoch anders, da das Virus auch durch die Muttermilch auf das Neugeborene übertragen werden kann. Für das Baby wächst das Risiko, wenn die Mutter in einem fortgeschrittenen Stadium der HIV-Infektion ist, das Stillen länger dauert oder die Brust entzündet ist.

Dennoch kann nicht prinzipiell empfohlen werden, dass HIV-positive Mütter nicht stillen sollten. In Entwicklungsländern ist Flaschennahrung relativ teuer und es mangelt an sauberem Wasser, um die Babynahrung hygienisch zuzubereiten. Daher birgt Flaschennahrung erhebliche Gesundheitsrisiken für das Kind, wie Durchfall und Mangelernährung, die zu einer erhöhten Kindersterblichkeit führen.

Es gilt also, zwei Risiken gegeneinander abzuwägen: das Risiko, dass sich ein bis dahin HIV-negatives Kind durch Stillen mit HIV infiziert, und die Gefahr, dass das Kind durch die Flaschennahrung stirbt. Diese Überlegungen wurden in den Empfehlungen der WHO berücksichtigt:[171]

– Ausschließliches Stillen (*exclusive breastfeeding*) wird für längstens sechs Monate empfohlen. Dies gilt jedoch nur, wenn Flaschennahrung nicht hinreichend verfügbar ist. Ausschließliches Stillen heißt Stillen ohne Zufütterung.

– Wenn Flaschennahrung möglich, erschwinglich und sicher ist, sollte eine HIV-positive Mutter nicht stillen.

– Die angemessenste Option hängt vom Gesundheitszustand und anderen Lebensumständen der Mutter und der Verfügbarkeit von Gesundheitseinrichtungen und Beratung ab.

---

171 WHO/UNICEF/UNFPA/UNAIDS (2006): HIV and infant feeding update: based on the technical consultation held on behalf of the Interagency Task Team (IATT) on Prevention of HIV Infection in Pregnant Women, Mothers and their Infants, Geneva, 25–27 October 2006, http://www.who.int/child_adolescent_health/documents/9789241595964/en/index.html

Beobachtungen zeigen jedoch, dass sich HIV-positive Mütter für Flaschennahrung entscheiden, wenn sie diese kostenlos erhalten. Wenn, wie dies in einigen Programmen geschieht, Flaschennahrung kostenlos an Mütter abgegeben wird, kann dies einen Rückgang des Stillens bei allen Frauen zur Folge haben, da es dann sozusagen „Standard" wird, nicht zu stillen. Dies ist jedoch gesundheitspolitisch nicht erwünscht, da Stillen die beste Ernährung für das Baby ist.

Frauen, die ihren HIV-Status nicht kennen, wird also nach wie vor empfohlen, ihr Baby ausschließlich zu stillen. Das Risiko für die Kinder von unerkannten HIV-positiven Müttern wird dabei in Kauf genommen. Denn Expert/innen gehen davon aus, dass durch weitverbreitetes Nicht-Stillen die Risiken für Babys noch höher wären. Weiterhin nimmt man an, dass die Förderung des ausschließlichen Stillens wahrscheinlich auch zu niedrigeren HIV-Übertragungsraten bei Frauen, die ihren Status nicht kennen, führt. Diese Erkenntnisse stützen sich auf Studien in Botswana, bei denen kostenlose Flaschennahrung erhältlich war. Kinder, die für drei bis sechs Monate gestillt wurden, hatten bis zum Alter von 18 Monaten ein ähnlich hohes Risiko der HIV-Infektion wie Kinder, die Flaschennahrung erhielten.[172]

Bei ausschließlichem Stillen ist das Risiko der HIV-Übertragung niedriger als bei „gemischter" Nahrung – also wenn Kinder sowohl Muttermilch als auch Flaschennahrung erhalten.[173] Dies wird dadurch erklärt, dass bei der Nahrungsaufnahme die Darmschleimhaut beeinträchtigt wird. Dadurch steigt die Gefahr einer HIV-Infektion und die schützende Funktion des Stillens wird eingeschränkt. Diese Ergebnisse kamen allerdings unter Studienbedingungen zustande – in vielen Kulturen ist ein wirkliches ausschließliches Stillen ohne Zufütterung sehr selten.

---

172 Thior I et al. (2006): Breastfeeding plus infant Zidovudine prophylaxis for 6 months vs formula feeding plus infant zidovudine for 1 month to reduce mother-to-child HIV transmission in Botswana: a randomized trial: the Mashi Study. Journal of the American Medical Association, 296:794–805. Zitiert nach: WHO/UNAIDS/UNICEF (2008): Towards Universal Access, Progress Report 2008, http://www.who.int/hiv/pub/towards_universal_access_report_2008.pdf

173 Coovadia HM et al. (2007): Mother-to-child transmission of HIV infection during exclusive breastfeeding in the first +6 months of life: an intervention cohort study, Lancet, 369:1107–1116.

Für die betroffenen Frauen ist die Entscheidung nicht einfach: Die Konzepte, die hinter den Alternativen Stillen oder Flaschennahrung stehen, sind komplex. Außerdem können sich viele HIV-positive Frauen besonders in Entwicklungsländern aufgrund ihrer sozialen Situation und mangelnder Ressourcen nicht frei für oder gegen Stillen entscheiden.

UNTERSCHIEDE ENTWICKLUNGSLÄNDER UND INDUSTRIELÄNDER

In den Industrieländern ist die Situation der HIV-positiven Schwangeren deutlich besser als in den Entwicklungsländern. In Deutschland übertragen nur zwei Prozent der HIV-positiven Mütter das Virus auf ihr Kind, weil sämtliche medizinisch möglichen Behandlungsmethoden angewandt werden: Fast alle Schwangeren werden auf HIV getestet; Medikamente gegen die Übertragung des Virus werden allen HIV-positiven Schwangeren und Babys angeboten und die Kosten werden von den Krankenkassen übernommen; um das Übertragungsrisiko bei der Geburt zu vermindern, wird mit Kaiserschnitt entbunden; da die Flaschennahrung sicher und erschwinglich ist, kann auf das Stillen verzichtet werden. Da außerdem die HIV-Prävalenz bei deutschen Frauen nicht hoch ist, gibt es mit ca. 400 nur relativ wenige HIV-positive Kinder in Deutschland.

Der Wunsch von Paaren, bei denen einer oder beide Partner HIV-positiv sind, ein HIV-negatives Kind zu bekommen, kann in Deutschland weitgehend erfüllt werden. Spezialisierte Zentren bieten Reproduktionsmedizin an: durch Selbstinsemination bei HIV-infizierten weiblichen Partnern oder aufbereitetes Sperma bei HIV-infizierten männlichen Partnern wird das Risiko eines Paares, ein HIV-positives Kind zu bekommen, verschwindend gering.[174] In den Entwicklungsländern können sich HIV-positive Frauen bzw. Paare den Wunsch nach einem HIV-negativen Kind jedoch nur schwer erfüllen.

---

174 Hoffmann, C, Rockstroh J, Kamps BS (2008): HIV.NET, http://www.hiv.net/2010/buch.htm

HIV-DIAGNOSE BEI NEUGEBORENEN

Die Feststellung, ob das Baby infiziert ist oder nicht, ist nicht einfach: Die standardmäßig verwandten HIV-Antikörpertests versagen bei Säuglingen von HIV-infizierten Müttern, da HIV-positive Mütter während der Schwangerschaft ihre im Blut vorhandenen eigenen Antikörper auf ihre Babys übertragen und der Antikörpertest bei den Neugeborenen dann diese Antikörper entdeckt. Ein Antikörpertest bei dem Baby einer HIV-infizierten Mutter hat also immer ein positives Resultat, unabhängig davon, ob das Kind selbst HIV-positiv oder HIV-negativ ist.

Diese Antikörper der Mutter verschwinden im Laufe des ersten Lebensjahres des Kindes aus dem Blut. Nur wenn das Kind selbst HIV-infiziert ist, bildet es in dieser Zeit seine eigenen Antikörper. Ein Antikörpertest wird also erst ab etwa dem 18. Lebensmonat aussagefähig. Es kommt aber vor allem in kleinen Basisgesundheitsstationen der Entwicklungsländer vor, dass Babys schon früher einen HIV-Test auf Antikörper erhalten, weil diese Zusammenhänge nicht ausreichend bekannt sind.

Die frühzeitige Diagnose einer HIV-Infektion bei Kindern von HIV-positiven Müttern ist für eine adäquate und rechtzeitige Versorgung essenziell. Bei einem bei der Geburt HIV-negativen Baby muss die HIV-Übertragung durch das Stillen verhindert werden. Ein HIV-positives Baby muss sobald wie möglich nach der Geburt mit ARV-Medikamenten behandelt werden. Wenn sie nicht behandelt werden, sterben ein Drittel der HIV-infizierten Babys im ersten Lebensjahr, fast die Hälfte wird keine zwei Jahre alt. Bei HIV-positiven Neugeborenen verläuft die Krankheit häufig sehr rasch und schwer. Sie können sterben, ohne vorher Symptome entwickelt zu haben. Wenn also erst nach 18 Monaten eine HIV-Infektion festgestellt wird, kann es für den Beginn einer notwendigen ARV-Behandlung schon sehr spät sein.

Bisher werden die meisten HIV-positiven Kinder erst behandelt, wenn sie schon chronisch krank sind. Das ist jedoch sehr spät. Das Ziel muss es sein, so früh wie möglich mit der antiretroviralen Behandlung zu beginnen, da dann das Kind viel bessere Aussichten hat, zu überleben. Also muss der HIV-Status bei Neugeborenen möglichst schon nach der Geburt festgestellt werden. Es gibt dafür aufwändigere Tests, die das Virus selbst im Blut und nicht die Antikörper nachweisen (siehe Kap. HIV-Tests). Diese virologischen Tests sind jedoch relativ teuer und deswegen in armen Ländern wenig verfügbar. Von den mehr als 700.000 Kindern, die HIV-positive Mütter 2007 geboren haben, wurden nur acht Prozent in den ersten beiden Lebensmonaten getestet. Dies führt dazu, dass viele Babys sterben, weil ihre HIV-Infektion nicht diagnostiziert wird. Oder sie werden unnötigerweise mit ARV-Medikamenten behandelt, obwohl sie nicht HIV-positiv sind.

Die WHO hat daher neue Empfehlungen herausgegeben. Bis vor einiger Zeit wurde empfohlen, dass nur schwer erkrankte Kinder antiretroviral behandelt werden sollten. Nach neuen Erkenntnissen wurden die Empfehlungen revidiert, denn eine während Schwangerschaft oder Geburt erworbene HIV-Infektion schreitet meist rasch fort. Wenn Neugeborene innerhalb der ersten Wochen ARV-Behandlung erhalten, sinkt die Todesrate um 76 Prozent.[175] Unter ARV-Behandlung überleben mehr als 80 Prozent der Kinder für mindestens zwei Jahre. Die WHO empfiehlt daher, dass alle HIV-positiven Kinder bis zum Ende des ersten Lebensjahres mit ARV-Behandlung beginnen sollten, unabhängig davon, ob sie Krankheitssymptome haben und wie ihr Immunstatus bei den Blutuntersuchungen ist.[176]

Wo virologische Tests nicht verfügbar sind, müssen Neugeborene deshalb ärztlich überwacht und eine mögliche HIV-Infektion muss auf der Grundlage von klinischen und laborchemischen Untersuchungen festgestellt werden.[177]

---

175 New study confirms importance of early infant diagnosis and treatment of HIV/AIDS (2008): http://www.pedaids.org/News/Foundation-News/Press-Release/New-Study-Confirms-Importance-of-Early-Infant-Diag.aspx
176 WHO (2006): Antiretroviral therapy of HIV infection in infants and children in resource-limited settings: towards universal access. Recommendations for a public health approach, http://www.who.int/hiv/pub/guidelines/art/en/index.html
177 WHO (2006): Antiretroviral therapy of HIV infection in infants and children in resource-limited settings: towards universal access. Recommendations for a public health approach. Geneva, World Health Organization, http://www.who.int/hiv/pub/guidelines/art/en/index.html

Virologische und Antikörpertests können auch bei Proben von getrocknetem Blut verlässlich angewendet werden. Von getrocknetem Blut braucht man nur einige Tropfen. Die Proben können daher einfach gelagert und ohne Kühlung weitergeleitet werden. Damit ist es möglich, auch in abgelegenen ländlichen Gebieten HIV-Tests zu machen.

Antiretrovirale Medikamente können Nebenwirkungen haben. Außerdem ist noch nicht bekannt, wie sie sich bei Babys auswirken, wenn sie über einen langen Zeitraum behandelt werden. Deshalb wird derzeit erforscht, ob und wie die Gabe von ARV-Medikamenten über die bisher praktizierte Kurzzeitgabe von Medikamenten hinaus fortgesetzt werden kann. Denn die Medikamente sollen die HIV-Infektion verhindern, ohne die Babys durch eine zu lange Gabe zu gefährden. Dies gilt besonders bei HIV-negativen Babys, die die Behandlung eigentlich gar nicht benötigen.

Behandlung und Pflege

Antiretrovirale Behandlung

Alle HIV-positiven Menschen müssen ab einem bestimmten Zeitpunkt im Verlauf der Erkrankung antiretroviral behandelt werden, sonst sterben sie an der HIV-Infektion. Bis zum Jahr 2003 wurden weniger als ein Prozent aller HIV/Aids-Patient/innen in Afrika, die lebenserhaltende ARV-Medikamente benötigten, auch tatsächlich behandelt. Dieser Skandal wurde jedoch kaum öffentlich angeprangert, obwohl die ARV-Kombinationstherapien bereits seit 1996 in den industrialisierten Ländern die Aids-Todesraten drastisch gesenkt hatten. Erst als Organisationen wie Ärzte ohne Grenzen HIV-positive Menschen in Afrika erfolgreich behandelten und NRO-Vertreter/innen und Betroffene dies öffentlich ansprachen, änderte sich die Wahrnehmung, dass ARV-Behandlung in den Entwicklungsländern nicht möglich sei. Der „Globale Fonds zur Bekämpfung von Aids, Tuberkulose und Malaria" wurde gegründet, die Weltgesundheitsorganisation (WHO) startete eine Initiative – und der millionenfache vermeidbare Tod an HIV/Aids drang schließlich stärker in das Bewusstsein der politischen Entscheidungsträger/innen und der globalen Gesundheitsgemeinde.

Die Behandlung wurde weitreichender verfügbar: Ende 2008 wurden in den armen Ländern vier Millionen Menschen antiretroviral behandelt. Das sind zirka 40 Prozent der Menschen, die Behandlung benötigen.[178,179] Jedoch wurden immer noch 60–70 Prozent der Menschen, die ARV-Medikamente brauchen, nicht behandelt.

---

178 Die WHO wollte mit ihrer „3x5-Initiative" 2003 erreichen, dass bis zum Jahr 2005 drei Millionen Menschen ARV-Behandlung bekommen. Dies Ziel wurde nicht 2005, sondern erst 2007 erreicht.

179 Retrospektiv benötigten im Jahr 2006 9,3 Millionen Menschen ARV-Behandlung und nicht 7,1 Millionen, wie es 2006 geschätzt worden war. Der globale Anteil der Menschen, die tatsächlich Behandlung erhielten, lag retrospektiv 2006 bei 22 Prozent, und nicht bei 28 Prozent, wie 2006 veröffentlicht wurde.

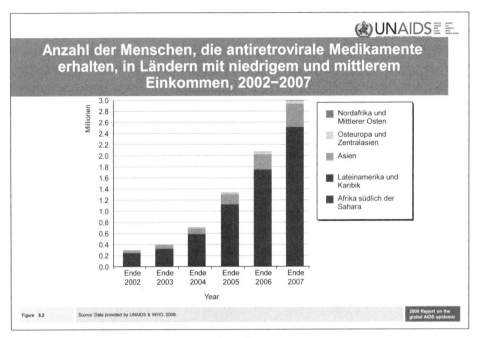

Graphik: Menschen unter ARV-Behandlung[180]

Im Afrika südlich der Sahara nahm die Zahl der behandelten Menschen am meisten zu. Ihr Anteil betrug 2007 rund 30 Prozent verglichen mit weniger als einem Prozent 2003. Lateinamerika ist mit 64 Prozent die am besten versorgte Region außerhalb der Industrieländer. Viele Länder in dieser Region hatten schon in den vergangenen Jahren relativ hohe Prozentzahlen erreicht, im Gegensatz zu Afrika und Asien, wo der Nachholbedarf am höchsten war. Ende 2007 erhielten in elf Entwicklungsländern mindestens 50 Prozent der Bedürftigen die ARV-Behandlung, in neun Ländern waren es sogar 75 Prozent.

180 UNAIDS (2008): 2008 Report on the global AIDS epidemic, http://www.unaids.org/en/KnowledgeCentre/HIVData/GlobalReport/2008/2008_Global_report.asp

Region	Menschen, die ARV-Behandlung erhielten, Dezember 2007	Menschen, die ARV-Behandlung benötigten, 2007	Menschen, die ARV-Behandlung erhielten, von allen, die sie benötigten
Afrika südlich der Sahara	2.100.000	7.000.000	30 %
Davon: östliches und südliches Afrika	1.700.000	5.300.000	32 %
Davon: westliches Afrika	30.000	1.700.000	25 %
Lateinamerika	390.000	560.000	64 %
Karibik	30.000	70.000	43 %
Asien	420.000	1.700.000	25 %
Osteuropa und Zentralasien	54.000	300.000	17 %
Nordafrika und Naher Osten	7.000	120.000	7 %
Total	2.990.000	9.700.000	31 %

Tabelle: Menschen, die im Jahr 2007 ARV-Behandlung benötigten und/oder tatsächlich erhielten[181]

Die ARV-Behandlung in Ländern mit mittlerem und niedrigem Einkommen wird hauptsächlich vom „Globalen Fonds zur Bekämpfung von AIDS, Tuberkulose und Malaria" und dem US-amerikanischen Programm *„President's Emergency Plan for AIDS Relief (PEPFAR)"* finanziert. Die beiden Programme geben an, dass durch ihre Mittel jeweils über 2 Millionen Menschen behandelt wurden. Dabei gibt es Überlappungen.

Zusätzlich zu den mehr als vier Millionen Menschen in Ländern mit niedrigem und mittlerem Einkommen erhielten etwa 600.000 Menschen in Ländern mit hohem Einkommen (wie Deutschland) ARV-Behandlung. Diese Zahlen sind jedoch schwierig zu dokumentieren, da die Industrieländer diese Informationen häufig nicht systematisch sammeln.[182]

---

181 Eigene Übersetzung nach UNAIDS (2008): 2008 Report on the global AIDS epidemic, http://www.unaids.org/en/KnowledgeCentre/HIVData/GlobalReport/2008/2008_Global_report.asp
182 UNAIDS (2008): 2008 Report on the global AIDS epidemic, http://www.unaids.org/en/KnowledgeCentre/HIVData/GlobalReport/2008/2008_Global_report.asp

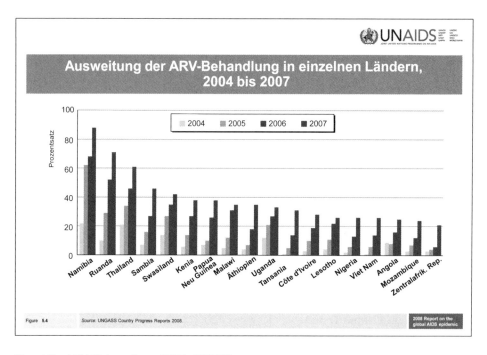

Graphik: ARV-Behandlung 2004–2007[183]

183 UNAIDS (2008): 2008 Report on the global AIDS epidemic, http://www.unaids.org/
    en/KnowledgeCentre/HIVData/GlobalReport/2008/2008_Global_report.asp

Land	Menschen, die ARV-Behandlung erhielten im Jahr 2007	Menschen, die ARV-Behandlung benötigten im Jahr 2007	Menschen, die ARV-Behandlung erhielten, von allen, die sie benötigten
Äthiopien	90.000	310.000	29 %
Argentinien	38.000	53.000	73 %
Armenien	<100	660	12 %
Botswana	93.000	120.000	79 %
Brasilien	181.000	230.000	80 %
Chile	10.000	12.000	82 %
China	35.000	190.000	19 %
DR Kongo	29.000	129.000	24 %
Ghana	13.000	87.000	15 %
Indonesien	6.600	43.000	15 %
Kambodscha	27.000	40.000	67 %
Kamerun	46.000	180.000	25 %
Kenia	177.000	438.000	38 %
Liberia	1.400	8.500	17 %
Mosambique	90.000	370.000	24 %
Myanmar	11.000	76.000	15 %
Namibia	52.000	59.000	88 %
Nepal	1.000	20.000	7 %
Nigeria	200.000	750.000	26 %
Papua-Neuguinea	2.300	5.900	38 %
Rumänien	6.500	8.900	73 %
Russland	31.000	190.000	16 %
Ruanda	49.000	68.000	71 %
Südafrika	460.000	1.700.000	28 %
Sudan	1.200	87.000	1 %
Swasiland	25.000	59.000	42 %

Tabelle: Geschätzte Anzahl der Menschen, die ARV-Behandlung benötigten, und Anzahl der Menschen, die ARV-Behandlung erhalten, im Jahr 2007[184]

---

184 Eigene Aufstellung nach UNAIDS (2008): 2008 Report on the global AIDS epidemic, http://www.unaids.org/en/KnowledgeCentre/HIVData/GlobalReport/2008/2008_ Global_report.asp

In städtischen Gebieten ist es für die Menschen meist leichter als auf dem Land, ARV-Behandlung zu erhalten. Für Frauen ist es häufiger schwieriger als für Männer, Gesundheitsdienste in Anspruch zu nehmen. Bei der Behandlung gegen HIV/Aids werden sie aktuellen Daten zufolge aber bisher nicht benachteiligt: Ende 2007 waren 56 Prozent aller Menschen, die mit ARV-Medikamenten behandelt wurden, Frauen. Jedoch waren nur 52 Prozent der Betroffenen, die die ARV-Behandlung benötigten, weiblich.

Von Menschen mit hohem Risiko für HIV-Infektionen wie Drogengebraucher/innen, Männer, die Sex mit Männern haben, Sexarbeiter/innen und Strafgefangene erhalten – trotz einiger Fortschritte – in den meisten Ländern nur wenige eine ARV-Behandlung.

Im Jahr 2007 gaben fast alle Länder mit mittlerem und niedrigem Einkommen an, dass Patient/innen im öffentlichen Gesundheitssektor kostenlos behandelt werden. Jedoch wird diese Politik nicht immer in der Praxis umgesetzt. Oft müssen zumindest die Blutuntersuchungen im Labor bezahlt werden. Wenn Benutzergebühren gezahlt werden müssen und Medikamente und Laboruntersuchungen Geld kosten, führt das jedoch dazu, dass sich weniger Menschen behandeln lassen oder mehr Menschen die Behandlung abbrechen. Wenn ARV-Programme erfolgreich sein sollen, müssen sie daher für die Patient/innen kostenlos sein.[185]

Die bisherigen Ergebnisse zeigen, dass die ARV-Behandlung in armen Ländern trotz eingeschränkter Ressourcen ähnlich gute Ergebnisse wie in den Industrieländern erzielen und die Lebenszeit der Betroffenen verlängern kann. Die ARV-Behandlung erzielt auch unter schwersten Bedingungen Erfolge, zum Beispiel durch die Organisation Ärzte ohne Grenzen in den Konfliktgebieten der Demokratischen Republik Kongo. Durch mehr ARV-Behandlungen sind auch in Entwicklungsländern die Todesraten durch HIV/Aids gesunken, genau wie in den reichen Ländern, wo schon seit 1996 die Todesraten seit der Einführung der Dreifachkombi-

---

185 Souteyrand Y et al. (2008): Free care at the point of service delivery: a key component for reaching universal access to HIV/AIDS treatment in developing countries. AIDS. Zitiert nach WHO/UNAIDS/UNICEF (2008): Towards Universal Access, Progress Report 2008, http://www.who.int/hiv/pub/towards_universal_access_report_2008.pdf

nationstherapie mit ARV-Medikamenten bis zu 90 Prozent zurückgegangen sind.[186] In Ländern und Regionen, in denen noch vor kurzem eine HIV-Infektion tödlich verlief, hat die ARV-Behandlung Leben gerettet, die Lebensqualität erhöht, Kinder davor bewahrt, Waisen zu werden, und Familien und Gemeinschaften vor weiterer Verzweiflung bewahrt. Die Menschen, die noch nicht antiretroviral behandelt werden, schöpfen Hoffnung, dass sie eines Tages auch mit ARV-Medikamenten versorgt werden. Dadurch wächst die Bereitschaft, sich testen zu lassen, und die Stigmatisierung sinkt. Die medizinische Behandlung hilft nicht nur den Erkrankten, sie wirkt sich auch positiv auf die HIV-Prävention aus, da unter anderem sexuell aktive HIV-positive Menschen, die antiretroviral behandelt werden, häufig mehr Kondome benutzen.

Es gibt jedoch einige Einschränkungen, die mit den mangelnden Ressourcen, zum Beispiel fehlenden Ärzten, zu tun haben: In den Entwicklungsländern wird HIV/Aids häufig spät im Verlauf der Krankheit diagnostiziert – dann sind die Erfolgschancen bei der Behandlung eingeschränkt. Relativ mehr Menschen sterben in den ersten zwölf Monaten nach Beginn der Behandlung[187] oder noch bevor sie behandelt worden sind.[188] Auch die „Medikamententreue" leidet darunter: In Entwicklungsländern brechen relativ mehr Patient/innen ihre ARV-Behandlung ab.[189]

Medikamententreue (*adherence* oder *compliance*) gibt an, wie genau Patient/innen die ihnen verschriebenen Medikamente einnehmen. Es ist sehr wichtig, dass ARV-Medikamente korrekt eingenommen werden, da sie – nach dem heutigen Stand der Wissenschaft – lebenslang

---

186 Mocroft A et al. (2003): ‚Decline in AIDS and death rates in the EuroSIDA study: an observational study'. Lancet, 362:9377 p.

187 Johannessen A et al. (2008): Predictors of mortality in HIV infected patients starting antiretroviral therapy in a rural hospital in Tanzania. BMC Infectious Diseases, 8:52. Zitiert nach WHO/UNAIDS/UNICEF 2008: Towards Universal Access, Progress Report 2008, http://www.who.int/hiv/pub/towards_universal_access_report_2008.pdf

188 Maartens G. (2008): ART in Africa: beyond the rollout. 15th Conference on Retroviruses and Opportunistic Infections, Boston, USA, 3–6 February 2008, http://www.retroconference.org/2008/Abstracts/33418.htm

189 Brinkhof M et al. (2008): Early loss to program in HIV-infected patients starting potent antiretroviral therapy in lower income countries, Bulletin of the World Health Organization

und täglich eingenommen werden müssen, ohne eine Dosis auszulassen. Von der korrekten Einnahme hängt die Wirksamkeit der Medikamente ab. In einigen Studien ist die Medikamententreue in armen Ländern ähnlich oder sogar noch besser als in Industrieländern.[190] Die Herausforderung bleibt, diese Ergebnisse auch im normalen Alltag zu erreichen.

Viele erfolgreiche Programme ermöglichen die ARV-Behandlung durch das Basisgesundheitssystem (*primary health care*). Dorfgemeinschaften organisieren sich selbst, HIV-positive Menschen beraten und unterstützen andere bei der Einnahme der Medikamente (*adherence counsellors*). In Südafrika zum Beispiel verfolgt das Masangane-Projekt erfolgreich diesen Ansatz.[191] Für einen dauerhaften Erfolg ist es wichtig, dass diese innovativen Ansätze erweitert werden: Die Menschen in den Gemeinden und die Betroffenen selbst müssen an den Aids-Programmen beteiligt werden.

Zugang zu Medikamenten

PREISE UND PATENTE

Neben der schlechten Gesundheitsinfrastruktur waren die hohen Preise für ARV-Medikamente ein Grund dafür, dass in den armen Ländern lange nur wenige HIV-positive Menschen behandelt wurden. Die ARV-Medikamente waren zunächst für die armen Länder unerschwinglich: Im Jahr 2000 lag der günstigste Preis für eine Ein-Jahres-Behandlung bei etwa 10.000 US-Dollar; in Ländern wie Kenia, Malawi, Nigeria und Sambia beträgt das jährliche Gesundheitsbudget pro Kopf jedoch weniger als 50 US-Dollar.[192]

Der Preis für die Medikamente wird durch die Regeln des internationalen Patentrechts mitbestimmt. Die Welthandelsorganisation (WTO) setzt in

---

190 Mills EJ et al. (2006): Adherence to antiretroviral therapy in sub-Saharan Africa and North America: a meta-analysis. Journal of the American Medical Association, 296:679–690. Zitiert nach WHO/UNAIDS/UNICEF 2008: Towards Universal Access, Progress Report 2008
191 Difäm: Masangane-Projekt, http://www.difaem.de
192 UNDP (2007): Human Development Report 2007/2008. United Nations Development Program, New York.

ihrem TRIPS-Abkommen (Handelsbezogene Aspekte der geistigen Eigentumsrechte, *Trade Related Aspects of Intellectual Property Rights*) von 1995 Minimalstandards für den Schutz des „geistigen Eigentums". Dies gilt auch für Medikamente und andere pharmazeutische Produkte, da sie als geistiges Eigentum definiert werden. Das TRIPS-Abkommen führte für Medikamente einen Patentschutz von mindestens 20 Jahren ein. Dadurch erhalten die Hersteller ein De-facto-Monopol. Monopole begünstigen hohe Preise, da sie Konkurrenz behindern.[193]

Allerdings beinhaltet das TRIPS-Abkommen Ausnahmen und Bestimmungen, die die potenziell negativen Auswirkungen auf die Medikamentenverfügbarkeit abmildern können, sogenannte Flexibilitäten (*flexibilities, safeguards*): Pharmafirmen können „freiwillige Lizenzen" an andere Firmen zur Produktion der von ihr patentierten Medikamente vergeben. Und Regierungen können „Zwangslizenzen" an eine lokale Pharmafirma vergeben, damit diese das entsprechende Medikament als Nachahmerprodukt (Generikum) herstellt.[194]

Außerdem bestimmt der Artikel 7 des TRIPS-Abkommens, dass der Schutz und die Durchsetzung von geistigen Eigentumsrechten dazu beitragen soll, technologische Innovationen zu fördern. Dies soll auf eine Weise geschehen, die förderlich für soziales und ökonomisches Wohlsein ist. Die vielzitierte „Ministerielle Erklärung von Doha" der WTO von 2001 bestätigte, dass das TRIPS-Abkommen so interpretiert und umgesetzt werden sollte, dass die WTO-Mitgliedsstaaten die Gesundheit ihrer Bevölkerungen schützen und im Besonderen den Zugang zu Arzneimitteln für alle fördern können.[195]

---

193 Siehe auch Frein M (2009): Patentrechte und Menschenrechte, http://www.eed.de/welthandel

194 Ein Generikum enthält dieselbe Substanz wie das Originalpräparat. Es sind Zwangslizenzen, weil sie nicht vom Pharmaunternehmen „freiwillig" vergeben werden.

195 Declaration on the TRIPS Agreement and Public Health, adopted on 14 November 2001 by the Fourth Session of the WTO Ministerial Conference held in Doha, Qatar. http://www.wto.org/english/thewto_e/minist_e/min01_e/mindecl_trips_e.htm: „... the TRIPS Agreement does not and should not prevent members from taking measures to protect public health. Accordingly, while reiterating our commitment to the TRIPS Agreement, we affirm that the Agreement can and should be interpreted and implemented in a manner supportive of WTO members' right to protect public health and, in particular, to promote access to medicines for all. In this con-

ARV-Behandlung wird in die zunächst eingesetzten Medikamente der ersten Linie (*first line drugs*), Medikamente der zweiten Linie (*second line drugs*) und dritten Linie (*third line drugs*) unterteilt.

Generika werden meist billiger hergestellt als die patentierten Original-präparate. In den letzten Jahren sind mehr Generika auf den Markt gekommen, mit denen die meisten Menschen in Entwicklungsländern antiretroviral behandelt werden. Zunächst kosteten Generika zirka 800 US-Dollar pro Jahresbehandlung. Durch die Konkurrenz senkten auch die patenthaltenden pharmazeutischen Firmen einige Preise bis unter 1.000 US-Dollar – das entsprach einer Reduktion von 90 Prozent gegenüber den ursprünglichen Preisen. Die Preise sanken bis zum Jahr 2007 für bestimmte Medikamentenkombinationstherapien auf weniger als 100 US-Dollar für eine Jahrestherapie.[196] Dies war jedoch nur mög-lich durch die Existenz einer Generikaindustrie in Brasilien, Indien, Thai-land und Südafrika, die auch anderen Ländern zugute kam. Außerdem konnten Brasilien und Thailand nur deshalb selbst erfolgreiche Aids-Pro-gramme durchführen, weil wichtige ARV-Medikamente nicht patentge-schützt waren und lokal zu niedrigeren Kosten produziert werden konn-ten.

Brasilien vergibt seit 1996 durch sein öffentliches Gesundheitssystem ARV-Medikamente kostenlos. Generikaproduzenten stellten günstige ARV-Medikamente her und die Regierung handelte außerdem Preis-senkungen mit einigen Originalherstellern aus. Dadurch konnte schät-zungsweise eine Milliarde US-Dollar eingespart werden. Die Kosten werden durch die zunehmende Verwendung der ARV-Medikamente der zweiten Linie jedoch ansteigen und daher 2008 wahrscheinlich mehr als das Doppelte der Kosten von 2004 betragen.[197]

---

nection, we reaffirm the right of WTO members to use, to the full, the provisions in the TRIPS Agreement, which provide flexibility for this purpose ...“

196 Der gewichtete mittlere Preis der vier am meisten genutzten Kombinationen der ersten Linie (die 86 Prozent aller verschriebenen Behandlungen der ersten Linie ausmachten) lag bei 170 US-Dollar für eine Jahresbehandlung.

197 Nunn AS et al. (2007): Evolution of Antiretroviral Drug Costs in Brazil in the Context of Free and Universal Access to AIDS Treatment. PLoS Med 4:e305.

Dieses System stößt jedoch an Grenzen, wie die Beispiele Thailand und Indien zeigen. 2007 erklärte Thailand, dass es eine Zwangslizenz für das ARV-Medikament Kaletra® (Lopinavir-Ritonavir) der Firma Abbott ausgeben würde, nachdem es in Verhandlungen mit der Firma nicht gelungen war, einen akzeptablen Preis für das Medikament zu erreichen. Daraufhin reagierte die Firma Abbott mit der Rücknahme einiger ihrer Medikamente vom thailändischen Markt.

Indien musste wie alle Länder bis zum Jahr 2005 die Regeln der WTO voll umsetzen und daher Patente auf Medikamente gewähren, wenn ein Antrag des Herstellers vorliegt. Wenn ein Patent für ein Medikament gewährt wird, für das es vor 2005 keine generische Version gab, durften nur die Patenthalter dieses Medikament in Indien produzieren – es sei denn, Indien macht Gebrauch von Zwangslizenzen und anderen Flexibilitäten. Dies behindert die Verfügbarkeit der Medikamente der zweiten Therapielinie, für die indische Generikahersteller die größten Produzenten sind. Sie sind durch die Patentierungen nicht mehr so leicht verfügbar, wie das vor Einführung des Gesetzes der Fall war.

Nach dem neuen indischen Patentgesetz können Patente nur für wirkliche Innovationen vergeben werden. Im Jahr 2006 reichte die Schweizer Firma Novartis eine Klage gegen die indische Regierung ein. Sie wollte damit erreichen, dass ein von ihr beantragtes Patent auf ein Medikament zur Behandlung von Leukämie genehmigt wird. Novartis argumentierte, dass die Firma einen starken Patentschutz in Indien brauche, um weiter in Forschung und Entwicklung zu investieren. Außerdem entspreche das Patentgesetz nicht den WTO-Regeln und verletzte die indische Verfassung. Zivilgesellschaftliche Organisationen reagierten mit einer Unterschriftensammlung, die Novartis zur Rücknahme der Klage aufforderte, da ein Erfolg der Klage eine Einschränkung der Generikaproduktion bewirkt hätte.[198] Das zuständige indische Gericht wies schließlich die Klage von Novartis ab. Dies

---

198 Dies erinnerte an die erste solcher Aktionen in Südafrika 1998. Damals hatte eine Gruppe von 39 pharmazeutischen Firmen versucht, den Zugang zu billigeren Generika zu verhindern, indem sie gegen die südafrikanische Regierung klagten, ein entsprechendes Gesetz zu ändern. Damals hatte eine Welle der internationalen Empörung dazu beigetragen, dass die Firmen ihre Klage zurückzogen.

wurde von NRO als Erfolg gewertet, den sie nicht zuletzt auf ihre Aktivitäten zurückführten.[199]

Resistenzen gegen ARV-Medikamente entwickeln sich normalerweise immer nach einer gewissen Zeit. Dieser Prozess kann durch Medikamententreue beeinflusst werden: Je weniger die Medikamente nach medizinischer Vorschrift eingenommen werden, desto schneller entwickelt sich eine Resistenz. Patient/innen sollten daher von Beginn an die medizinisch beste und am wenigsten schädliche Behandlung erhalten. Das ist schon ethisch geboten, aber es stellt auch sicher, dass die Patient/innen so lange wie möglich die Behandlung der ersten Linie erhalten können, bevor sie die Medikamente gegen andere auswechseln müssen.

Die Medikamente der ersten Behandlungslinie (*first line drugs*) wurden schon vor Jahren entwickelt. Ihre Patente sind bereits abgelaufen oder bestehen nicht mehr lange. Dadurch können Generika auch ohne Zwangslizenzen hergestellt werden. Zunehmend werden jedoch Medikamente der zweiten und dritten Linie gebraucht, weil die Arzneimittel der ersten Linie aufgrund von Resistenzen nicht mehr wirken. Die Preise der neu entwickelten ARV-Medikamente der zweiten Linie sind bis zum 10- bis 20-fachen teurer als die Preise der ersten Linie.[200] Dies ist ein zunehmendes Problem, da die Originalhersteller ihre Medikamente auch in den Entwicklungsländern patentieren, Generikaherstellern zudem nur sehr zurückhaltend freiwillige Lizenzen gewähren und außerdem nicht bereit sind, in Entwicklungsländern auf ihre Patente zu verzichten, wie von NRO gefordert wird. Die generische Produktion wird zusätzlich erschwert, da Herstellungsweise und chemische Bestandteile der Medikamente nicht veröffentlicht werden.

---

199 Aktionsbündnis gegen AIDS, Pressemitteilung http://www.aids-kampagne.de/presse/presse-150.html

200 Die Preise für Medikamente der zweiten Linie variieren stark zwischen den Ländern. Im Jahr 2007 bezahlte Südafrika einen durchschnittlichen Preis von 1.600 US-Dollar pro Behandlungsjahr für Didanosine + Abacavir + Ritonavir/Lopinavir, während El Salvador für die gleiche Kombination 3.500 US-Dollar bezahlte. Der mittlere Preis der am häufigsten benutzten Kombination Didanosine + Abacavir + Ritonavir/Lopinavir lag bei 1.200 US-Dollar in Ländern mit niedrigem Einkommen und bei 3.300 US-Dollar in Ländern mit mittlerem Einkommen.

Da die WHO inzwischen zur Behandlung eine verbesserte Medikamentenkombination der ersten Linie empfiehlt,[201] die aber mit 1.000 US-Dollar für eine Jahresbehandlung wesentlich teurer als die bisher verwandten Präparate ist, steigen die Kosten weiter.[202] Außerdem wird zunehmend auch ein Behandlungsbeginn bei noch intakterem Immunsystem empfohlen. Dies bringt potenziell mehr Menschen unter Behandlung und erhöht so die Kosten, kann aber die Ergebnisse verbessern und ist daher notwendig und damit auch kostensenkend (siehe Kapitel medizinische Grundlagen). Wenn das Budget für die Bekämpfung von HIV/Aids bei steigenden Kosten gleich bleibt, bedeutet das, dass weniger Patienten behandelt werden können. Damit die Programme aufrechterhalten und weiter ausgebaut werden können, müssen die Preise also langfristig weiter sinken.

Die „*Associação Brasileira Interdisciplinar de AIDS*" (ABIA) unterstützt Menschen mit HIV/Aids in Brasilien. Ihr gehören Aktivist/innen aus dem kirchlichen, medizinischen und sozialen Bereich an. Die Organisation verfolgt einen umfassenden Ansatz: Sie bietet HIV-positiven Menschen umfangreiche Dienstleistungen, entwickelt innovative Aufklärungskonzepte und betreibt eine engagierte Öffentlichkeitsarbeit.[203] ABIA beobachtet auch Aktionen der brasilianischen Regierung und von Pharmafirmen im Hinblick auf den Zugang zu ARV-Medikamenten. Die Organisation war daran beteiligt, dass das Brasilianische Patentamt einen Patentantrag des Konzerns Gilead auf ein bestimmtes ARV-Medikament (Tenofovir) ablehnte. ABIA konnte nachweisen, dass die Wirksamkeit dieses Wirkstoffs seit langem bekannt war. Damit wäre ein Patent nicht rechtens gewesen.

---

201 WHO (2006): Antiretroviral therapy for HIV infection, August, http://www.who.int/hiv/pub/guidelines/adult/en/index.html.

202 Médecins sans Frontières (2008): http://www.accessmed-msf.org/media-room/press-releases/msf-welcomes-unitaid-patent-pool-endorsement/

203 ABIA http://www.abiaids.org.br/; Evangelischer Entwicklungsdienst Partner und Projekte Brasilien http://www.eed.de/de/de.col/de.col.a/de.sub.04/de.sub.info/de.info.79/index.html#ab; Medico International (2008): Pressemitteilung ABIA, http://www.medico.de/themen/gesundheit/pharma/dokumente/patentantrag-auf-aids-medikament-in-brasilien-abgelehnt/3047/

Das Aktionsbündnis gegen AIDS hat 2008 eine Mitmachaktion „Leben vor Pharmaprofit" gestartet. Dabei werden Unterschriften gesammelt und drei Pharmaunternehmen aufgefordert, in Indien gestellte Patentanträge auf ihre ARV-Medikamente zurückzunehmen. Das Aktionsbündnis befürchtet, dass bei Patentierung die Produktion von preiswerten ARV-Medikamenten stark eingeschränkt wird.[204]

HERAUSFORDERUNGEN UND LÖSUNGSANSÄTZE

Welche Medikamente HIV-positive Patient/innen bekommen, hängt auch davon ab, ob sie in einem Industrie- oder Entwicklungsland leben. In Deutschland werden grundsätzlich die patentierten Originalpräparate verschrieben und von der Krankenversicherung bezahlt. Schon zu Beginn der Behandlung werden häufig die Medikamente der zweiten Linie eingesetzt, weil die verschreibenden Ärzt/innen aufgrund der größeren Ressourcen eher die individuellen Bedürfnisse der Patient/innen berücksichtigen können. Auch ein Medikamentenwechsel ist eher die Regel als die Ausnahme, weil im Prinzip alle Medikamente zur Verfügung stehen.

In Entwicklungsländern sind niedrigere Preise für ARV-Medikamente die Voraussetzung dafür, dass mehr Menschen behandelt werden können. Steigende Preise geben dagegen zu Befürchtungen Anlass, dass die Zahl der Behandelten wieder sinkt und damit die Zahl der Aids-Toten wieder zunimmt. Gerade in der globalen Finanzkrise ist die Befürchtung akut. Der universelle Zugang zu Behandlung, auf den sich die Vereinten Nationen in der Verpflichtungserklärung von 2006 verpflichtet haben, ist nur zu erreichen, wenn es genügend Medikamente auch in armen Ländern gibt. Deshalb muss sichergestellt werden, dass die Medikamentenpreise erschwinglich bleiben beziehungsweise werden. Nur mit niedrigen Medikamentenpreisen kann der kosteneffektive Gebrauch von Ressourcen sichergestellt werden. Bei hohen Preisen gehen die Mittel für die HIV-Behandlung in die Bezahlung der Medikamente, letztlich kann das bedeuten, dass die Geberländer Pharmafirmen subventionieren.

---

204 Aktionsbündnis gegen AIDS (2008): Keine Patente auf AIDS-Medikamente, http://www.aids-kampagne.de/aktiv/index.html

Das bisherige System der geistigen Eigentumsrechte garantiert nicht, dass alle Betroffenen erschwingliche Medikamente erhalten. Entwicklungsländer sind oft zu zögerlich in der Umsetzung der Flexibilitäten des TRIPS-Abkommens,[205] unter anderem aufgrund von politischem Druck durch industrialisierte Länder und multinationale pharmazeutische Industrie.[206] Außerdem sind die Bestimmungen komplex und erfordern juristische Kapazitäten, die Entwicklungsländer häufig nicht in dem erforderlichen Maß haben.

NRO setzen sich dafür ein, dass neu entwickelte Medikamente auch in armen Ländern erhältlich sind und dass Entwicklungsländer Zwangslizenzen einsetzen können, oft gegen den Widerstand von Industrieländern und Pharmafirmen. NRO berufen sich dabei auf die Menschenrechte, konkret auf das Recht auf die Teilnahme am wissenschaftlichen Fortschritt. Und das Recht auf Gesundheit schließt das Recht auf lebensnotwendige Medikamente ein. Allerdings hat sich die WTO bisher geweigert, für ihre Politik die Menschenrechts-Abkommen der Vereinten Nationen als verbindlich zugrunde zu legen.

Pharmafirmen, die ihre Preise für ARV-Medikamente gesenkt haben, taten das nicht zuletzt, weil es in der Öffentlichkeit zunehmend Kritik an der unterschiedlichen Medikamentenversorgung in Industrie- und Entwicklungsländern gegeben hatte. Für einige Medikamente wurden außerdem verschiedene Preise eingeführt, je nachdem, ob die Mittel in armen oder reichen Ländern verwendet werden. Unterschiedliche Preise und freiwillige Preissenkungen sind wichtig, damit mehr Menschen Medikamente erhalten können. Sie reichen jedoch nicht aus und sind nicht nachhaltig, da sie nur für bestimmte Medikamente und/oder für bestimmte Länder gelten, zeitlich befristet und/oder an bestimmte Konditionen gebunden sind.

Einige Pharmafirmen vergeben Medikamente auch kostenlos (*donations*). Jedoch sind auch diese Schenkungen nicht nachhaltig: Sie können verhindern, dass ein für Generikafirmen lukrativer Markt entsteht, da bestimmte Medikamente kostenfrei zur Verfügung stehen. Damit ent-

---

205 James Packard Love, (2007): Recent examples of the use of compulsory licences on patents, KEI Research Note 2, by http://www.keionline.org/misc-docs/recent_cls_8mar07.pdf
206 WHO (2006): WHO Bulletin 84/5, http://www.who.int/bulletin/volumes/84/5/news.pdf

steht keine Generikaproduktion, und wenn die Schenkung aufhört, kann es zu einem Mangel an diesen Medikamenten kommen.

Die Versorgung der Entwicklungsländer mit ARV-Medikamenten erfordert nachhaltige Lösungen. Dabei muss beachtet werden, dass weiterhin intensive Forschung notwendig ist, um mit neuen Medikamenten auf Resistenzen und sich verändernde Krankheitsmuster reagieren zu können. Es muss allerdings sichergestellt werden, dass auch die neuen Medikamente allen Menschen zur Verfügung stehen. Einige NRO schlagen vor, dass Medikamente nicht den Patentregeln unterworfen werden, sondern als globales öffentliches Gut allen frei zur Verfügung stehen sollten. Jedoch sind auch innerhalb des Patentrechts verschiedene Modelle denkbar, um den Zugang zu Aids-Medikamenten zu erhöhen. Ein Modell ist der „Patentpool": Forschende Firmen, öffentliche Institutionen und Universitäten geben die Patente auf ihre Erfindungen an einen Patentpool ab. Unternehmen, die die Erfindungen nutzen möchten, erhalten vom Patentpool gegen Gebühren eine Lizenz (*royalty fees*). Die Unternehmen könnten damit generische Versionen von patentierten Medikamenten herstellen und sie exportieren. Dies würde einen großen Markt für potenzielle Hersteller schaffen. Mit der Konkurrenz könnten die Preise fallen.[207] Da der Patentpool eine freiwillige Einrichtung ist, müssen die Patenthalter bereit sein, ihre Patente an den Pool abzutreten. Dieses Modell wird von UNITAID verfolgt, einer internationalen Institution zum Kauf von Medikamenten (*drug purchasing facility*) für HIV/Aids, Tuberkulose und Malaria. UNITAID finanziert sich überwiegend durch Abgaben auf Flugtickets von verschiedenen Industrieländern.[208] Sollten sich die Hersteller für Patentpools entscheiden, könnten ARV-Medikamente vor Ablauf ihrer 20-jährigen Patentfrist in großen Mengen zu günstigeren Preisen verfügbar werden.[209]

Durch Patentpools könnten auch feste Medikamentenkombinationen, die wichtig für den Ausbau der Behandlungsprogramme sind, leichter verfügbar sein. Bisher waren für die Entwicklung und Vermarktung einer

---

207 Médecins sans Frontières (2008): http://www.accessmed-msf.org/main/medical-innovation/unitaid-gives-green-light-to-patent-pool
208 UNITAID budget (2008): http://www.unitaid.eu/en/UNITAID-budget.html
209 Morris K (2008): Global initiatives to provide wider access to medicines. Lancet Infectious Diseases, September 2008, Vol 8:535, http://www.thelancet.com/journals/laninf/article/PIIS147330990870197X/fulltext

ARV-Kombinationstablette, die aus drei Medikamenten besteht, drei Lizenzen von bis zu drei Patenthaltern notwendig. Durch einen Patentpool wären diese festen Kombinationen (*fixed-dose combinations, FDCs*) leichter als Nachahmerprodukte herzustellen, da ein Generikaproduzent nur mit dem Patentpool und nicht wie bisher mit drei Produzenten verhandeln müsste.

Patentpools gehören auch zu der von der Weltgesundheitsversammlung angenommenen „Globalen Strategie zu Gesundheitswesen, Innovationen und Geistigem Eigentum" (*Global Strategy on Public Health, Innovation and Intellectual Property*).[210] Diese Strategie soll dazu beitragen, dass mehr Menschen Medikamente erhalten, durch Förderung von Forschung und Entwicklung, die sich an den Gesundheitsbedürfnissen der Menschen orientieren. Dazu sollten auch Modelle überprüft werden, die die Bindung von Forschung an den Preis der entwickelten Produkte aufheben. NRO haben die Strategie und den sie begleitenden Prozess trotz einiger Defizite als wichtigen Schritt bewertet, den Zugang zu Medikamenten für alle zu erreichen.

Entwicklungsländer sollten jedoch auch darin unterstützt werden, selbst ihren Medikamentenbedarf durch eigene Produktion decken zu können. Dazu muss die heimische Industrie unterstützt und verstärkt Know-how von Industrieländern in Entwicklungsländer transferiert werden. Zusätzlich müssen für Länder ohne eigene pharmazeutische Kapazitäten die Importe von ARV-Medikamenten erleichtert werden. Entwicklungsländer können auch durch eigene Politik dazu beitragen, dass mehr Medikamente verfügbar sind. So wird vorgeschlagen, dass Zölle und Steuern auf Medikamente gesenkt oder abgeschafft werden.

Tuberkulose und Hepatitis

Die Zahl der Todesfälle durch HIV/Aids kann wesentlich gesenkt werden, wenn die „opportunistischen" Infektionen und Zweiterkrankungen behandelt werden. Die häufigste opportunistische Erkrankung ist die Tuberku-

---

210 World Health Assembly Mai (2008): http://www.who.int/gb/ebwha/pdf_files/A61/A61_R21-en.pdf. Sie baut auf Erkenntnissen der *Intergovernmental Working Group on Public Health, Innovation and Intellectual Property (IGWG)* auf

lose (Tb). Jedes Jahr infizieren sich acht bis zehn Millionen Menschen mit Tb und zwei Millionen sterben daran.

In den 1990er Jahren fielen die Tb-Infektionsraten, aber besonders in den stark von HIV/Aids betroffenen Ländern steigen die Neuinfektionen wieder an, da die beiden Erkrankungen sich gegenseitig verstärken. Aufgrund des geschwächten Immunsystems haben HIV-infizierte Menschen eine bis zu 50 Mal höhere Wahrscheinlichkeit, an Tb zu erkranken als HIV-negative Menschen. Tb beschleunigt das Fortschreiten der HIV-Infektion, und umgekehrt schreitet die Tb bei HIV-Infektion rascher voran.

Zwölf Prozent aller Todesfälle bei Menschen mit HIV sind durch Tb verursacht. Im Afrika südlich der Sahara sind diese beiden Koinfektionen am meisten verbreitet. Auch in einigen europäischen Ländern infizieren sich viele Menschen mit Tuberkulose. Für die häufig vorkommenden Doppelinfektionen gibt es eine Reihe von Gründen: hohe Raten von Neuinfektionen bei beiden Krankheiten, Medikamentenresistenz, Ausbrüche von Tuberkulose bei HIV-infizierten Menschen in Gefängnissen, zunehmende Mobilität und Drogengebrauch.

Tb kann durch eine sechs- bis achtmonatige Kombinationsbehandlung geheilt werden. Tuberkulose bleibt jedoch eine der Haupttodesursachen von Menschen mit HIV/Aids, da die Krankheit häufig zu spät diagnostiziert wird und nicht immer die optimale Behandlungsform zur Verfügung steht. Dadurch sind auch die Fortschritte in der Prävention und Behandlung von Menschen mit HIV bedroht.

Die zunehmenden Fälle von medikamenten-resistenter Tb sind eine Bedrohung, vor allem in Ländern mit hoher HIV-Rate. Bei multi-resistenter Tb (*MDR-TB*) sind die Tb-Bakterien gegen die beiden wirksamsten Medikamente (Isoniazid und Rifampicin) resistent.[211] Sie tritt gehäuft in Osteuropa und Russland auf. Bei extensiv-resistenter Tb (*XDR-TB*) sind die Bakterien resistent gegen alle verfügbaren Medikamente.[212] Sie wurde bisher als praktisch unbehandelbar angesehen, das heißt eine

---

211 WHO (2008): Anti-tuberculosis drug resistance in the world. Fourth global report, http://www.who.int/mediacentre/news/releases/2008/pr05/en/index.html

212 alle Fluoroquinolone und mindestens eines der drei injizierbaren Medikamente der zweiten Linie (Capreomycin, Kanamycin und Amikacin)

Infektion mit extensiv resistenter Tb war immer tödlich.[213] Auch diese Form breitet sich weiter aus.

Obwohl zunehmend beide Infektionen in integrierten Programmen bekämpft werden, laufen HIV- und Tb-Programme meist unverbunden nebeneinander her. So werden immer noch zu wenig Tb-Patienten auf HIV getestet. Umgekehrt werden viel zu wenige Menschen mit HIV/Aids auf Tb untersucht: Im Jahr 2006 wurden von den mehr als 30 Millionen HIV-positiven Menschen weltweit nur 300.000 auf Tb getestet.

Hepatitis-Infektionen sind Virus-Erkrankungen der Leber, die jedoch den gesamten Organismus betreffen und zum Tode führen können. Hepatitis wird durch Blutkontakte übertragen, auch durch das gemeinsame Benutzen von verunreinigten Nadeln und Spritzen bei Drogengebrauchern. Von den mehr als 30 Millionen HIV-positiven Menschen weltweit sind schätzungsweise drei Millionen mit Hepatitis B und fünf Millionen mit Hepatitis C infiziert.

Viele Länder in Asien und Afrika haben hohe Raten von Hepatitis B. Die Infektion geschieht hier meist bei der Geburt oder in der Kindheit. In den Industrieländern kommt chronische Hepatitis B mit einer Rate von bis zu zehn Prozent durch sexuelle Übertragung vor allem bei Männern, die Sex mit Männern haben, vor. Für Hepatitis B existiert eine wirksame Impfung.

Die Rate der chronischen Hepatitis C-Infektion bei Drogengebraucher/innen in Westeuropa und den USA wird auf 30 Prozent geschätzt. In Osteuropa ist sie mit durchschnittlich 40 Prozent noch höher, sie kann bei bis zu 95 Prozent liegen.[214] Für Hepatitis C gibt es keine Impfung. Die bekannten Schadensbekämpfungsprogramme (*harm reduction measures*) in der HIV-Prävention würden auch die Hepatitis C-Übertragung einschränken, sie werden jedoch viel zu wenig angewandt.

In den meisten armen Ländern werden nur sehr wenige Menschen gegen Hepatitis B und Hepatitis C behandelt. Dies liegt an bestehenden Vorur-

---

213 Cox H, McDermid C (2008): Lancet 372:1363-1365, XDR tuberculosis can be cured with aggressive treatment, http://www.thelancet.com/journals/lancet/article/PIIS0140-6736(08)61205-2/fulltext
214 Alter MJ. (2006): Epidemiology of viral hepatitis and HIV coinfection. Journal of Hepatology, 44:S6–S9.

teilen und Stigmatisierung sowie den hohen Kosten der Behandlung. Eine Hauptkomplikation von Hepatitis B sowie C ist die chronische Leber-erkrankung, die die Betroffenen schwer krank machen kann. Zugleich beschleunigt eine gleichzeitige HIV-Infektion den Krankheitsverlauf von Hepatitis B und C.

Pflege und Unterstützung

Menschen mit HIV müssen ausreichend ernährt und psychosozial unterstützt werden. Sie brauchen Pflege und am Ende ihres Leben eine palliativ-medizinische Betreuung. Alle HIV-positiven Menschen sollten von Gesundheitsdiensten und sozialen Diensten unterstützt werden. Ziel muss es sein, opportunistische Infektionen wie die Tuberkulose zu verhindern, den Gesundheitszustand der Menschen zu verbessern, das Fortschreiten der Erkrankung zu verzögern und weitere HIV-Übertragung zu verhindern. Eine umfassende Betreuung von Menschen mit HIV erfordert:

– Psychosoziale Beratung und Unterstützung;

– Prävention und Behandlung von HIV/Tuberkulose-Ko-Infektion, opportunistischen Infektionen, sexuell übertragbaren Erkrankungen und Malaria;

– Impfungen, ausreichende und ausgewogene Ernährung;

– Zugang zu Familienplanung, Prävention der Mutter-zu-Kind-Übertragung;

– Nadel- und Spritzenprogramme;

– Sauberes Wasser und Hygiene.

Sozialer und kultureller Kontext

Armut

HIV-Infektionsraten sind häufig in Ländern mit niedrigen Einkommen besonders hoch, und auf arme Familien wirkt sich die Immunschwäche besonders verheerend aus. Das hat zu der Annahme geführt, HIV sei eine „Krankheit der Armen". Das Verhältnis zwischen sozioökonomischem Status und der HIV-Prävalenz ist jedoch sehr komplex.

Ähnlich wie bei anderen Krankheiten sind auch bei HIV/Aids ein hoher Bildungsstand, Wissen und höheres Einkommen kein absoluter Schutz. Im Afrika südlich der Sahara zum Beispiel ist die HIV-Prävalenz in den vergleichsweise wohlhabenderen Ländern Botswana und Südafrika sehr hoch. Insgesamt sind im südlichen Afrika die HIV-Raten bei den reicheren Bevölkerungsschichten höher als bei den ärmeren,[215] es zeichnet sich jedoch ab, dass die HIV-Prävalenz bei Menschen mit der geringsten Bildung inzwischen stärker ansteigt. Menschen mit höherem Einkommen und höherem Bildungsstand sind mobiler, haben mehr sexuelle Partner und wohnen in Städten – diese Faktoren erhöhen das HIV-Risiko. Allerdings sind reichere Menschen auch besser für Präventionskampagnen erreichbar, erhalten leichter Kondome und sind daher eher bereit, ihr Sexualverhalten zu ändern.

Der Zusammenhang zwischen Bildungsniveau und dem Risiko einer HIV-Infektion war zu Beginn der Epidemie lange nicht eindeutig. Neuere Daten in elf afrikanischen Ländern zeigen jedoch eine klare Verbindung zwischen höherem Schulabschluss und niedrigerer HIV-Prävalenz.[216] Eine Studie in Südafrika stellte heraus, dass jedes zusätzliche Schuljahr

---

215 Mishra V et al. (2007): The socioeconomic determinants of HIV incidence: evidence from a longitudinal, population-based study in rural South Africa. AIDS 2007; 21(Supp. 1): S29-S38.

216 Hargreaves JR et al. (2008): Systematic review exploring time trends in the association between educational attainment and risk of HIV infection in sub-Saharan Africa. AIDS, 22:403–414, zitiert nach UNAIDS (2008): 2008 Report on the global

das Risiko einer HIV-Infektion um sieben Prozent reduzierte. Besonders bei Mädchen senkt längerer Schulbesuch das HIV-Risiko.[217]

Armen Ländern fehlt es für die Bekämpfung von HIV/Aids an den notwendigen Ressourcen wie Informationsmedien und Gesundheitsversorgung. Dazu kommen Zwang zu Mobilität, mangelnde Chancen auf ein selbstbestimmtes Leben der Menschen, Menschenrechtsverletzungen und wenig Hoffnung auf eine gute Zukunft.

Bei Frauen ist der Zusammenhang zwischen Armut und HIV-Risiko eindeutiger: Durch Ernährungsunsicherheit und Hunger haben Frauen ein größeres Risiko für HIV-Infektion, da sie Sex gegen Geld und Nahrung verkaufen.[218]

In den Ländern, in denen Einkommen sehr ungleich verteilt ist, ist das Infektionsrisiko besonders groß.[219] In diesen Ländern ist die Kluft zwischen der Versorgung der Armen und der Reichen in der Gesundheitsversorgung erheblich und haben die Armen eine größere Belastung auch durch andere Krankheiten wie Malaria und Tuberkulose.

Die Epidemie wirkt sich auf den formalen Arbeitssektor aus: Sie verursacht Kosten durch Krankheit und Tod von Mitarbeitenden, Produktivität geht verloren, medizinische Versorgung und Zahlungen an die Hinterbliebenen im Todesfall kosten Geld. Doch in vielen Ländern ist der formale Arbeitssektor – der am meisten zu einem nationalen Rückgang der Wirtschaftsleistung beitragen würde – nur schwach ausgebildet. Daher hat sich die Epidemie auf das Wirtschaftswachstum nicht in dem

---

AIDS epidemic, http://www.unaids.org/en/KnowledgeCentre/HIVData/GlobalReport/2008/2008_Global_report.asp

217 Bärnighausen T et al. (2007): The socioeconomic determinants of HIV incidence: evidence from a longitudinal, population-based study in rural South Africa. AIDS, 21 (Suppl. 7): S29–S38. Zitiert nach UNAIDS 2008: 2008 Report on the global AIDS epidemic, http://www.unaids.org/en/KnowledgeCentre/HIVData/GlobalReport/2008/2008_Global_report.asp

218 Mishra V et al. (2007): HIV infection does not disproportionately affect the poorer in sub-Saharan Africa. AIDS, 21 (Suppl.7): S17–S28. Zitiert nach UNAIDS (2008): 2008 Report on the global AIDS epidemic, http://www.unaids.org/en/KnowledgeCentre/HIVData/GlobalReport/2008/2008_Global_report.asp

219 Piot P, Greener R, Russell S (2007): Squaring the circle: AIDS, poverty, and human development. PLoS Medicine, 4(10): e314. Zitiert nach UNAIDS 2008: 2008 Report on the global AIDS epidemic, http://www.unaids.org/en/KnowledgeCentre/HIVData/GlobalReport/2008/2008_Global_report.asp

zunächst befürchteten Ausmaß ausgewirkt: Trotz hoher HIV-Infektions-raten haben Botswana, Uganda und Südafrika ihr Wirtschaftswachstum aufrechterhalten können; Kenia, Sambia und Simbabwe haben zwar ein negatives Wirtschaftswachstum, dafür sind jedoch auch andere Fak-toren verantwortlich, wie politische Unruhen, humanitäre Krisen und Armut.

Die sozialen Auswirkungen von HIV/Aids betreffen die Armen allerdings mehr als die Reichen. Wenn ein Mensch HIV-positiv ist, erkrankt oder stirbt, ändert das die Lebenssituation seiner/ihrer ganzen Familie. Die Armut nimmt zu, oft kommt es zu Schuldzuweisungen und Stigmatisie-rungen. Die ärmsten Familien tragen die größten Belastungen. Sie wei-chen auf andere Überlebensstrategien aus, um verlorenes Einkommen zu kompensieren. Sie finanzieren unter großer Mühe die medizinische Behandlung für ihre kranken Familienmitglieder. Sie pflegen die Kranken zuhause, und sie nehmen Kranke und Waisen auf. Das schaffen sie nur, indem sie sich einschränken. Sie essen weniger, und sie geben weniger für Schulbildung und Gesundheitsversorgung aus.

Gerade für die ärmsten Haushalte sind zusätzliche Ausgaben für Kran-kenversorgung eine große Last. Selbst bei frei zur Verfügung stehenden antiretroviralen Medikamenten entstehen oft erhebliche Kosten für den Transport vom Wohnort zur Gesundheitseinrichtung, durch Benutzerge-bühren im Krankenhaus, Zuzahlungen auf Medikamente und Laborkos-ten. Dies müssen die Familien aus eigener Tasche zahlen (*out-of-pocket-payments*). Auch Beerdigungen sind häufig sehr kostspielig. Zudem geht auch Arbeitskraft verloren, wenn jemand durch HIV/Aids chronisch krank wird. Das führt in ländlichen Regionen zu Produktionsausfall in der Land- und Subsistenzwirtschaft. Dadurch verursacht die HIV-Epidemie Nah-rungsmittelknappheit, wirkt sich auf kommende Generationen aus und vergrößert die soziale Ungleichheit.

Im südlichen Afrika hat HIV/Aids die Bevölkerungsstruktur dramatisch verändert. Gerade junge Menschen sterben an den Folgen der Infektion. Dies wirkt sich auf die sogenannte Bevölkerungspyramide aus. In Län-dern mit hoher HIV-Prävalenz wie Lesotho sind kleine Kinder und Erwach-sene zwischen 30 und 50 Jahren am meisten betroffen. In Ghana, wo die Infektionsraten niedriger sind, ist die Bevölkerungsstruktur nicht so stark beeinflusst.

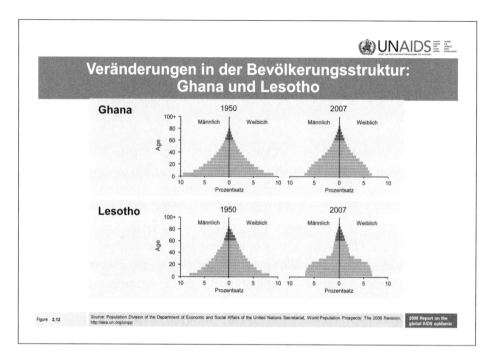

Graphik: Veränderungen in der Bevölkerungsstruktur[220]

In Ländern mit hoher HIV-Prävalenz sinkt durch die Todesfälle an Aids die Lebenserwartung, zum Teil dramatisch – im südlichen Afrika auf die Werte der 1950er Jahre. In der Region insgesamt liegt sie durchschnittlich unter 50 Jahren, in Simbabwe sogar unter 40 Jahren. In Südafrika verdreifachten sich zwischen 1997 und 2005 die Todesraten bei Frauen zwischen 20 und 39 Jahren und verdoppelten sich bei Männern zwischen 30 und 44 Jahren, und mindestens 40 Prozent aller Todesfälle bei Erwachsenen waren auf HIV/Aids zurückzuführen.

In Ostafrika hat HIV/Aids den Trend der steigenden Lebenserwartung zum Stillstand gebracht. In Westafrika, Asien und anderen Regionen haben sich die vergleichsweise geringer ausgeprägten HIV-Epidemien nicht signifikant auf die durchschnittliche Lebenserwartung ausgewirkt.

---

220 UNAIDS (2008): 2008 Report on the global AIDS epidemic, http://www.unaids.org/en/KnowledgeCentre/HIVData/GlobalReport/2008/2008_Global_report.asp

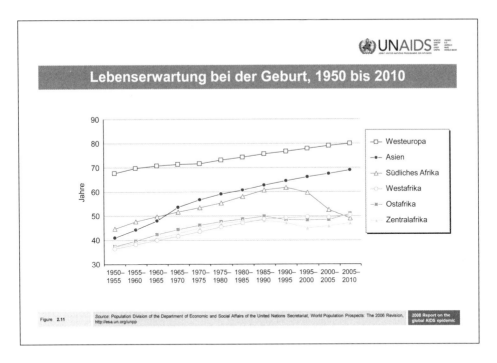

Graphik: Lebenserwartung[221]

Ernährung und Landwirtschaft

Für HIV-positive Menschen ist eine gesunde und ausgewogene Ernährung wichtig. Beides, Mangelernährung und HIV, schwächen das Immunsystem; treten sie zusammen auf, verstärkt sich dieser Effekt. Eine schlechte Ernährung macht Menschen auch anfälliger für Zweiterkrankungen (opportunistische und Ko-Infektionen) und beschleunigt damit den Verlauf der HIV-Erkrankung.[222] Zudem haben Menschen mit HIV einen höheren Energie- und Nahrungsbedarf, den sie ohne vitaminreiche und gesunde Ernährung nicht decken können.[223] HIV-positive

221 UNAIDS (2008): 2008 Report on the global AIDS epidemic, http://www.unaids.org/en/KnowledgeCentre/HIVData/GlobalReport/2008/2008_Global_report.asp
222 World Bank (2007): HIV/AIDS, nutrition and food security: what we can do, http://siteresources.worldbank.org/NUTRITION/Resources/281846-1100008431337/HIVAIDSNutritionFoodSecuritylowres.pdf. World Food Program, World Health Organisation und UNAIDS (2008): HIV, food security and nutrition
223 UNAIDS (2008): Policy brief: HIV/AIDS, food security and nutrition, http://data.unaids.org/pub/Manual/2008/jc1515a_policybrief_nutrition_en.pdf

Mütter, die unterernährt sind, haben ein höheres Risiko als normal-ernährte Mütter, das Virus auf ihr Baby zu übertragen.[224]

Eine ausreichende und ausgewogene Ernährung ist auch notwendig, damit die antiretrovirale Behandlung wirkt. Schlecht ernährte Menschen, die eine ARV-Behandlung beginnen, haben niedrigere Überlebensra-ten.[225] Außerdem können die Nebenwirkungen von einigen ARV-Medika-menten gemindert werden, wenn diese beim Essen eingenommen wer-den. Mangelnde Ernährung sollte jedoch kein Grund sein, nicht mit anti-retroviraler Behandlung zu beginnen: Bei HIV-positiven Menschen, die behandelt werden, verbessert sich meist auch der Ernährungszustand, da es ihnen besser geht und sie auch wieder arbeiten können. Wenn möglich und nötig, sollte zur Unterstützung der ARV-Behandlung auch Nahrungsmittelhilfe gegeben werden.

Wenn Menschen nicht ausreichend ernährt sind, es also an Ernährungs-sicherheit mangelt, erhöht sich ihr HIV-Infektionsrisiko indirekt, da sie meist weniger Optionen bei der Wahl des Arbeitsplatzes haben, sie sich oft mit niedrigem Einkommen abfinden und häufiger in ihrem Job migrie-ren müssen. Für unterernährte Frauen und Mädchen gilt diese Gefahr besonders. Wenn sie auf der Suche nach Arbeit migrieren, sind sie oft auf gelegentlichen oder kommerziellen Sex angewiesen. Studien in Bots-wana und Swasiland haben gezeigt, dass Frauen ohne ausreichende Nahrung eine 70 Prozent höhere Wahrscheinlichkeit von ungeschütztem Sexualverkehr haben.[226] Für den Anbau oder Kauf von Nahrungsmitteln und das Kochen sind meist Frauen verantwortlich. Kann eine HIV-posi-tive Frau diese Aufgaben nicht mehr übernehmen, ist die Ernährungssi-cherheit der ganzen Familie gefährdet. Frauen sind auch primär diejeni-gen, die Angehörige pflegen. Wenn sie ein HIV-erkranktes Familienmit-glied versorgen müssen, bleibt ihnen weniger Zeit für Nahrungsherstel-lung.

---

224 World AIDS Conference (2008): http://www.aids2008.org/admin/images/upload/765.pdf

225 Paton NI et al. (2006): The impact of malnutrition on survival and the CD4 count response in HIV-infected patients starting antiretroviral therapy. HIV Medicine, 7(5):323–330.

226 Strickland RS (2004): To have and to hold: women's property and inheritance rights in the context of HIV/AIDS in sub-Saharan Africa. June 2004. International Center for Research on Women http://www.icrw.org/docs/2004_paper_haveandhold.pdf

Familien, die nicht genügend Nahrungsmittel haben oder in denen ein Mitglied an Aids leidet, müssen häufig Kinder aus der Schule nehmen, da diese durch Arbeit zum Familieneinkommen beitragen müssen. Besser gebildete Kinder verstehen Informationen zu HIV-Prävention leichter und können sich so besser vor Infektionen schützen.[227]

Viele Menschen, die mit HIV infiziert oder davon betroffen sind, leben von der Landwirtschaft. Die HIV-Epidemie wirkt sich daher auf die landwirtschaftliche Produktion und Ernährungssicherheit aus. Familien, die von HIV betroffen sind, können weniger produzieren. Wenn Eltern sterben, können sie ihr Wissen über die Landwirtschaft nicht mehr an ihre Kinder weitergeben.

Bislang gibt es nur wenige umfangreiche Programme, die die Folgen der HIV-Epidemie für die Landwirtschaft und die Ernährungssicherung abmildern. Dazu könnten unter anderem gehören: Hilfe zum Lebensunterhalt für ländliche Haushalte, spezielle Nahrungshilfe und Förderung der ländlichen Entwicklung. Jedoch haben bis Ende 2007 von den 33 Ländern mit generalisierten HIV-Epidemien nur etwas mehr als die Hälfte den Landwirtschaftssektor in ihrer nationalen HIV-Politik berücksichtigt. Lediglich 33 Prozent hatten ein Budget für entsprechende Programme.

Arbeitsplatz und Migration

HIV betrifft besonders die produktive, erwachsene Bevölkerung. Deshalb hat die HIV-Epidemie in vielen Ländern erheblichen Einfluss auf die Arbeitswelt. Wenn Unternehmen durch Tod oder Krankheit von HIV-positiven Menschen erfahrene Arbeitskräfte verlieren, kann sich das auf die Produktivität auswirken. Die Betriebe profitieren deshalb davon, wenn HIV-positive Mitarbeiter und Mitarbeiterinnen antiretroviral behandelt werden und Unterstützung erhalten, weil damit ihre Arbeitskraft erhalten bleibt. HIV-Aufkärungs- und Informationsprogramme in Unternehmen haben sich als wirksam in der Prävention erwiesen.

---

227 Glynn JR et al. (2004): Does increased general schooling protect against HIV infection? A study in four African cities. Tropical Medicine & International Health, 9:4–14.

Doch nur neun Prozent der Länder mit hoher Prävalenz haben HIV-Programme erstellt, die sich mit der Situation von HIV-positiven Menschen am Arbeitsplatz beschäftigten, also etwa Möglichkeiten zur Pflege und Behandlung anbieten. Teilweise sorgen private Firmen dafür, dass ihre Mitarbeitenden mit ARV-Medikamenten behandelt werden, so in Botswana die Minengesellschaft Debswana. Arbeitgeber und Privatwirtschaft müssten sich jedoch noch stärker an der Bekämpfung von HIV/Aids beteiligen.

In Entwicklungsländern arbeiten die meisten Menschen nicht in Unternehmen, dem formalen Sektor, sondern im sogenannten informellen Sektor. Vor allem Frauen sind dort tätig. Im informellen Sektor gibt es jedoch wenige oder keine Schutzgesetze; und die Menschen, die dort arbeiten, sind nicht sozial abgesichert. Ihr Gesundheitszustand ist oft schlecht, und medizinische Versorgung existiert kaum. Deshalb haben die im informellen Sektor arbeitenden Menschen häufig ein noch höheres Risiko für HIV-Infektion als die Arbeitenden im formalen Sektor. Sie werden jedoch seltener behandelt und haben schwerer unter den Auswirkungen der Epidemie zu leiden. Trotzdem konzentrieren sich die meisten HIV-Programme in der Arbeitswelt auf den formalen Sektor. Die Internationale Arbeitsorganisation (ILO) hat dazu einen *Code of Practice* formuliert, der sowohl für den formalen als auch für den informellen Sektor gilt.[228]

Schätzungsweise 86 Millionen Menschen sind Arbeitsmigrant/innen und arbeiten in einem anderen Land als dem ihrer Herkunft, sei es „legal" oder „illegal".[229] Sie haben aufgrund ihrer sozialen Situation häufig ein höheres Risiko für HIV-Infektion: durch die Trennung von (Ehe-)Partnern, Familien und der gewohnten sozialen und kulturellen Umgebung. Arbeitsmigrant/innen treffen auf Sprachbarrieren und schlechte Lebens- und Arbeitsbedingungen. Besonders Frauen sind sexueller Gewalt ausgesetzt. Arbeitsmigrant/innen haben häufiger riskantes sexuelles Verhalten, einschließlich ungeschütztem Sexualverkehr und bezahltem Sex. Häufig haben sie Angst davor, sich an Beratungsstellen zu wenden, um

---

228 ILO (2008): HIV/AIDS and the world of work, http://www.ilo.org/global/What_we_do/Officialmeetings/ilc/ILCSessions/98thSession/ReportssubmittedtotheConference/lang--en/docName--WCMS_090177/index.htm

229 ILO/IOM/UNAIDS (2008): HIV and International labour migration, http://data.unaids.org/pub/Manual/2008/jc1513_policybrief_labourmigration_en.pdf

Informationen über HIV zu erhalten, vor allem wenn sie sich „illegal" in einem Land aufhalten. HIV-Tests im Kontext von Migration folgen oft nicht den Regeln von Zustimmung, Vertraulichkeit und Beratung. Außerdem sind HIV-Programme häufig kulturell oder sprachlich nicht auf Arbeitsmigrant/innen eingestellt und zudem leben Zuwanderer oft in geographisch isolierten Gegenden, wo sie wenig Zugang zu Prävention haben.

Wenn sich jemand in einem anderen Land mit HIV infiziert oder schon mit HIV eingereist ist, hat er/sie jedoch meist nicht dieselben Rechte auf Versicherungen oder Krankenversorgung und wird damit seltener ausreichend behandelt und unterstützt. Eine antiretrovirale Behandlung wird möglicherweise abgebrochen, wenn Zuwanderer deportiert werden und die Behandlung in ihrem Ursprungsland nicht garantiert ist.

Die Situation von weiblichen Arbeitsmigranten ist oft besonders prekär. Viele sind als unqualifizierte Arbeiterinnen in der Unterhaltungsindustrie, in privaten Haushalten oder in Fabriken beschäftigt. Sie haben keinen legalen Status und werden medizinisch kaum versorgt. Die Frauen werden häufig ausgebeutet, auch sexuell, ohne die Möglichkeit, sich zu wehren oder den Arbeitsplatz zu wechseln. Frauen, die zurückbleiben, wenn ihre Ehemänner oder Partner auf Arbeitssuche ins Ausland gehen, haben oft wirtschaftliche Schwierigkeiten und müssen sich und die Kinder allein versorgen. Wenn es an ausreichender Ernährung mangelt, lassen sich manche Frauen auf riskantes Verhalten ein: Sie tauschen Sex gegen Geld oder Nahrung und riskieren so, sich mit HIV zu infizieren. Wenn der Partner zurückkehrt, ist auch sein HIV-Status unklar – an seinem anderen Wohnort hatte er möglicherweise ungeschützten Sex mit wechselnden Partnerinnen.

Frauen und Geschlechtergerechtigkeit

Frauen machten im Jahr 2007 ungefähr die Hälfte aller Menschen mit HIV weltweit und mehr als 60 Prozent im Afrika südlich der Sahara aus. In anderen Regionen waren weniger als die Hälfte der HIV-infizierten Menschen weiblich: 26 Prozent in Osteuropa und Zentralasien, 29 Prozent in Asien und 43 Prozent in der Karibik. Jedoch nimmt der Frauenanteil fast überall zu. Die zunehmende Betroffenheit der Frauen und

Mädchen von HIV wird auch als Feminisierung (*feminisation*) der Epidemie bezeichnet.[230]

Frauen können sich aus biologischen Gründen leichter mit HIV infizieren als Männer: Es ist zwei bis vier Mal wahrscheinlicher, dass sich HIV von einem Mann auf eine Frau überträgt als umgekehrt, da der weibliche Genitaltrakt eine größere Fläche hat, über die HIV in den Körper eindringen kann. Mädchen und junge Frauen sind relativ am meisten gefährdet, weil ihr Genitaltrakt noch unausgereift ist und weniger Abwehrmechanismen hat. Das Risiko wird zusätzlich erhöht, wenn andere sexuell übertragbare Krankheiten vorliegen, die bei Frauen häufig unbemerkt verlaufen und nicht behandelt werden.[231]

Das höhere HIV-Risiko gilt für junge Frauen, für ältere Frauen, für Ehefrauen, Drogengebraucherinnen, Sexarbeiterinnen usw. Seit Beginn der Ausbreitung von HIV/Aids sind Frauen diejenigen, die hauptsächlich für Kranke und Waisen sorgen; als Großmütter kümmern sie sich um ihre Enkelkinder, wenn diese ihre Eltern verloren haben und als Witwen und Alleinverdienende sind sie allein für das Einkommen ihrer Familien verantwortlich.

Die Tatsache, dass Frauen besonders betroffen und anfällig für eine HIV-Infektion sind, wird zwar seit Jahren diskutiert. Immer wieder wurde gefordert, dass Frauen und Mädchen gestärkt werden müssen und dass soziale und kulturelle Normen, die sie verletzlich für HIV machen, geändert werden sollten. Doch passiert ist zu wenig. Die bisherige Finanzierung für Programme zur Stärkung von Frauen, für Frauenorganisationen und für nationale Budgets, die Genderprogramme ausweisen, ist immer noch zu niedrig.[232]

HIV-positive Frauen betreiben den „*Mama's Club*" in Uganda. Der Club will die sozialen Auswirkungen von HIV auf die Gemeinschaften und das Stigma reduzieren. HIV-positive Mütter unterstützen und stärken

---

230 Jedoch wird dieser Begriff von vielen als nicht positiv empfunden, da er den Wortstamm „Feminin" mit der Ausbreitung von Aids verbindet.
231 UNFPA (2002): Addressing Gender Perspectives in HIV prevention, HIV prevention now, programme briefs, no. 4
232 International AIDS Conference (2008): http://www.kaisernetwork.org/health_cast/uploaded_files/080808_ias_plenary_transcript.pdf

andere HIV-positive Mütter (*peer-to-peer support*). Der Club informiert über HIV-Prävention und fördert einkommenschaffende Projekte. Der *Mama's Club* erhielt 2008 den prestigeträchtigen *Red Ribbon Award*, der alle zwei Jahre für besondere Leistungen in der Bekämpfung von Aids vergeben wird.[233]

Was sind die Ursachen für die größere Betroffenheit von Frauen in einigen Regionen? Ein Grund sind „Gendernormen", die Frauen und Männern definierte Rollen zuschreiben und „angemessenes" Verhalten beschreiben. Dies ist zwischen Ländern, Kulturen und Schichten unterschiedlich. Die meisten Gendernormen benachteiligen jedoch Frauen. Männer werden favorisiert und haben mehr Zugang zu Ressourcen, Einkommen, Bildung und Information.[234] Die Normen erschweren es Frauen, sich über sexuelle und reproduktive Gesundheit, also über HIV, Familienplanung, Verhütung, sichere Schwangerschaft und Geburt zu informieren.

So wird häufig von Frauen erwartet, dass sie passiv in der Entscheidung über sexuelle Fragen sind. Die Männer bestimmen, wann und wie Sex stattfindet, ob Kondome benutzt werden oder nicht. Die mangelnde sexuelle Selbstbestimmung untergräbt die Eigenständigkeit der Frauen, macht sie verletzlich für sexuellen Druck und Gewalt und erschwert es, sexuell abstinent zu sein oder auf Kondombenutzung zu bestehen. Dies allein würde jedoch noch kein höheres Risiko bedeuten, wenn Männer sich verantwortungsvoller verhielten. Wegen der herrschenden Normen der „Maskulinität" behandeln viele Männer Frauen in der Sexualität aber nicht als eigenständige Partnerinnen, sondern als Objekte, und setzen sie damit dem Risiko der HIV-Infektion aus.

Der Begriff „sexuelle und reproduktive Gesundheit" umfasst alle Aspekte des uneingeschränkten körperlichen, seelischen und sozialen Wohlbefindens bei Sexualität und Fortpflanzung. Er wurde im Aktionsprogramm der Weltbevölkerungskonferenz in Kairo 1994 zum ersten Mal formuliert. Der Begriff zielt darauf ab, Frauen und Männer zu

---

233 All Africa August (2008): http://allafrica.com/stories/200808110190.html
234 ICASO (2007): Gender, Sexuality, Rights and HIV, http://www.icaso.org/publications/genderreport_web_080331.pdf

selbstbestimmten, verantwortlichen Entscheidungen in ihrem Sexualverhalten zu befähigen.

Genderungleichheit beschleunigt die Ausbreitung von HIV/Aids. Die HIV-
Epidemie wiederum verfestigt und verstärkt die Ungleichheit und die
Benachteiligung von Frauen. Frauen und Mädchen dürfen jedoch nicht
als „Opfer" verstanden werden, sie verstehen sich auch selbst nicht so.
Sie müssen als Akteurinnen verstanden werden, die sich dagegen weh-
ren, benachteiligt zu werden, und die selbst an Veränderungen arbeiten.

Die Ungleichheit der Geschlechter wirkt vielfältig auf das HIV-Risiko ein.
Auch in der Ehe erhöht Genderungleichheit das Infektionsrisiko für
Frauen. Weltweit infizieren sich immer mehr verheiratete Mädchen und
Frauen. Da zu einer Ehe auch Geschlechtsverkehr gehört, haben verheiratete Mädchen und Frauen wenig Optionen, keinen Sex zu haben. Da
viele Ehepaare es nicht akzeptabel finden, Kondome zu benutzen und
oft ein Kinderwunsch besteht, werden Kondome häufig auch dann nicht
benutzt, wenn das Risiko einer HIV-Infektion besteht.

In den Entwicklungsländern ist die Mehrheit der sexuell aktiven Mädchen zwischen 15 und 19 Jahren verheiratet.[235] Außerdem kommen Kin-
derehen (Ehen vor dem 18. Lebensjahr) auch in vielen Teilen Südasiens,
Lateinamerikas und Afrikas vor.[236] Eine frühe Heirat erhöht das Risiko der
HIV-Infektion für die Mädchen erheblich. Zudem sind ihre Ehemänner
meist älter als sie, und haben daher eine höhere Wahrscheinlichkeit, HIV-
infiziert zu sein. Damit ist die Ehe selbst zu einem Risikofaktor der HIV-
Übertragung für viele Frauen geworden.

Durch ökonomische Abhängigkeit der Frauen steigt das Infektionsrisiko:
Wenn soziale Normen oder Gesetze es Frauen nicht erlauben, eigenes
Einkommen zu erzielen und darüber zu verfügen, sind Frauen von ihren
Partnern ökonomisch abhängig. In vielen Ländern gibt es Gesetze, die
Frauen das Recht auf Landbesitz oder Eigentum verweigern. Diese Dis-
kriminierung ist oft verbunden mit sozialen und kulturellen Normen, wie
der Praxis, dass verwitwete Frauen einen Familienangehörigen des ver-

---

235 82 Prozent der Mädchen in Niger, 75 Prozent in Bangladesch, 63 Prozent in Nepal,
     57 Prozent in Indien und 50 Prozent in Uganda heiraten vor dem 18. Lebensjahr.
236 ICRW: „Child Marriage by the Numbers", https://www.icrw.org/docs/facts/child-
     marriagefactsheet051204.pdf

storbenen Mannes heiraten müssen (*widow inheritance*) – häufig, ohne den HIV-Status des Partners zu kennen.

Bei ungleichen Machtverhältnissen können Frauen kaum auf Kondombenutzung durch ihre Partner bestehen oder „Nein" zu Geschlechtsverkehr sagen, da sie ihn zum Überleben brauchen. Einer Studie in Botswana und Swasiland zufolge haben Frauen, die an Nahrungsmangel leiden, eine bis zu 80 Prozent höhere Wahrscheinlichkeit, sich um des Überlebens willen auf Sex einzulassen (*survival sex*) und ungeschützten Sex zu haben.[237] Frauen, die eigenes Eigentum und ein Einkommen haben, über das sie selbst verfügen können, sind dagegen selbständiger, können sich leichter aus einer gewalttätigen Beziehung lösen oder selbst entscheiden, wann und wie sie mit ihren Partnern Sex haben wollen. Selbstständige Frauen sind nicht mehr gezwungen, sich für Essen oder Geld zu verkaufen. Bei jungen Frauen mit höherem ökonomischen Status ist es zudem wahrscheinlicher, dass sie später mit sexuellen Aktivitäten beginnen, weniger sexuelle Partner haben und Kondome benutzen.[238]

Das Risiko für Frauen wird auch erhöht durch patriarchale Normen, die multiple sexuelle Partnerschaften für Männer innerhalb und außerhalb der Ehe tolerieren oder fördern und von Frauen verlangen, dass sie monogam und sexuell treu sind. In diesen ungleichen Beziehungen besteht das größte Risiko für Frauen, sich innerhalb der Ehe mit HIV zu infizieren. Sie können nicht auf Kondombenutzung bestehen, auch dann nicht, wenn sie wissen, dass ihre Ehemänner außereheliche sexuelle Beziehungen haben und/oder HIV-infiziert sind.

In vielen Kulturen wird Polygamie praktiziert und/oder ist gesetzlich erlaubt. Dabei bestehen sexuelle Beziehungen zwischen den Ehefrauen und ihrem Ehemann, möglicherweise gibt es noch Partner außerhalb der Ehe. Polygame Ehen können einen gewissen Schutz vor HIV bieten, wenn alle Beteiligten treu und HIV-negativ sind. Wenn jedoch einer der Partner HIV-positiv ist, kann sich HIV auf alle Partner übertragen. Poly-

---

237 Weiser S et al. (2007). Food insufficiency is associated with high-risk sexual behavior among women in Botswana and Swaziland. PLoS Medicine, 4(10): e260.
238 Hallman K (2005). Gendered socioeconomic conditions and HIV risk behaviors among young people in South Africa. African Journal of AIDS Research, 4(1):37–50.

game Ehen stellen dann keinen Schutz mehr dar. Frauen in einer polyga-
men Ehe können außerdem generell noch weniger über geschützten Sex
entscheiden und haben weniger Möglichkeiten, eine solche Beziehung
zu verlassen.

Viele männliche Rollennormen erhöhen das Risiko einer HIV-Infektion
nicht nur für die Frauen, sondern auch für die Männer: Jungen und Männer sollen stark, aggressiv, sexuell dominant sein und „Risiken" eingehen. Dazu gehört es, mehrere sexuelle Partnerinnen und ungeschützten
Sex zu haben und Drogen und Alkohol zu konsumieren. Außerdem wird
erwartet, dass Männer alles über Sex und Sexualität wissen. Daher sind
sie oft nicht bereit, Hilfe und Information zu HIV-Prävention zu
suchen.[239]

Bei der Bekämpfung von HIV/Aids ist es deshalb wichtig, die Rechte von
Frauen zu stärken. Sie brauchen mehr Unterstützung etwa durch ein-
kommensschaffende Projekte oder Mikrofinanzkredite, damit sie ökonomisch unabhängiger sein können. Um Normen zu verändern, müssen
Männer und Jungen stärker an HIV-Programmen beteiligt werden, und
Programme müssen auch darauf abzielen, Rollenverhalten und Genderungleichheit zu verändern. Dies geschieht jedoch zu wenig.

Eine bessere Schulbildung kann Mädchen vor einer HIV-Infektion schützen. Bei Mädchen mit einem Primarschulabschluss (*primary education*)
ist die Wahrscheinlichkeit, dass sie Kondome benutzen, doppelt so hoch
wie bei Mädchen, die keine Schule besuchen konnten. Bei Mädchen mit
Sekundarschulabschluss ist die Wahrscheinlichkeit der Kondombenutzung sogar vier bis sieben Mal so hoch. Außerdem haben sie ein gerin-
geres HIV-Infektionsrisiko.[240] In vielen Entwicklungsländern haben Mädchen jedoch nicht dieselben Chancen wie Jungen, eine Schule zu besuchen und sie abzuschließen. In den Ländern, in denen Schulgebühren
(*school fees*) abgeschafft wurden, besuchen mehr Mädchen die Schule.[241]

---

239 ICRW, Instituto Promundo (2007). Engaging men and boys to achieve gender equality: how can we build on what we have learned? Washington, International Center
for Research on Women.

240 Hargreaves JR, Boler T (2006): Girl power: girls' education, sexual behaviour and
AIDS in Africa. Johannesburg, ActionAid International.

241 UNICEF (2005): Progress for children: a report card on gender parity and primary
education (No.2). UNICEF.

Daran ist zu erkennen, dass auch soziale Programme wie die Abschaffung von Schulgeld zur Bekämpfung von HIV/Aids beitragen können.

Ein Grund für die höhere Verbreitung von HIV bei Frauen und Mädchen ist sexuelle Gewalt. Die Verletzungen erhöhen das Infektionsrisiko, wenn der Täter HIV-positiv ist. Viele Länder, in denen sexuelle Gewalt verbreitet ist, haben auch eine hohe HIV-Infektionsrate, so wie Südafrika, die Demokratische Republik Kongo und Papua-Neuguinea. Dadurch ist das Risiko, dass der oder die Täter HIV-positiv sind, hoch. In einigen afrikanischen Ländern ist das HIV-Risiko bei Frauen, die gender-basierte Gewalt (Gewalt aufgrund ihrer Geschlechtszugehörigkeit) erlebt hatten, bis zu drei Mal höher, als bei Frauen, die diese Gewalt nicht erlebt hatten.[242]

Diese Menschenrechtsverletzung kommt weltweit vor: Sexuelle Gewalt geschieht in Familien, „auf der Straße", in Schulen, am Arbeitsplatz. Besonders gefährdet sind Frauen auf der Flucht, bei Vertreibungen und im Krieg, da unter solchen Bedingungen die sozialen Schutzmechanismen weitgehend zusammengebrochen sind. In Kriegen und Konflikten werden sexuelle Gewalt und Vergewaltigung häufig als Waffen eingesetzt. In den Konfliktgebieten der Demokratischen Republik Kongo ist die Vergewaltigungsrate vermutlich weltweit am höchsten.

In Studien in Bangladesch, Äthiopien, Peru, Thailand und Tansania erklärten zwischen 40 und 60 Prozent der befragten Frauen, sie seien physisch und/oder sexuell von ihren Partnern missbraucht worden.[243] Die Angst vor Gewalt behindert auch die HIV-Prävention. Weil Frauen sich vor ihrem Partner fürchten, lassen sie keinen HIV-Test machen oder teilen das Ergebnis ihrem Partner nicht mit. Zur Bekämpfung von HIV/Aids ist es deshalb auch notwendig, Gewalt zu reduzieren. In vielen Ländern muss die juristische Verfolgung der Täter verstärkt werden, Frauen brauchen mehr Hilfe und Unterstützung. Langfristig muss es ein Ziel sein, gesellschaftliche Normen zu verändern.

---

242 Global Coalition on Women and AIDS (2006): Keeping the promise: an agenda for action on women and AIDS. Geneva, UNAIDS.
243 García-Moreno C et al. (2005): WHO multi-country study on women's health and domestic violence against women: initial results on prevalence, health outcomes and women's responses. Geneva, World Health Organization.

Auch die Praxis der Genitalverstümmelung bei Frauen und Mädchen trägt zur Ausbreitung von HIV/Aids bei. Bis zu 140 Millionen Frauen und Mädchen werden durch teilweise oder gänzliche Entfernung ihrer äußeren Genitalien verstümmelt ("beschnitten"). Da mitunter mehrere Mädchen mit demselben Werkzeug beschnitten werden, kann so HIV übertragen werden.

Das Programm *Stepping Stones* wird in vielen Ländern erfolgreich eingesetzt.[244] Es ist ein Trainingsprogramm in Gender, HIV, Kommunikation und Beziehungsfähigkeiten. In Workshops wird ein partizipativer Ansatz von nicht-formalem Lernen benutzt. Die Teilnehmenden teilen ihre Erfahrungen mit anderen, diskutieren und es wird kreativ gearbeitet. Frauen, Männer und junge Menschen werden befähigt, ihre sozialen, sexuellen und psychologischen Bedürfnisse herauszufinden und ihre Kommunikationsfähigkeiten und Beziehungen zu verbessern. Damit wird auch eine Senkung der Akzeptanz und Häufigkeit von Gewalt gegen Frauen erreicht.

Kinder und HIV

Im Jahr 2007 lebten zwei Millionen Kinder mit HIV und es starben 270.000 Kinder unter 15 Jahren an Aids. Jeden Tag infizieren sich zirka 1.000 Kinder mit HIV. Weltweit war die Zahl der neuen Infektionen bei Kindern im Jahr 2002 am höchsten. Seitdem ist ein Rückgang der Neuinfektionen zu verzeichnen, weil sich die Infektionsraten bei Frauen stabilisiert haben und die Prävention der Mutter-zu-Kind-Übertragung Erfolge zeigt.[245] Insgesamt steigt die Zahl der HIV-infizierten Kinder jedoch, da sich mehr Kinder neu mit HIV infizieren als an den Folgen sterben. Auf Kinder entfallen weltweit sechs Prozent aller HIV-Infektionen und 14 Prozent aller HIV-Todesfälle. 90 Prozent aller Kinder mit HIV leben im Afrika südlich der Sahara.

Mehr als 90 Prozent der HIV-positiven Kinder infizieren sich während der Schwangerschaft, der Geburt oder dem Stillen. Dies unterstreicht, wie

---

244 Stepping Stones, http://www.steppingstonesfeedback.org/index.htm#indexrefs
245 UNAIDS (2008): 2008 Report on the global AIDS epidemic, http://www.unaids.org/
      en/KnowledgeCentre/HIVData/GlobalReport/2008/2008_Global_report.asp

wichtig Programme zur Prävention der Mutter-zu-Kind-Übertragung in armen Ländern sind. Ein kleiner Teil der Infektionen wird durch kontaminierte Injektionen, Bluttransfusionen, sexuellen Missbrauch oder traditionelle Praktiken (*tattoos*) hervorgerufen. Allerdings kann die Dunkelziffer hier hoch liegen.

Bei Kindern nimmt die Erkrankung aufgrund ihres noch nicht voll entwickelten Immunsystems häufig einen sehr aggressiven Verlauf und viele Kinder sterben sehr schnell. In stark betroffenen Ländern wie Botswana und Simbabwe ist Aids die Ursache für mehr als ein Drittel aller Todesfälle bei Kindern unter fünf Jahren.

Die Zahl der Kinder in Entwicklungsländern, die antiretroviral behandelt werden, ist gestiegen – während 2005 nur etwa 75.000 Kinder antiretroviral behandelt wurden, waren es Ende 2007 fast 200.000. Immer noch erhalten aber nur 20 Prozent aller Kinder mit HIV in Afrika ARV-Medikamente.

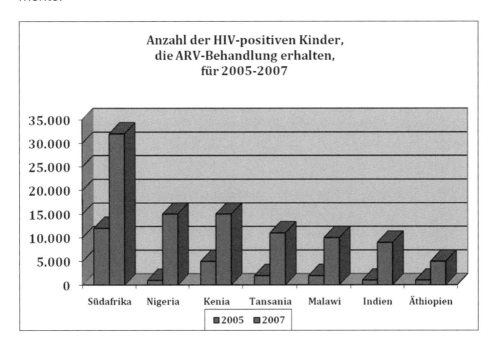

Graphik: HIV-positive Kinder unter Behandlung[246]

---

246 UNAIDS (2008): 2008 Report on the global AIDS epidemic, http://www.unaids.org/en/KnowledgeCentre/HIVData/GlobalReport/2008/2008_Global_report.asp

Und immer noch ist der Zugang von Kindern zu antiretroviraler Behandlung schlechter als der von Erwachsenen. Dies hat viele Gründe. Es herrscht ein Mangel an „pädiatrischen" Medikamenten (Medikamenten für Kinder) und an kindergerechten Dosierungen, da auf diesem Gebiet nicht genügend geforscht und entwickelt wurde. Da die antiretrovirale Behandlung zunächst für Erwachsene entwickelt wurde, sind die meisten Standard-Medikamente für Kinder nicht unbedingt geeignet (siehe Kapitel Mutter-zu-Kind-Übertragung).

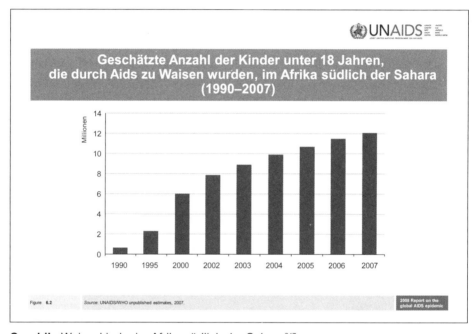

Graphik: Waisenkinder im Afrika südlich der Sahara[247]

Im Afrika südlich der Sahara hatten Ende 2007 zwölf Millionen Kinder die Mutter, den Vater oder beide Elternteile durch Aids verloren. Damit sind sie nach der Definition der Vereinten Nationen Waisenkinder.[248] Bei 80 Prozent der Kinder lebt ein Elternteil noch. In Botswana und Sambia sind 20 Prozent und in Simbabwe 24 Prozent aller Kinder Waisen, die meisten durch HIV. Viele Folgen von HIV/Aids lassen sich jedoch nicht messen.

---

247 UNAIDS (2008): 2008 Report on the global AIDS epidemic, http://www.unaids.org/en/KnowledgeCentre/HIVData/GlobalReport/2008/2008_Global_report.asp
248 UNICEF/UNAIDS/WHO (2008): Children and AIDS: Second stocktaking report. New York, UNICEF.

Man kann zählen, wie viele Kinder zu Waisen geworden sind, aber man kann nicht messen, wie viel Leid und Schmerz durch den vorzeitigen Tod von Millionen von Müttern und Vätern entstehen. Es lässt sich auch nur schwer einschätzen, wie viel traditionelles Wissen verloren geht, das die toten Eltern nicht mehr an ihre Kinder weitergeben können.

Viele Waisenkinder sind traumatisiert, weil sie Krankheit und Tod der Eltern miterleben mussten und oft diskriminiert werden. Sie werden leichter Opfer von sexueller und anderer Ausbeutung und haben ein höheres HIV-Infektionsrisiko. Wenn Mutter und Vater gestorben sind, wird das älteste Kind häufig zum „Haushaltsvorstand" und muss für sich und die jüngeren Geschwister sorgen. Das betrifft besonders Mädchen, die im Vergleich zu Jungen häufiger die Schule verlassen müssen, um sich um die Familie zu kümmern.

Der preisgekrönte Film „Memory Books" beschreibt, wie in Uganda Aids-kranke Mütter Erinnerungsbücher für ihre Kinder schreiben. Mit Liedern, Märchen und Geschichten helfen Mütter ihren Kindern, die grausame Realität des bevorstehenden Todes zu verarbeiten und positive Kraft zu schöpfen.[249]

Oft müssen die Großeltern nach dem Tod der Eltern für die Enkel sorgen, meist die Großmütter. In Namibia, Tansania und Simbabwe kümmern sich Großmütter um 60 Prozent der Waisen. Die meisten Frauen sind damit überlastet. Sie hätten eigentlich selbst die Versorgung durch ihre erwachsenen Kinder gebraucht – die sind aber an den Folgen von Aids gestorben.[250]

Es wirkt sich sehr positiv auf Kinder aus, wenn ihre HIV-positiven Eltern mit ARV-Medikamenten behandelt werden. Dadurch können Eltern wieder arbeiten gehen, Einkommen erzielen und für ihre Kinder sorgen. Die Ernährung und das Wachstum der Kinder verbessert sich, die Jungen und Mädchen arbeiten weniger und gehen wieder zur Schule.[251] In

249 Memory books (2008): http://www.memorybooks-film.de/deutsch/Memory_Books/Memory_Books_.html
250 UNICEF (2007): State of the World's Children. UNICEF, New York.
251 International AIDS Conference (2008): http://www.kaisernetwork.org/health_cast/uploaded_files/080608_ias_plenary_transcript.pdf

Uganda wurde in solchen Fällen eine Senkung der Sterblichkeit auch von HIV-negativen Kindern festgestellt.[252] Bei einem Ausbau der Behandlungsprogramme im derzeitigen Tempo werden voraussichtlich bis 2015 mehr als 14 Millionen Kinder in Afrika Waisen sein. Wenn bis 2010 alle HIV-positiven Menschen behandelt würden – die Programme also schneller ausgeweitet werden – rechnet man dagegen im Jahr 2015 mit fünf Millionen weniger Waisenkindern.

Viele Länder fördern speziell den Schulbesuch von Waisen. Allerdings ist in vielen Entwicklungsländern die Schulausbildung weder quantitativ noch qualitativ ausreichend. Durch die HIV-Epidemie ist in den am stärksten betroffenen Ländern die Qualität der Schulbildung weiter gesunken, so dass die Schulabgänger/innen weniger qualifiziert sind. Dies kann die Zukunft der Länder beeinträchtigen, da der Bildungsgrad der Bevölkerung entscheidend die Entwicklung eines Landes mitbestimmt.

Zunächst zielten viele Programme auf eine Versorgung der „Aids-Waisen". Das kann aber zu einer „positiven Diskriminierung" führen und die Stigmatisierung erhöhen, da Nicht-Waisen keine Unterstützung erhalten, obwohl sie vielleicht noch bedürftiger sind. Man versucht also, alle bedürftigen Kinder zu versorgen (*orphans and vulnerable children, OVC*). Allein im südlichen Afrika leben mehr als 60 Prozent der Kinder unterhalb der Armutsgrenze und in den Ländern mit den höchsten HIV-Infektionsraten sind 60 Prozent und mehr der Familien von der Epidemie betroffen. Auch wenn eine individuelle Unterstützung für einzelne Kinder notwendig ist, reicht sie meist nicht aus. Es ist sinnvoll, Familien zu unterstützen. Der Familienansatz, bei dem alle bedürftigen Kinder und ihre Familien Unterstützung erhalten, fördert auch die HIV-Prävention, da Jugendliche, die in intakten Familien aufwachsen, eine geringere Wahrscheinlichkeit haben, früh sexuell aktiv zu werden oder Drogen zu nehmen.[253]

Hilfen für Waisenhäuser oder andere Formen der institutionellen Versorgung von Kindern sind nicht unproblematisch. Es kann sich negativ auf

252 Mermin J et al. (2008): Mortality in HIV-infected Ugandan adults receiving antiretroviral treatment and survival of their HIV-uninfected children: a prospective cohort study. Lancet 371:752–759.
253 International AIDS Conference (2008): http://www.kaisernetwork.org/health_cast/ uploaded_files/080608_ias_plenary_transcript.pdf

das Wachstum und die Entwicklung der Kinder auswirken, wenn sie in Waisenhäusern aufwachsen. Zudem kostet der Aufenthalt dort bis zum Zehnfachen der Versorgung von Kindern in einer Familie.[254] In manchen Fällen, wenn keine Familienstrukturen mehr zur Verfügung stehen, sind sie jedoch notwendig.

Noch immer sind es meist zivilgesellschaftliche oder kirchliche Organisationen, die Projekte der sozialen Sicherung anbieten, in denen Waisen und ihre Familien mit Nahrungsmitteln unterstützt, vom Schulgeld befreit und kostenlos gesundheitlich versorgt werden. Bislang profitieren noch zu wenige Kinder und Erwachsene von diesen Programmen. Im Jahr 2007 erhielten in den stark von HIV betroffenen Ländern nur rund 15 Prozent der Haushalte mit Waisenkindern irgendeine Form der Unterstützung. Dies ist nur ein relativ geringer Anstieg gegenüber fünf Prozent im Jahr 2000 und ein Zeichen dafür, dass die Bedürfnisse von Kindern bisher viel zu wenig beachtet wurden.[255]

Menschenrechte und Stigmatisierung

Wer stigmatisiert, diskriminiert und sozial ausgegrenzt wird, hat ein höheres Risiko, sich mit HIV zu infizieren. Stigma, Diskriminierung und soziale Ausgrenzung können aber gleichzeitig auch die Folgen einer HIV-Infektion sein. Sie sind weltweite Phänomene – sie kommen in reichen und armen Ländern vor, können aber je nach kulturellem Kontext unterschiedliche Formen annehmen. Seit einigen Jahren hat die Akzeptanz von HIV-positiven Menschen in einigen Kontexten zugenommen. Meistens ist Diskriminierung aber weiter an der Tagesordnung.

Das „Stigma" wird von vielen Betroffenen als schlimmste Erfahrung beschrieben. Oft wird gesagt, dass Menschen nicht an HIV sterben, sondern an der Stigmatisierung. Menschen werden aus der Gemeinschaft in Familie, Gemeinde oder Arbeitsplatz ausgeschlossen. Dies betrifft nicht nur Menschen, bei denen die HIV-Infektion bekannt ist, häufig reicht schon der Verdacht aus. Stigmatisierung wird auch auf Menschen aus-

---

254 International AIDS Conference (2008): http://www.kaisernetwork.org/health_cast/ uploaded_files/080608_ias_plenary_transcript.pdf

255 UNAIDS (2008): 2008 Report on the global AIDS epidemic, http://www.unaids.org/ en/KnowledgeCentre/HIVData/GlobalReport/2008/2008_Global_report.asp

gedehnt, die mit HIV-positiven Menschen zusammen leben, wie deren Kinder oder Ehepartner/innen.

Stigma und Diskriminierung erschweren die Prävention von neuen Infektionen. Sie verhindern, dass die Betroffenen ausreichend gepflegt und behandelt werden. Und sie sind große Hindernisse, wenn es darum geht, die Folgen von HIV zu mildern. Stigma und Diskriminierung können Menschen davon abhalten, einen HIV-Test machen zu lassen und sich nach adäquater Behandlung und Pflege zu erkundigen. Oft tragen auch diskriminierende Einstellungen und Verhaltensweisen von Mitarbeitenden im Gesundheitswesen dazu bei.

Das Stigma wird auch durch Ängste hervorgerufen, die mit der engen Verbindung von HIV und Sexualität zu tun haben. Denn Sexualität und Drogengebrauch sind in vielen Gesellschaften bereits mit einem Tabu belegt. Menschen mit HIV werden schnell in eine bestimmte Ecke gestellt: Sie werden beschuldigt, einen „unmoralischen" Lebenswandel zu haben. Man wirft ihnen vor, außerehelichen, vorehelichen und homosexuellen Verkehr zu haben oder Drogen zu nehmen.

Ein Grund für Stigmatisierung ist die Furcht vor einer Ansteckung mit HIV. Die Krankheit wird als tödlich wahrgenommen – daher möchten die Menschen sich nicht damit auseinandersetzen. Diesen Vorurteilen kann begegnet werden, indem man über die Ansteckungswege aufklärt und das Wissen vermittelt, dass HIV behandelbar ist. Wenn Menschen offen über ihren HIV-Status sprechen und einen HIV-Test öffentlich machen, können andere dazu ermutigt werden, sich auch testen zu lassen. Wenn Menschen sich dazu bekennen, HIV-positiv zu sein, obwohl sie nicht krank sind, kann dies das Bild von HIV/Aids ändern. HIV/Aids wird nicht mehr als eine schwere und immer zum Tod führende Krankheit wahrgenommen. Die Menschen lernen, dass man „positiv mit HIV leben" kann. Sie erfahren auch, dass HIV nicht eine „Krankheit der anderen" ist, sondern dass ihre eigene Gemeinschaft, Familie oder Kirche betroffen sind.

Bei Sexarbeiter/innen, Drogengebraucher/innen, Männern, die Sex mit Männern haben, und anderen sogenannten sexuellen Minderheiten ist die HIV-Prävalenz häufig wesentlich höher als in der sogenannten „allgemeinen, heterosexuellen" Bevölkerung, sowohl in konzentrierten als auch in generalisierten Epidemien.[256] Diese Gruppen werden zudem meist stigmatisiert, diskriminiert, häufig sogar kriminalisiert und können sich daher schlechter vor HIV-Infektionen schützen. Im Falle der Erkrankung haben sie meist weniger Zugang zu medizinischer und sozialer Versorgung und Behandlung.

Dabei geschieht die Stigmatisierung häufig in doppelter Hinsicht: Menschen werden aufgrund eines sozial nicht anerkannten Verhaltens diskriminiert; bei einer HIV-Infektion kommt eine weitere Stigmatisierung hinzu. Viele Regierungen sehen jedoch in dem Schutz dieser Bevölkerungsgruppen vor HIV keine Priorität, sondern tragen im Gegenteil häufig noch zur Stigmatisierung und Diskriminierung bei. Durch Gesetze werden gleichgeschlechtlicher Sex und Prostitution kriminalisiert. Wenn Drogengebrauch kriminalisiert ist, müssen Drogengebraucher/innen der Polizei gemeldet werden und Sozialarbeiter/innen, die sich um Drogengebraucher/innen kümmern, müssen damit rechnen, von der Polizei belästigt und verfolgt zu werden.

Nicht in allen Ländern gibt es eine lange Tradition von aktiven Basisinitiativen und zivilgesellschaftlichen Gruppen. Dort ist es dann viel schwieriger, die stigmatisierten und marginalisierten Bevölkerungsgruppen zu mobilisieren. Trotzdem haben sich in fast allen Ländern Menschen organisiert. Sie starteten Initiativen gegen HIV/Aids, oft mit wenigen Ressourcen und unter Bedrohung der beteiligten Menschen, Selbsthilfegruppen und Initiativen. Die HIV-Prävention für Randgruppen muss jedoch dringend verstärkt werden. Dabei sind neue zielgruppenorientierte Ansätze[257] und die Beteiligung der Betroffenen selbst notwendig. Positive Beispiele sind ein Kommunikationsprogramm für Homosexuelle in Kolumbien, das zu erhöhtem Bewusstsein über HIV und einer Zunahme von HIV-Tests beiträgt.[258]

---

256 Baral S et al. (2007): Elevated risk for HIV infection among men who have sex with men in low- and middle-income countries 2000–2006: a systematic review. PLoS Medicine, 4:e339.
257 Background Theme Papers at the UN High Level Meeting (2008): http://www.icaso. org/resources/myths_realities-sexual_minorities.pdf
258 WHO/UNAIDS/UNICEF (2008): Towards Universal Access, Progress Report 2008, http://www.who.int/hiv/pub/towards_universal_access_report_2008.pdf

SEXARBEITER/INNEN

Sexarbeiter/innen (Prostituierte) haben durch die hohe Zahl ihrer Sexualpartner ein großes Infektionsrisiko. Vor allem während der ersten Phasen
der Ausbreitung der Epidemie kann HIV durch Sexarbeiter/innen und ihre
Klienten schnell verbreitet werden. Es ist aber möglich, dagegen Programme zu starten, wie Beispiele aus Asien zeigen. In Ländern mit generalisierten Epidemien in Asien – Kambodscha, Myanmar, Thailand und
vier indischen Bundestaaten – haben gezielte Kampagnen und Initiativen
im Sexarbeitsmilieu dazu geführt, dass die Raten von HIV und sexuell
übertragbaren Krankheiten sich stabilisierten oder sanken. Zum Beispiel
fiel in Thailand durch das in den 1990er Jahren gestartete „100 Prozent-
Kondom"-Programm bei Sexarbeiter/innen die HIV-Prävalenz drastisch
ab.[259] Die Programme setzen jedoch voraus, dass es Gesundheitsversorgung gibt und dass Prostitution überwiegend in Bordellen stattfindet, dass also Sexarbeiter/innen und Klienten relativ leicht zu identifizieren sind.[260] In Indien wird versucht, diese Programme auch auf
Bereiche auszudehnen, in denen Sexarbeit weniger strukturiert und „auf
der Straße" geschieht.

In Kenia fielen die HIV-Infektionsraten zunächst bei den Sexarbeiterinnen
und dann in der allgemeinen Bevölkerung.[261] Auch in Côte d'Ivoire gibt
es Hinweise auf Erfolge.[262] In Afrika findet Sexarbeit jedoch generell
weniger in Bordellen statt, und außerdem sind die Übergänge zu „trans-
aktionellem Sex", also Sex gegen Geld oder Nahrung, fließend. Die meisten Frauen in Afrika, die Sex tauschen, würden sich nicht als Sexarbeite-

---

259 Thai Working Group on HIV/AIDS (2001): Projections for HIV/AIDS in Thailand:
   2000–2020. Bangkok, Ministry of Public Health
260 Ministry of Health of the Union of Myanmar and WHO Regional Office for South-
   East Asia (2006): Review of the Myanmar National AIDS Programme, http://www.
   searo.who.int/en/Section10/Section18/Section356_4613.html
261 Kimani J et al. (2008): Reduced rates of HIV acquisition during unprotected sex by
   Kenyan female sex workers predating population declines in HIV prevalence. AIDS,
   22:131–137. Zitiert nach: WHO/UNAIDS/UNICEF (2008): Towards Universal Access,
   Progress Report 2008, http://www.who.int/hiv/pub/towards_universal_access_
   report_2008.pdf
262 Ghys P et al. (2003): Increase in condom use and decline in HIV and sexually transmitted diseases among female sex workers in Abidjan, Cote d'Ivoire, 1991–1998.
   AIDS, 17(Suppl 4):121–122. Zitiert nach: WHO/UNAIDS/UNICEF (2008): Towards
   Universal Access, Progress Report 2008, http://www.who.int/hiv/pub/towards_
   universal_access_report_2008.pdf

rinnen oder Prostituierte definieren. Dies macht es schwierig, Programme auf „Sexarbeiterinnen" auszurichten.

Viele Länder beachten allerdings in der HIV-Prävention bei Sexarbeiter/innen nicht die Menschenrechte. Polizei und Behörden wenden Gewalt an und setzen auch HIV-Programme mit rabiaten Mitteln durch. Sexarbeiter/innen werden verhaftet und ins Gefängnis gesperrt, wenn sie im Besitz von Kondomen sind. Unterdrückung und Gewalt verletzen die Menschenrechte der Frauen und treiben sie noch weiter in Isolation und Angst. Repressalien tragen auch nicht zur HIV-Prävention bei, da die Sexarbeiter/innen aus Furcht keinen Kontakt zu Präventionsprogrammen suchen. Nur wenige Sexarbeiterinnen werden zudem antiretroviral behandelt, wenn sie HIV-infiziert sind.

Das in vielen Ländern bestehende Verbot von Prostitution wirkt dem Schutz der Menschenrechte von Sexarbeiterinnen entgegen, einschließlich des Rechts auf HIV-Prävention und Behandlung. Sexarbeiterinnen sind in der Illegalität noch leichter Opfer von Gewalt durch ihre „Klienten" und Polizei und können noch weniger auf Kondombenutzung zum Schutz vor HIV-Infektion bestehen. Vielerorts werden Sexarbeiterinnen nicht als Menschen behandelt, die Respekt verdienen, sondern nur als „Überträger" von HIV-Infektionen. Die scheinbaren Erfolge der Präventionsprogramme rechtfertigen nicht dieses Vorgehen, da langfristige Erfolge nur dann entstehen, wenn die Menschenrechte der Betroffenen respektiert werden.[263]

NRO und Selbsthilfeorganisationen von Sexarbeiter/innen haben immer wieder auf diese Missstände hingewiesen. Sie betonen, dass die Ursachen der Prostitution bekämpft werden müssen, nicht jedoch die Prostituierten. Wirksame HIV-Programme unterstützen die betroffenen Frauen und Männer, die in der Prostitution tätig sind, stärken sie in ihren Rechten und ermöglichen Selbsthilfe. Erfolgreiche Programme führen dazu, dass mehr Kondome benutzt werden und Infektionen mit HIV und anderen sexuell übertragbaren Krankheiten zurückgehen.[264]

---

263 Civil Society Interactive Hearing at the UN High Level Meeting on AIDS (2008): http://www.icaso.org/publications/CS_HearingSpeeches.pdf
264 UNAIDS (2009): Guidance note on sex work. http://data.unaids.org/pub/BaseDocument/2009/jc1696_guidance_note_hiv_and_sexwork_en.pdf

Die NRO *Zi Teng* engagiert sich in Hongkong unter schwierigen Bedingungen: Sexarbeiterinnen erhalten Informationen zu Gesundheitsversorgung einschließlich HIV/Aids und juristische Hilfe. Des Weiteren hilft
sie beim Aufbau von Selbsthilfegruppen. Ein Notfalldienst steht rund
um die Uhr zur Verfügung.[265] Damit hilft sie den Frauen, ihre Rechte zu
wahren und zu verteidigen sowie sich selbst zu helfen.

DROGENGEBRAUCHER/INNEN

Weltweit gibt es 16 Millionen Menschen, die Drogen injizieren. Davon sind
schätzungsweise drei Millionen HIV-positiv.[266] Die größte Zahl lebt in China,
den USA und Russland. In diesen Ländern liegt die HIV-Infektionsrate bei
Drogengebraucher/innen bei 12, 16 und 37 Prozent. In neun Ländern liegt
die HIV-Prävalenz bei Drogengebraucher/innen über 40 Prozent.

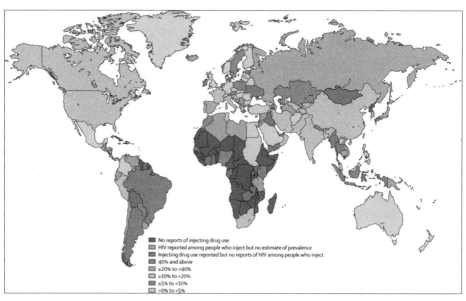

Graphik: HIV-Prävalenz bei Drogengebraucher/innen[267]

---

265 Zi Teng (2009): http://ziteng.org.hk/news_e.html.
266 Mahers BM et al. (2008): Global epidemiology of injecting drug use and HIV among
    people who inject drugs: a systematic review. Lancet 372, 1733-1745, http://www.
    thelancet.com/journals/lancet/article/PIIS0140-6736(08)61311-2/fulltext
267 Mahers BM et al. (2008): Global epidemiology of injecting drug use and HIV among
    people who inject drugs: a systematic review. Lancet 372, 1733-1745, http://www.
    thelancet.com/journals/lancet/article/PIIS0140-6736(08)61311-2/fulltext

Drogengebrauch verursacht mehr als 80 Prozent aller HIV-Infektionen in Osteuropa und Zentralasien. Hohe HIV-Raten gibt es auch bei Drogengebraucher/innen im Nahen Osten, in Nordafrika, Südostasien und Lateinamerika.

Wenn HIV-Prävention bei Drogengebrauch wirksam sein will, muss sie den Ansatz der Schadensbegrenzung (*harm reduction*) mit einem umfassenden Paket an Maßnahmen verwenden:

– Nadel- und Spritzenaustausch;

– Opioid-Substitutions-Therapie (mit Methadon und/oder Buprenorphin) und Behandlung der Drogenabhängigkeit. Hierbei erhalten Drogenabhängige unter medizinischer Aufsicht Mittel, um den Drogenentzug langfristig zu erleichtern.

– ARV-Behandlung;

– Kondomverfügbarkeit, Information und Aufklärung;

– Vorbeugung und Behandlung von Hepatitis B, Hepatitis C und Tuberkulose.

Zahlreiche Studien haben gezeigt, dass solche Programme dazu beitragen, die HIV-Infektionsraten zu senken, ohne dass sie zu jedoch zu einem höheren Drogenkonsum führen.[268] Doch es gibt eben die falsche Befürchtung, dass durch solche Programme mehr Drogen konsumiert werden – auch deswegen werden solche Initiativen zu selten begonnen. Mitunter mangelt es aber auch einfach am politischen Willen. Zwar hat sich die Zahl der Länder, die Nadel- und Spritzenaustauschprogramme und/oder Substitutionstherapie anbieten, erhöht. Ende 2007 waren sie in allen EU-Ländern verfügbar. Jedoch sind die Programme in den meisten osteuropäischen Ländern begrenzt. Dies gilt auch für die Ukraine und Russland, die beiden Länder mit den größten drogenbezogenen HIV-Epidemien.[269]

---

268 Fiellin DA, Green TC, Heimer R (2007): Combating the twin epidemics of HIV/AIDS and addiction: opportunities for progress and gaps in scale. A report of the CSIS Task Force on HIV/AIDS. Washington, Center for Strategic and International Studies. Zitiert nach UNAIDS (2008): 2008 Report on the global AIDS epidemic, http://www.unaids.org/en/KnowledgeCentre/HIVData/GlobalReport/2008/2008_Global_report.asp
269 Donoghoe MC et al. (2008): Setting targets for universal access to HIV prevention, treatment and care for injecting drug users (IDUs): towards consensus and

Die Programme erreichen global weniger als zehn Prozent der Drogengebraucher/innen. In den meisten Ländern wird immer noch eine Politik betrieben, die Drogengebrauch kriminalisiert und die Betroffenen in den Untergrund treibt.

Das *„Russian Harm Reduction Network"* hat das Ziel, Schäden, die durch den Drogenkonsum entstehen, zu begrenzen. Gleichzeitig bekämpft die Organisation die HIV-Epidemie und fördert die Menschenrechte von Drogengebraucher/innen in Russland. Das Netzwerk nimmt die Interessen der Drogengebraucher/innen wahr, bildet Gesundheitspersonal und politische Verantwortliche im Ansatz der Schadensbegrenzung aus und engagiert sich gegen Stigmatisierung und Diskriminierung.[270] Dazu erhielt es auch Gelder des Globalen Fonds zur Bekämpfung von Aids, Tuberkulose und Malaria, um Präventionsprogramme auszubauen und HIV-infizierte Drogengebraucher/innen behandeln zu lassen.

In vielen asiatischen Ländern wird HIV hauptsächlich durch den Konsum injizierbarer Drogen übertragen. Es gibt jedoch nur wenige Schadensbegrenzungsprogramme. Thailand verfolgt sogar eine teils sehr repressive Politik gegenüber Drogengebraucher/innen. China hat dagegen die Zahl der Substitutionsbehandlungen erhöht, auch Injektionsnadeln sind leichter erhältlich. In den Ländern des Nahen und Mittleren Ostens und Nordafrikas gibt es bislang nur wenige Drogengebraucher/innen, aber ihre Zahl wächst, besonders in Iran und Pakistan. Iran hat anerkanntermaßen fortschrittliche Schadensbegrenzungsprogramme.

Auch in Afrika breitet sich Drogengebrauch aus: In Nigeria und Kenia sind zirka 50.000 Menschen von harten Drogen abhängig. Unter ihnen drohen HIV-Epidemien. Aber entsprechende Programme fehlen meistens.

Die Programme, die die HIV-Ausbreitung unter Drogengebraucher/innen verhindern sollen, werden meist für Männer entwickelt. An weibliche

---

improved guidance. International Journal of Drug Policy, 19(Suppl 1):S5–S14, zitiert nach WHO/UNAIDS/UNICEF (2008): Towards Universal Access, Progress Report 2008, http://www.who.int/hiv/pub/towards_universal_access_report_2008.pdf
270 Russian Harm Reduction Network, http://www.harmreduction.ru/eng/

Drogengebraucher wird dabei nur selten gedacht. Dahinter steckt die verbreitete Annahme, dass Drogengebrauch vor allem Männer betrifft. Der Anteil der weiblichen Drogengebraucher steigt jedoch und ist vielerorts mit einer hohen Dunkelziffer belegt.

NRO und Selbsthilfe-Organisationen von Drogengebraucher/innen kritisieren, dass es massive Menschenrechtsverletzungen an Drogenkonsumenten gibt. Sie werden kriminalisiert und mit Gefängnisstrafen belegt. Sie müssen stattdessen mit Hilfe zur Selbsthilfe gestärkt werden, damit sie sich vor HIV und anderen Krankheiten schützen können.

MÄNNER, DIE SEX MIT MÄNNERN HABEN, UND SEXUELLE MINDERHEITEN

Zu „sexuellen Minoritäten" werden neben Männern, die Sex mit Männern haben (MSM), auch lesbische (homosexuelle) Frauen und Transgenderpersonen gezählt.

Da Homosexualität ein Tabu ist, kann vermutet werden, dass HIV-Infektionen häufig nicht erkannt und/oder nicht gemeldet werden und dass die Dunkelziffer hoch ist.[271] In vielen Teilen der Welt ist die HIV-Prävalenz bei MSM mehr als 20 Mal höher als in der allgemeinen Bevölkerung. Jedoch erreicht HIV-Prävention nur ein Zehntel bis zu einem Drittel aller Menschen mit homosexuellen Aktivitäten. In jüngster Zeit mehren sich die Hinweise, dass in vielen Städten die Mehrzahl der neuen Infektionen bei MSM stattfindet.[272]

In vielen Ländern stellen MSM die größte Gruppe der Menschen mit HIV, in einigen Ländern steigen die Neuinfektionen an. In Lateinamerika liegen die HIV-Raten bei MSM bei bis zu 20 Prozent und auch in Asien ist in einigen Ländern die HIV-Prävalenz bei dieser Gruppe hoch. Im Afrika

---

271 Baral S et al. (2007): Elevated risk for HIV infection among men who have sex with men in low- and middle-income countries 2000–2006: a systematic review. PLoS Medicine, 4:e339, zitiert nach WHO/UNAIDS/UNICEF (2008): Towards Universal Access, Progress Report 2008, http://www.who.int/hiv/pub/towards_universal_access_report_2008.pdf

272 UNAIDS (2009): AIDS response failing men who have sex with men, http://www.unaids.org/en/KnowledgeCentre/Resources/PressCentre/PressReleases/2009/20090515_MSM_Transgender_en.asp

südlich der Sahara sind die offiziell registrierten HIV-Übertragungen bei MSM verschwindend gering.

In 85 Ländern wird Homosexualität mit Gefängnis- oder sogar der Todesstrafe belegt, unter anderem in zwei Dritteln der afrikanischen Länder, in Indien, China und Ägypten. Dadurch werden Homosexuelle aus Angst vor Entdeckung in den Untergrund getrieben und sind für HIV-Präventionskampagnen schwer erreichbar. Einige Länder haben in den letzten Jahren diskriminierende Gesetze aufgehoben, etwa die USA, und einige beachten die Menschenrechte von MSM in ihrer Gesetzgebung: Die Verfassung von Südafrika verbietet ausdrücklich die Diskriminierung auf der Grundlage der sexuellen Orientierung. Jedoch kann auch in Ländern, in denen homosexuelles Verhalten nicht strafbar ist, die soziale Unterdrückung und Marginalisierung gravierende Formen annehmen.

Vielen Regierungen fehlt es am nötigen politischen Willen, HIV-Prävention bei MSM anzubieten. Es gibt zudem nicht genügend Kenntnisse über den sozialen Kontext, in dem HIV-Übertragung bei MSM geschieht. Deshalb ist es sogar für Regierungen, die den politischen Willen haben, schwer, geeignete Präventionsprogramme zu entwickeln. Selbst wenn es Programme gibt, werden sie aus Furcht vor negativen Konsequenzen häufig nicht in Anspruch genommen. Häufig haben MSM auch Sex mit Frauen. Daher können sie HIV auch auf ihre Partnerinnen übertragen – dieser Infektionsweg wird aber häufig nicht bedacht.[273]

In den reichen Industrieländern waren die „schwulen Männer" die erste Bevölkerungsgruppe, die von HIV betroffen war. Sie fanden Rückhalt in bestehenden Initiativen und Selbsthilfegruppen und konnten so auf die Bedrohung reagieren. Dass trotzdem in Deutschland und anderen Industrieländern die HIV-Infektionen wieder ansteigen, zeigt jedoch die Komplexität des Problems. Es hat sich eine gewisse „gefährliche Sorglosigkeit" eingestellt.

---

273 Adebajo S et al. (2008): Men, sexuality and health in the context of HIV & AIDS, presentation at the ICASA Conference, December 2008, http://www.arsrc.org/downloads/features/Mens_Study_Nigeria_ARSRC_Lagos_June08_F.pdf

MENSCHEN IN GEFÄNGNISSEN

Die meisten Gefangenen infizieren sich außerhalb der Haft mit HIV, doch in den Gefängnissen ist das Risiko der Ansteckung durch den gemeinsamen Gebrauch von infiziertem Injektionsbesteck bei Drogenkonsum und durch ungeschützten Sex hoch. In Gefängnissen sind die HIV-Raten meist höher als in der allgemeinen Bevölkerung. In Studien in Indien, Indonesien, Nepal und Thailand waren die HIV-Raten in Gefängnissen bis zu 15 Mal höher als in der allgemeinen Bevölkerung und die Tuberkuloseraten waren 100 Mal höher. Alle vier Länder machten in Pilotprojekten Kondome in Gefängnissen verfügbar. Jedoch hatte kein Land ein nationales Kondomprogramm für Gefängnisse. Es gab auch kein Programm, das saubere Nadeln und Spritzen zur Schadensbegrenzung bei Drogengebrauch zur Verfügung stellte.[274]

MENSCHEN MIT BEHINDERUNGEN

Jeder zehnte Mensch lebt mit einer Behinderung. Das sind 650 Millionen Menschen weltweit, vier Fünftel davon leben in Entwicklungsländern. Es wird geschätzt, dass ihr HIV-Risiko doppelt so hoch ist wie bei Menschen ohne Behinderung. Frauen mit Behinderung sind besonders gefährdet, da sie vergleichsweise noch abhängiger von anderen sind und sexuelle Gewalt erleben. Bislang gibt es darüber aber keine ausreichenden Daten.[275]

Menschen mit Behinderungen wird häufig abgesprochen, dass sie eine Sexualität haben. Deshalb werden sie bei der HIV-Prävention und Behandlung oft vernachlässigt, weil man annimmt, sie könnten sich nicht infizieren. Wenn sie HIV-positiv sind, wird ihnen ihre sexuelle Aktivität oft negativ ausgelegt und sie verlieren soziale Unterstützung.[276]

---

274 WHO/UNAIDS/UNICEF (2008): Towards Universal Access, Progress Report 2008, http://www.who.int/hiv/pub/towards_universal_access_report_2008.pdf
275 Disabled people South Africa: Resource manual for disability and HIV/AIDS training, http://www.africacampaign.info/uploads/media/Resource_Manual_for_Disability_and_HIV-AIDS_Training.pdf
276 Allafrica.com, August (2008): The invisible – people with disabilities and HIV/AIDS, http://allafrica.com/stories/200808050457.html

Menschen mit Seh- und Hörbehinderungen können den üblichen Präventionsbotschaften, die für Sehende und Hörende konzipiert werden,
nicht folgen. Menschen mit körperlichen Behinderungen können viele
Gesundheitseinrichtungen gar nicht erreichen, weil die Zugänge nicht
behindertengerecht sind. Viele Gesundheitsfachkräfte behandeln Behinderte nicht, weil sie das Vorurteil haben, dass sich Behinderte nicht mit
HIV infizieren können.

Die „*Africa Campaign on Disability and HIV/AIDS*" ist ein Zusammenschluss von Organisationen und Initiativen von Menschen mit Behinderungen, die sich dafür einsetzen, dass behinderte Menschen gleichberechtigt an HIV-Informationen und medizinischen/sozialen Dienstleistungen beteiligt werden.[277]

REISE- UND AUFENTHALTSBESCHRÄNKUNGEN

Mindestens 67 Länder beschränken die Einreise oder den Aufenthalt von
Menschen mit HIV. Arbeitsmigrant/innen wird nicht erlaubt, die Grenze
zu passieren, oder sie werden deportiert, wenn sie HIV-positiv sind. Die
Regierungen begründen das damit, dass sie die einheimische Bevölkerung schützen und hohe Behandlungskosten vermeiden möchten. Diese
Argumente sind jedoch nicht haltbar, da HIV nicht durch Kontakte wie
Händeschütteln oder Husten übertragen wird. Außerdem kann jede/r,
gleich ob HIV-positiv oder HIV-negativ und ob nationaler oder auslän-
discher Bürger/in, HIV-Übertragung durch präventives Verhalten verhindern.

Es ist diskriminierend und nicht mit den Menschenrechten vereinbar,
wenn Einreise und Aufenthalt aufgrund des HIV-Status verweigert werden. Außerdem trägt diese Politik dazu bei, HIV-positive Menschen zu
stigmatisieren, und gefährdet damit die HIV-Bekämpfung. Da die Arbeits-
migration wirtschaftliche Vorteile bringt und HIV-positive Menschen
behandelt werden können, ist auch das Argument der hohen Kosten für
das Gastland zurückzuweisen.

---

277 Africa Campaign on Disability and HIV & AIDS, http://www.africacampaign.info/
about-us/index.html

KRIMINALISIERUNG DER HIV-ÜBERTRAGUNG

In mindestens 36 Ländern bestehen Gesetze, die HIV-positive Menschen mit Strafe bedrohen, wenn sie das Virus übertragen. Diese Gesetze verletzen Menschenrechte und es gibt keine Hinweise, dass sie tatsächlich HIV-Infektionen verhindern. Sie gefährden eher die Prävention.[278] Das Virus überträgt sich meist, wenn Menschen nicht wissen, dass sie selbst oder ihr Sexualpartner HIV-positiv sind. Strafgesetze sind kein wirklicher Schutz für HIV-negative Menschen. Zum Schutz vor Infektion gibt es Präventionsmethoden, die bekannt sind, aber nicht ausreichend angewandt werden.

Manche befürworten die Kriminalisierung von HIV-Übertragung mit dem Argument, dass gerade Frauen Schutz benötigten. Frauen werden aber am besten geschützt, wenn sich Genderstrukturen und männliches Verhalten ändern. Notwendig ist es zudem, Frauen zu stärken und die Strafgesetze bei sexueller Gewalt konsequent anzuwenden. In Afrika, wo die meisten HIV-positiven Frauen nicht wissen, dass sie HIV-infiziert sind, kann die Drohung mit strafrechtlicher Verfolgung gerade diesen Frauen sehr schaden: Wenn sie aus Furcht vor Gewalt eine Beziehung weiterführen, riskieren sie eine Gefängnisstrafe – denn sie könnten ihren Ehemann mit HIV infiziert haben. Einige Länder kriminalisieren sogar Mütter, die das Virus auf ihr Kind übertragen könnten. In Simbabwe steht 20 Jahre Gefängnis darauf, wenn eine Frau Handlungen begeht, die zu einer HIV-Übertragung führen könnten. Dazu gehört die Geburt eines Kindes oder das Stillen. HIV-positive Frauen sind dann mit Strafe bedroht, sogar wenn das Baby sich nicht infiziert.[279] Ähnlich ist der Fall auch in Sierra Leone.

Die Gesetze kreieren zusätzlich eine Atmosphäre der Angst. UNAIDS empfiehlt, dass Regierungen HIV-Übertragungen nicht kriminalisieren sollten. Stattdessen müsse es genügend Präventionsprogramme geben. Die bestehenden Gesetze zum Schutz von Frauen sollten konsequent angewendet werden. HIV-Übertragung sollte nur bestraft werden, wenn

---

278 UNAIDS (2008): Policy brief on criminalization of HIV transmission, http://data.unaids.org/pub/BaseDocument/2008/20080731_jc1513_policy_criminalization_en.pdf
279 Richter Edwin Cameron aus Südafrika, der selbst seit Jahren offen mit HIV lebt: International AIDS Conference (2008): http://www.kaisernetwork.org/health_cast/uploaded_files/080808_ias_plenary_transcript.pdf

das Virus wirklich vorsätzlich übertragen wird, dazu reichen jedoch bestehende Strafgesetze aus.[280]

---

280 UNAIDS (2008). Policy brief on criminalization of HIV transmission, http://data.unaids.org/pub/BaseDocument/2008/20080731_jc1513_policy_criminalization_en.pdf

Kirchen und ökumenische Organisationen

Religion und Glaube spielen vor allem in afrikanischen, asiatischen und lateinamerikanischen Gesellschaften, aber auch in sog. säkularen europäischen Gesellschaften im Leben der Menschen eine bedeutende Rolle. Kirchen haben als religiöse Institutionen Einfluss auf die Gewissensbildung ihrer Mitglieder wie auf gesellschaftliche Normen. Kirchen haben daher auch eine bedeutende Rolle in der Antwort auf HIV/Aids. Sie haben viele Potentiale: Kirchen erreichen alle Menschen, auch in den entferntesten Landesteilen; sie genießen in der Bevölkerung hohe Glaubwürdigkeit – häufig mehr als staatliche Stellen; sie verfügen über viele Ressourcen, nicht zuletzt die Gläubigen in den Gemeinden.

In den ersten Jahren der Ausbreitung der Epidemie taten sich die Kirchen wie auch die Gesellschaften insgesamt schwer, mit der neuen Krankheit auf angemessene und nicht-diskriminierende Weise umzugehen. Trotzdem waren viele Kirchengemeinden neben säkularen Selbsthilfegruppen oft die einzigen, die sich um Sterbende und ihre Familien kümmerten. Kirchen und Kirchengemeinden leisten einen großen Teil der Versorgung von Menschen mit HIV, in Gesundheitseinrichtungen, in Pflege und Unterstützung zu Hause und in Programmen für Waisenkinder; sie führen „ganz selbstverständlich" viele HIV-Programme in Prävention, Behandlung und sozialer Unterstützung erfolgreich durch.

Einsicht und Engagement haben sich allerdings seit Beginn der Aids-Krise unterschiedlich entwickelt. Die Mehrzahl christlicher Glaubensgemeinschaften und Kirchen hat in einem oft mühsamen Prozess erkannt, dass sie trotz spontanen caritativen Engagements einer umfassenden Antwort auf HIV häufig im Weg standen und eher Teil des Problems als Teil der Lösung waren. Für die Kirchen in Afrika war die *„Global Consultation on Ecumenical Responses to the Challenges of HIV/AIDS in Africa"* in Kenia im Jahr 2001 ein wichtiger Schritt auf dem Weg zu mehr Offenheit.[281] Der dort verabschiedete Aktionsplan sagt: „Die Kirchen leben mit HIV/Aids. Die Kinder Gottes sterben an Aids. Als Menschen des Glaubens haben wir vieles getan, wir haben jedoch auch vieles vermieden. Wir bekennen unser Schweigen. Wir bekennen, dass unsere Worte und Taten manchmal schädlich waren und die Würde der Menschen verleugnet haben. Wir predigen die gute Nachricht, dass alle das Leben haben, und doch fürchten wir, dass wir zum Tod beigetragen haben." Der Aktionsplan geht weitreichende Verpflichtungen ein, um die Antwort auf die HIV-Krise in Afrika zu stärken.

Den Kirchen in Afrika zu einem offeneren Umgang mit HIV zu verhelfen und ihnen Zugang zu Informationen, Weiterbildung und Mitteln zu verschaffen ist auch das Ziel der Ökumenischen HIV/Aids-Initiative in Afrika, EHAIA (*Ecumenical HIV/AIDS Initiative in Africa*).[282] EHAIA arbeitet intensiv mit der Gesamtafrikanischen Kirchenkonferenz (*All African Conference of Churches AACC*), nationalen Kirchenräten und Verbänden HIV-Betroffener zusammen, führt Workshops und Ausbildungsprogramme durch, und berät Kirchen bei der Entwicklung von HIV-Policies, der Konzeption von Ausbildungselementen für die Seelsorge und der Planung von Projekten. Darüber hinaus verbreitet die Initiative auch Informationen und Materialien. Dadurch praktiziert EHAIA erfolgreich das Konzept der „HIV-kompetenten Kirche": „Eine HIV-kompetente Kirche stemmt sich gegen die Ausbreitung von HIV, verbessert die Lebensbedingungen derer, die selbst angesteckt oder davon betroffen sind, lindert die Auswirkungen von HIV und stellt Hoffnung und Würde der Menschen wieder her." EHAIA hat eine Reihe von Büchern herausgegeben, u. a. *„Living with Hope"* und *„Acting with Hope"*.[283]

In einigen Kirchen herrscht immer noch „Schweigen über HIV/Aids". Es gibt (in der Morallehre) begründete Widerstände, über HIV zu sprechen

---

281 World Council of Churches (2001): Plan of Action, The Ecumenical Response to HIV/AIDS in Africa, http://www.wcc-coe.org/wcc/news/press/01/hiv-aids-plan.html

282 EHAIA, http://www.oikoumene.org/en/programmes/justice-diakonia-and-responsibility-for-creation/hivaids-initiative-in-africa-ehaia.html

283 Ökumenischer Rat der Kirchen (2008): Bücher der Hoffnung, http://www.oikoumene.org/de/nachrichten/news-management/a/ger/article/1722/buecher-der-hoffnung.html

und sich mit den Ursachen offen auseinanderzusetzen. Eine wesentliche Rolle spielen aber auch kulturelle und soziale Rahmenbedingungen. Kirchen und ökumenische Organisationen haben jedoch zunehmend erkannt, dass sie sich des Themas HIV/Aids nicht nur als einer Option annehmen können, sondern dass die Epidemie sie in ihrem Kern betrifft. Sie realisieren, dass sie selbst „mit HIV/Aids leben" und von HIV betroffen sind. Die Menschen, die mit HIV leben und daran sterben, sind Mitglieder von Kirchengemeinden, leben in christlichen Familien; auch Pastor/innen und Priester sind infiziert und leben mit HIV/Aids. Die aktive Antwort auf HIV ist Auftrag und Verantwortlichkeit der Kirchen, in der Seelsorge, in der theologischen Lehrbildung, in der Diakonie, in Programmen und Projekten sowie in der Ausbildung von Mitarbeitenden und der heranwachsenden Generation.

Dass dies nicht nur für die Kirchen anderer Kontinente gilt, sondern auch europäische Kirchen betrifft, betont der Ratsvorsitzende der Evangelischen Kirche in Deutschland (EKD), Bischof Huber, im Vorwort zu einer von der Kammer für nachhaltige Entwicklung der EKD herausgegebenen Studie: „Im Gespräch mit kirchlichen Partnern in aller Welt müssen wir uns deshalb immer wieder wechselseitig daran erinnern, dass wir sowohl in den Ortsgemeinden als auch in der weltweiten christlichen Gemeinschaft zu dem einen Leib Christi gehören, der keine Ausgrenzungen kennt – auch nicht auf Grund einer bestimmten Infektion oder einer unheilbaren Krankheit. Vielmehr ist die Kirche durch eine Solidarität des Mitleidens bestimmt: Wenn ein Glied leidet, leiden alle anderen mit." [284]

In Deutschland haben Kirchen und ihre Organisationen die Betroffenheit von HIV/Aids anerkannt. So stellen der Evangelische Entwicklungsdienst (EED) und „Brot für die Welt" als kirchliche Hilfswerke in ihrem gemeinsamen „Policy Papier HIV/Aids" fest, dass sie im Verbund der Kirchen in Deutschland, der Partnerkirchen und der ökumenischen Hilfswerke in besonderer Weise verpflichtet sind, die Kirchen weltweit in ihrem Kampf gegen HIV/Aids zu unterstützen. [285] Begegnungen zwischen deutschen Aids-Seelsorger/innen und Betroffenen in Partnerkirchen haben gezeigt,

---

284 Kammer der EKD für nachhaltige Entwicklung (2007): Für ein Leben in Würde. Die globale Bedrohung durch HIV/Aids und die Handlungsmöglichkeiten der Kirche, http://www.ekd.de/EKD-Texte/ekd_texte91_0.html

285 Brot für die Welt/EED (2006): Policy Papier HIV/Aids, http://www.eed.de//fix/files/doc/EED_BfdW_HIV-Aids_2006.2.pdf

dass eine partnerschaftliche Vermittlung zwischen Erfahrungen in Deutschland und Problemen in Gebieten mit hoher HIV-Prävalenz für beide Seiten fruchtbar und hilfreich sein kann. Es bleiben jedoch noch große Aufgaben, um in der ökumenischen Zusammenarbeit der EKD, ihrer Gliedkirchen sowie der kirchlichen Entwicklungsorganisationen und der Missionswerke die Zusammenarbeit der Kirchen im Kampf gegen HIV/Aids zu sichern.

In aller Welt sind mittlerweile Kirchen und kirchliche Organisationen in der Antwort auf HIV und Aids engagiert. Im ökumenischen Lernen entwickeln sie Modelle, wie sie ihr Engagement verbessern können.

Amity Foundation wurde durch eine Initiative chinesischer Christ/innen im Jahr 1985 gegründet, als eine unabhängige NRO, die Bildung, soziale Dienste, Gesundheit und ländliche Entwicklung in China fördert.[286] Trotz einiger Fortschritte in der Antwort auf HIV/Aids gibt es in China noch immer große Herausforderungen in der Bewusstseinsbildung, bei der Unterstützung von Menschen mit HIV und bei der Bekämpfung der Stigmatisierung. Amity ist mit Informationskampagnen zu HIV tätig und veranstaltet mit ökumenischen Partnern Workshops, in denen Erfahrungen in der Betreuung von chronisch kranken HIV-infizierten Menschen ausgetauscht werden. Dadurch wird den Teilnehmenden klar, dass sie nicht allein sind im Kampf gegen Aids. Im ökumenischen Dialog werden neue Möglichkeiten über Länder und Kontinente hinweg geschaffen.[287] Ein Ehepaar berichtet von seinen Erfahrungen: „Als wir erfuhren, dass wir HIV-infiziert sind, wurden wir aus dem Haus gejagt. Es blieb uns zunächst nichts, als auf den Tod zu warten. Unser Leben hat sich jedoch völlig verändert, als wir Pastor Yan begegneten. Er schlug uns vor, dass wir Schweine züchten sollten. Dies war ein Teil der Einkommen schaffenden Projekte von Amity. Dies hat uns geholfen, zusammen mit der kostenlosen medikamentösen Behandlung, die wir durch die Regierung erhalten. Gott hat uns gerettet."[288]

---

286 Amity Foundation, http://www.amityfoundation.org/wordpress/?page_id=14
287 Amity Newsletter (Jan-März 2007) Workshop, http://www.amitynewsletter.org/index.php?issueNo=80
288 Amity Foundation (2008): Annual Report 2007

In Indien sorgt sich der *Madras Christian Council of Social Services* in einem Programm[289] speziell um Sexarbeiterinnen, um HIV-Infektionen zu verhindern. Dazu wird Bewusstsein über das HIV-Risiko vermittelt und Kondombenutzung gefördert. HIV-positive Frauen erhalten Behandlung und Unterstützung.

Kirchen und ökumenische Organisationen wie die *Ecumenical Advocacy Alliance (EAA)* haben sich mit Erfolg dafür eingesetzt, dass ihre Vertreterinnen und Vertreter auch in UN-Organisationen, bei Gebern und internationalen sowie regionalen Aids-Konferenzen gehört werden und selbst mit am Tisch sitzen, wenn Erfahrungen ausgetauscht, Richtlinien ausgearbeitet und Entscheidungen über HIV-Programme und Finanzierungen getroffen werden.[290] Jedoch haben Kirchen und ökumenische Organisationen häufig nicht den Einfluss auf politische Willensbildung und Entscheidungen, der ihnen der Bedeutung ihres Engagements nach eigentlich zukommen müsste. Obwohl in den letzten Jahren Fortschritte erzielt wurden, wird von Regierungen und nicht-kirchlichen Nichtregierungsorganisationen der Beitrag, den Kirchen und ökumenische Organisationen in der Antwort auf HIV leisten, häufig nicht ausreichend anerkannt. Auf kirchlicher wie auf nicht-kirchlicher Seite herrschen noch Vorurteile, die eine fruchtbare Zusammenarbeit erschweren. Zur Eindämmung von HIV/Aids und im Einsatz für die Wahrung der Menschenrechte und der Würde der Betroffenen ist eine verbesserte Zusammenarbeit jedoch dringend erforderlich.

HIV/AIDS UNTER GEISTLICHEN

Der Vorsitzende des Lutherischen Weltbundes, Bischof Hanson, mahnt an: „Religiöse Führer sollten über Menschen mit HIV nicht als Objekte von Zuwendung, Sorge und Anwaltschaft sprechen, sondern sie sollten sie als volle Mitglieder und Leiter in religiösen Gemeinden ansehen. Und religiöse Führer, die ja meistens heterosexuell und männlich sind, sollten bereit sein, sich selbst verletzlich zu machen und offen über ihre eigene Sexualität zu sprechen und nicht nur von sicherer Position aus über die

---

289 Madras Christian Council of Social Services: STI/AIDS/HIV Prevention among Women in Prostitution, http://mccss.org/projects_fcc.htm
290 EAA, http://www.e-alliance.ch/

Sexualität von anderen, die homosexuell, lesbisch oder bisexuell sind."
Bischof Hanson gab auf der Ökumenischen Aids-Konferenz im Jahr
2008 ein Zeichen, indem er zwei HIV-positiven Frauen die Füße
wusch.[291]

Es kann auch große positive Auswirkungen haben, wenn Christinnen
und Christen in verantwortlichen kirchlichen Positionen sich offen
dazu bekennen, HIV-positiv zu sein. Sie geben damit dem Umgang
mit HIV ein Gesicht und machen deutlich, dass Kirchen selbst zutiefst
von HIV betroffen sind, dass es nicht ein „Problem der anderen" ist.
HIV-positive Kirchenleitende sprechen die Sprache der Kirchen und
können sie auf besondere Art „von innen" herausfordern.

Dies ist auch die Erfahrung des Netzwerks INERELA+ (*International
Network of Religious Leaders Living With or Personally Affected by
HIV and AIDS*, Internationales Netzwerk der Kirchenführer, die mit HIV
und Aids leben oder persönlich davon betroffen sind), das in 23 afrikanischen Ländern und auch in Asien, Lateinamerika und Europa
wirkt.[292]

Zum Beispiel unterstützt das südafrikanische Netzwerk SANERELA+
(*South African Network of Religious Leaders Living With or Personally
Affected by HIV/AIDS*) Geistliche aus verschiedenen Bereichen, ein-
schließlich traditionelle spirituelle Heiler, und besonders weibliche
Geistliche. Sie sollen zu Vorbildern werden, die ihre Gemeinden im
Leben mit HIV leiten können.[293]

Die Erfahrungen der engagierten Geistlichen verdeutlichen, wie sehr
Menschen an und in der Kirche leiden können, wie sehr jedoch auch die
Kirchen ein Ort sein können, an dem Menschen Geborgenheit finden,
angenommen werden und Hoffnung erfahren.

---

291 Faith in action Now!, http://iac.e-alliance.ch/2008/08/faith-reps-take-challenges-
  home/#more-152
292 ANERELA+ (African Network of Religious Leaders Living With or Personally
  Affected by HIV/AIDS), http://www.anerela.org/
293 Red Ribbon Award (2008), http://www.redribbonaward.org/content3.php?lg=en&pg=
  winner_2008_08

Patricia Sawo, eine Pastorin aus Kenia,[294] wurde 1999 HIV-positiv getestet. Zu der Zeit hatte sie eine verantwortliche Position in ihrer Kirche inne. Sie hatte immer gelehrt, dass HIV ein Fluch und eine Strafe Gottes sei. Als Kirchenführer in Kenia vorschlugen, alle Menschen mit HIV zu identifizieren und zu isolieren, bekannte sie sich öffentlich zu ihrem HIV-Status. Dieser mutige Schritt hatte jedoch katastrophale Folgen für sie: Sie verlor ihren Arbeitsplatz in der Kirche. Auch ihr Ehemann verlor seine Arbeit und die Familie ihr Haus, und fast alle Freunde verließen sie; mit der zunehmenden finanziellen Armut konnten auch die Kinder nicht mehr die Schule besuchen – dies alles war eine Folge der Stigmatisierung.

Zwei Jahre lang lebte sie völlig isoliert und einsam. Schließlich traf sie andere HIV-positive Geistliche. Die Worte des anglikanischen Priesters Gideon Byamugisha aus Uganda, dass HIV gemeistert und der Tod verhindert werden kann, veränderten ihr Leben. Sie begann mit dem Aufbau eines Landesnetzwerks von HIV-positiven Geistlichen in Kenia. Als sie offen in der Kirche über HIV sprach, kamen so viele Rat- und Hilfesuchende zu ihr, dass schließlich ein Zentrum für Kranke mit einem Kindergarten für von HIV betroffene Kinder gebaut wurde. Patricia kann heute offen über HIV sprechen und ist Vorbild und Kraftquelle für viele Menschen.

Einige Geistliche haben sich in den letzten Jahren selbst öffentlich einem HIV-Test unterzogen, so im Jahr 2007 Erzbischof Benjamin Nzimbi von der Anglikanischen Kirche in Kenia: „Die Kirche hat ein biblisches Mandat, zum Kampf gegen HIV und Aids beizutragen, indem sie sich in besonderem Maße für Prävention und Versorgung engagiert. Ich habe diesen Schritt unternommen und einen HIV-Test machen lassen und dränge alle Bischöfe, Geistliche und die Laien in verantwortlicher Position in der Kirche, kühner und offener mit ihren Gemeinden und speziell mit den Jugendlichen über Aids zu sprechen."[295]

HIV-infizierte Menschen sollten bei der Antwort der Kirchen auf HIV/Aids eine zentrale Stellung einnehmen. Ihre Potentiale müssen verstärkt ange-

---

294 Ecumenical Preconference (2008): Faith in Action Now! http://www.kaisernetwork. org/health_cast/hcast_index.cfm?display=detail&hc=2819
295 Anglican Church of Kenya, Current News (2008), http://www.ackenya.org/current_ news.htm

nommen werden. Nur so können Kirchen den Reichtum und die Vielfalt ihrer Mitglieder nutzen und davon überzeugen, dass alle der Leib Christi sind. Die noch häufig gemachte Unterscheidung von „denen, die mit HIV leben" und „uns" muss überwunden werden. Christinnen und Christen sollen erkennen und in ihren Taten umsetzen, dass „einige von uns" HIV-infiziert sind, und dass es keine Trennung gibt zwischen HIV-positiven und HIV-negativen Menschen.[296]

Wenn HIV-positive Menschen in alle Aids-Aktivitäten und -Programme einbezogen werden, können sie als verwundete Heiler anderen Heilung bringen. Die Kirchen können auf diese Weise in ihren Gemeinschaften und Gemeinden zum Leib Christi werden.[297] Das ist für manche Geistliche und Gemeinschaften jedoch noch immer eine schmerzliche Herausforderung.

Nach ersten Gesprächen im Jahr 2001 folgten regionale Konsultationen von Geistlichen der Südasiatischen Kirchen und interreligiöse Konferenzen mit Teilnehmenden aus Buddhismus, Christentum, Hinduismus, Islam und anderen Religionen. Im Jahr 2005 wurde schließlich das *„Asian Interfaith Network on AIDS (AINA")* gegründet, das nationale interreligiöse Netzwerke stärkt und Kapazitäten von Glaubensgemeinschaften (*faith-based organisations*) in ihrer Antwort auf HIV/Aids aufbaut. AINA involviert Menschen mit HIV in Programmplanung und -durchführung: „Die Stimmen von Menschen mit HIV, ihre Erfahrungen und ihre Gegenwart sind Geschenke. AINA möchte *mit* Menschen mit HIV sprechen und nicht *über* sie."[298]

296 World Council of Churches (2001): Plan of Action, The Ecumenical Response to HIV/AIDS in Africa, http://www.wcc-coe.org/wcc/news/press/01/hiv-aids-plan.html
297 Ecumenical Preconference (2008): Faith in Action Now! http://www.kaisernetwork. org/health_cast/hcast_index.cfm?display=detail&hc=2819
298 Asian Interfaith Network on HIV/AIDS, http://www.asiaina.org/index.php

PRÄVENTION

Während Pflege und Unterstützung für Menschen mit HIV meist ein integraler Bestandteil des kirchlichen Alltags sind, tun sich Kirchen schwerer mit der Unterstützung von HIV-Prävention. Es fällt häufig besonders schwer, offen und vorurteilslos über Prävention der sexuellen Übertragung zu sprechen. Die Übertragung im Zusammenhang mit Drogengebrauch wird oft völlig ausgeblendet, da Drogengebrauch an sich von vielen Kirchen tabuisiert wird.

Häufig werden Ansätze verwandt, die bestimmte Präventionsmittel wie Kondome ausblenden und einseitig auf sexuelle Abstinenz abzielen. Kirchen sollten jedoch anerkennen, dass mit Kondomen HIV-Übertragung verhindert werden kann – wenn auch kein Präventionsmittel zu 100 Prozent sicher ist. Mehr und mehr Kirchen haben sich jedoch für eine umfassende Präventionskonzeption entschieden, die offen für alle Präventionsmethoden ist und die strukturellen Ursachen für Infektionen, wie Ungleichheit der Geschlechter, traditionelle und kulturelle Praktiken sowie die Gefahr von Stigmatisierung und Ausgrenzung berücksichtigt.

Viele Menschen innerhalb und außerhalb der Kirchen kritisieren den Zugang der Kirchen zu Prävention und setzen Kirchen pauschal mit „Anti-Kondom-Fundamentalisten" gleich. Von diesen Kritiker/innen sollte jedoch anerkannt werden, dass sich viele Kirchen um einen umfassenden und offenen Umgang mit Prävention bemühen und dass vor Ort viele notwendige Einsichten umgesetzt werden, auch wenn dies im Gegensatz zu offiziellen Leitlinien stehen mag.

Kritiker sollten auch anerkennen, dass Abstinenz die sicherste Methode zur Verhinderung von HIV und anderen sexuell übertragbaren Krankheiten ist. Dabei dürfen die in der praktischen Umsetzung auftretenden Schwierigkeiten nicht mit einer grundsätzlichen Unmöglichkeit verwechselt werden. Sexuelle Abstinenz kann in vielen Lebenslagen eine Option sein. Dies gilt besonders für junge Menschen, bei denen temporäre Abstinenz durch Heraufsetzung des Alters des ersten sexuellen Verkehrs auch epidemiologisch nachgewiesenermaßen zur Senkung der HIV-Infektionen führt. Aber sie darf nicht als ausschließliche Methode für alle oder isoliert betrachtet und verfochten werden.

Das Aids-Programm der Evangelisch-Lutherischen Kirche in der Republik Namibia (*ELCAP*) integriert erfolgreich Prävention und Sorge um die Betroffenen: „Eine mögliche Antwort auf HIV/Aids ist die Forschung nach einer Heilungsmöglichkeit. Es gibt aber auch eine andere Möglichkeit, die einen Lichtstrahl in das Dunkel von Krankheit und Tod bringt, das sich auf jene richtet, die sich Aids schon zugezogen haben: eine Antwort der Liebe." *ELCAP* leistet Bildungsarbeit und Aufklärungskampagnen in der Tourismusbranche und im Agrarsektor. *ELCAP* möchte, dass HIV-infizierte Menschen Verantwortung für das Programm übernehmen und sich damit identifizieren. 600 Freiwillige engagieren sich ehrenamtlich, und Menschen, die selbst von Aids betroffen sind, unterstützen sich gegenseitig.[299]

Die *Kale Heywet Church* in Äthiopien ändert Einstellungen und Verhalten der Gemeinden (*community behaviour*) zu HIV/Aids und vermindert die Stigmatisierung. Durch ehrenamtliche Mitarbeitende wird daran gearbeitet, die Ausbreitung von HIV zu stoppen und das Leben der Menschen mit HIV zu verbessern. Dazu wird auch die traditionelle äthiopische Kaffee-Zeremonie genutzt, die Freunde und Nachbarn einschließt. Dies hat sich als ein sehr erfolgreicher Ansatz erwiesen.[300]

Dazu gehört auch, dass Kirchen über Wissensvermittlung hinaus Menschen emotional und sozial so stärken, dass diese nicht in Situationen kommen, in denen sie sich oder andere mit HIV infizieren können. Dazu ist eheliche Treue wichtig; aber wichtig ist auch, dass beide Partner ihren HIV-Status kennen. Die unhinterfragte Forderung der „Treue", die das Wissen über den HIV-Status der Partner nicht einbezieht, kann bei hoher HIV-Prävalenz dazu führen, dass sich der HIV-negative Partner durch den HIV-positiven Partner infiziert. Für Paare, bei denen beide oder einer der Partner HIV-positiv sind, sind Kondome – neben der sexuellen Enthaltsamkeit – das einzige Mittel, eine HIV-Übertragung bzw. eine Reinfektion zu vermeiden. Die Kirchen sind vor allem hinsichtlich dieses Problems in den letzten Jahren zunehmend toleranter geworden und

---

299 VEM, Abraham Kheibeb über das Aidshilfe-Programm der ELCRN, http://www.vemission.org/archiv/details/article/28/wir-wollen/

300 Red Ribbon Award (2006): http://www.redribbonaward.org/content3.php?lg=en&pg=winner_2006_04

erlauben Ehepaaren mit unterschiedlichem HIV-Status die Kondom-benutzung zur Verhütung der Infektion des HIV-negativen Partners.

Jahrelang wurde von vielen Kirchen in der Prävention das *„ABC-Modell"* propagiert, das für *„Abstinence, Be faithful, Use Condoms"* (sexuelle Abstinenz, Treue und Kondome) steht. Andere Kirchen betonen nur Abs-tinenz und Treue, vertreten in der Praxis aber häufig alle drei Komponen-ten. Der ABC-Ansatz wird jedoch kritisiert, weil er den Gebrauch von Kondomen implizit als eine Ermutigung zu Untreue beinhalte oder aber jemanden automatisch als unfähig zur Treue ausweise und dadurch stig-matisiere. Unterstützt wird damit die weitverbreitete Annahme, dass ein HIV-positiver Mensch sich immer durch eheliche Untreue infiziert hat. Ein HIV-negativer Mensch hat jedoch auch in der Ehe ein Risiko, sich mit HIV zu infizieren, wenn der Partner HIV-positiv ist – selbst wenn der HIV-negative Partner treu ist. Der Ansatz impliziert ferner, dass man keine Kondome benutzen muss, wenn man treu ist – dies ist jedoch nur der Fall, wenn beide Partner HIV-negativ und treu sind.

Außerdem berücksichtigt der ABC-Ansatz nur die sexuelle Übertragung von HIV. Dies ist jedoch stigmatisierend und irreführend, da HIV auch durch Bluttransfusionen, Drogengebrauch und von der Mutter auf das Kind über-tragen werden kann. Der Ansatz ist zudem nicht ausreichend, da er die Verantwortung für Prävention nur bei den einzelnen Menschen sieht und die strukturellen und sozialen Ursachen von HIV (wie Geschlechterunge-rechtigkeit und mehrere sexuelle Partner zum Beispiel im Zusammenhang mit Mobilität) nicht berücksichtigt. In der globalen Diskussion wird inzwi-schen die „Kombinations-Prävention" favorisiert (siehe Kapitel Prävention).

Wegen der Defizite des ABC-Ansatzes hat das Netzwerk *INERELA+* den Ansatz „SAVE" entwickelt:[301]

– „S" steht für „sichere Praktiken" (*safer practices*); dies beinhaltet den Gebrauch von sauberem Injektionsbesteck bei Drogengebrauch, sichere Bluttransfusionen und den Gebrauch von Kondomen.

– „A" steht für „zur Verfügung stehende Medizin" (*available medications*); das bezieht sich auf antiretrovirale Medikamente, Behandlung von anderen mit HIV assoziierten Krankheiten, ausreichende Ernährung.

---

301 (englisch für „sicher", mit der Anspielung auf *saved*, das ist gerettet)

- „V" steht für freiwillige HIV-Tests und Beratung (*voluntary HIV counselling and testing*); Menschen, die wissen, dass sie HIV-positiv sind, können sich und andere schützen und können ein gesundes, produktives und positives Leben führen.

- „E" steht für Ermächtigung durch Wissensvermittlung und Aufklärung (*empowerment through education*), die Verdrängung, Stigmatisierung und Diskriminierung bekämpft.

Die *Evangelical Church of West Africa (ECWA)* in Nigeria benutzt das *SAVE*-Modell als einen umfassenden Ansatz zu Prävention: „Noch bis vor kurzem stand die ECWA der Kondombenutzung ablehnend gegenüber. Man konzentrierte sich auf Verhaltensänderung. Dies setzte jedoch voraus, dass die Menschen, an die die Botschaft gerichtet war, eine Wahl hatten. Zum Beispiel haben Frauen, die zur Prostitution gezwungen werden, diese Wahl nicht. Man erkannte, dass dies nicht effektiv in der Prävention war."[302]

„Ich hatte keine Wahl." Herlyn Uiras aus Namibia überlebte Entführung und Vergewaltigung, als sie 16 Jahre alt war und zusammen mit ihrer Freundin von einem Lastwagenfahrer nach Südafrika mitgenommen wurde. „In Johannesburg wollte er Sex mit mir haben und drohte, mich zu schlagen, wenn ich nicht nachgab." Schließlich gelang es ihnen zu fliehen. Sie trafen jemanden, der sie in ein Haus mitnahm, wo sie wieder missbraucht wurden. Uiras wurde krank und HIV-positiv diagnostiziert. „Ich wollte mich umbringen", erinnert sie sich. Schließlich gelang es ihr, nach Namibia zurückzukehren, wo sie Behandlung erhielt. Erst nach anderthalb Jahren wagte sie es, sich ihren Eltern anzuvertrauen. Sie arbeitet inzwischen mit in der HIV-Aufklärung in Schulen und ist heute die Botschafterin der Hoffnung der *Churches United Against HIV and AIDS* (CUAHA) und klärt in Kirchen über Menschenhandel, sexuellen Missbrauch und Menschenrechtsverletzungen auf.[303]

---

302 Faith in Action (2008), http://iac.e-alliance.ch/d-iac/wp-content/uploads/2008/08/faithinaction-4.pdf

303 Faith in Action (2008): http://iac.e-alliance.ch/d-iac/wp-content/uploads/2008/08/faithinaction-5.pdf

HIV-Prävention muss über die Beeinflussung des individuellen Verhaltens hinausgehen und auf die Änderung der sozialen, kulturellen und politischen Verhältnisse abzielen, die einen für HIV-Übertragung günstigen Kontext schaffen und das Risiko der Verletzlichkeit einer Infektion erhöhen. „Christinnen und Christen müssen in Theologie und Praxis ihre Verantwortung für die Überwindung ungerechter Strukturen übernehmen und bei der Aufhebung struktureller Gewalt und Benachteiligung aktiv mitarbeiten."[304] Dies ist zwar schon ansatzweise in vielen kirchlichen Programmen geschehen, die Kirchen müssen sich dieser Aufgabe jedoch umfassender und offener stellen.

Für eine umfassende und wirksame Prävention müssen junge Menschen eine gute Sexualaufklärung erhalten, die altersgemäß und kompetent informiert und ihnen die verschiedenen Optionen für die Gestaltung ihres Sexuallebens aufzeigt. In Namibia haben die Evangelisch-Lutherischen Kirchen Hunderte von jungen Menschen darin ausgebildet, mit anderen Jugendlichen über HIV/Aids zu sprechen. In den USA hat die *United Church of Christ* ein Programm entwickelt, das die Menschen ungeachtet ihrer sexuellen Orientierungen unterstützt und Leben durch erfolgreiche Prävention rettet.[305]

Prävention muss in vielen gesellschaftlichen Zusammenhängen geschehen, unter anderem am Arbeitsplatz, und muss auch die private Wirtschaft einbeziehen. Die Evangelische Kirche im Rheinland (EKiR), die Evangelische Kirche von Westfalen und die Lippische Landeskirche engagieren sich in dem Projekt „Kirche und Wirtschaft gegen HIV & AIDS" in Südafrika und Namibia. Das Projekt zeigt, dass die Kirchen ein Potenzial haben, das andere gesellschaftliche Kräfte nicht in dieser Weise haben, nämlich eine Vertrauensbeziehung zu Menschen in allen gesellschaftlichen Schichten.[306]

---

304 Brot für die Welt/EED (2006): Policy Papier HIV/Aids, http://www.eed.de//fix/files/doc/EED_BfdW_HIV-Aids_2006.2.pdf

305 EAA Ökumenische Vorkonferenz (2008): http://www.kaisernetwork.org/health_cast/hcast_index.cfm?display=detail&hc=2819

306 Kirche und Wirtschaft gegen HIV & AIDS, http://www.moewe-westfalen.de

HEILUNGSAUFTRAG

Gesundheitsversorgung und Heilung von kranken Menschen sind eine unabdingbare Dimension der Nachfolge Jesu Christi. Es gehört zum Wesen der Kirchen, diesem Auftrag nachzukommen; er ist nicht optional. Schon 1964 formulierte die Christliche Medizinische Kommission (*Christian Medical Commission*) des Weltrates der Kirchen: „Die christliche Kirche hat eine besondere Aufgabe auf dem Gebiet des Heilens. Die Kirche kann sich dieser Verantwortung nicht entledigen, indem sie diese auf andere überträgt. Christliches Verständnis von Heilung leitet sich davon ab, was Heilung im Sinne Jesu bedeutete. Heilung ist ein Zeichen des Reiches Gottes."[307] Die Kirche orientiert sich am Heilungsauftrag Jesu und sieht Heilung als ein umfassendes Geschehen. Wenn Menschen ohne Angst vor Stigmatisierung über Aids sprechen können, einen HIV-Test machen lassen und wenn HIV-positive Menschen von Christinnen und Christen angenommen werden, dann können Gemeinden heilende Gemeinschaften werden.

In vielen Ländern leisten kirchliche Gesundheitsorganisationen einen wesentlichen Beitrag zur Gesundheitsversorgung, in einigen Ländern Afrikas 40 Prozent und mehr.[308] Viele Kirchen sind zum Beispiel in der Ausweitung der antiretroviralen Behandlung engagiert. Durch die Armut der Gemeinden können christliche Einrichtungen die Gesundheitsversorgung der Menschen jedoch nur schwer aus eigener Kraft leisten. Die Kirchen in Europa, die sich im 19. Jahrhundert in der Mission in Bildung und Gesundheit engagiert hatten, haben sich seit der Unabhängigkeit der Staaten zunehmend zurückgezogen. Zur schlechten Ressourcenausstattung trägt auch die Abwanderung von Gesundheitsfachkräften bei. Christliche Ärztinnen, Ärzte und Krankenschwestern haben zumeist eine sehr hohe Arbeitsethik, sind getragen von ihrer christlichen Motivation und wollen den Menschen im Sinne der Nachfolge Jesu dienen. Ärzte und Krankenschwestern wandern jedoch von den kirchlichen Krankenhäusern in reiche Industrieländer und auch in staatliche Gesundheitseinrichtungen ab, wo sie bessere Arbeitsbedingungen finden.

---

307 Deutsches Institut für Ärztliche Mission (Hrsg.) (2007: Gesundheit, Heilung und Spiritualität im deutschen Kontext, http://www.difaem.de/

308 WHO (2007): Appreciating assets: mapping, understanding, translating and engaging religious health assets in Zambia and Lesotho. World Health Organization, Geneva.

Beim Globalen Fonds[309] erhielten von 2002 bis 2006 Kirchen und andere Glaubensgemeinschaften 5,4 Prozent der vom Fonds vergebenen Mittel.[310] Zum Beispiel hat die Kirchliche Gesundheits-Assoziation von Sambia *(Churches Health Association of Zambia)* bis Ende 2008 antiretrovirale Medikamente für 17.000 Menschen bereitgestellt und mehr als 100 kirchliche Gesundheitseinrichtungen für die Tuberkulosebehandlung ausgerüstet. Dieser Anteil an den Geldern des Globalen Fonds ist jedoch der tatsächlichen quantitativen Bedeutung der kirchlichen Gesundheitseinrichtungen noch nicht angemessen. Die Kirchen nennen die Komplexität der Antragstellung, mangelnden Zugang zu nationalen Entscheidungsgremien und begrenzte personelle Ressourcen als Herausforderungen für einen größeren Mittelzugang.[311] Nach den Richtlinien des Globalen Fonds sollen Kirchen und andere religiöse Gemeinschaften durch eigene Vertreter/innen in den Ländergremien vertreten sein, die über Anträge befinden und die Mittelvergabe überwachen. Dies wurde in 87 Prozent der Länder auch umgesetzt.

„Alle Mitglieder stellen umfassende und nachhaltige Gesundheitsdienste von guter Qualität bereit und bezeugen Christi heilendes Handeln" – das ist die „Vision" der *Christian Health Association of Kenya (CHAK)*.[312] Die in CHAK zusammengefassten kirchlichen Gesundheitseinrichtungen stellen etwa 20 Prozent der Gesundheitsdienste in Kenia.[313] CHAK koordiniert die Gesundheitsversorgung in 435 Gesundheitseinrichtungen: „Als ein wesentlicher Faktor in der Gesundheits-

---

309 Global Fund Presentation at Ecumenical Preconference Mexico (2008): The Global Fund and Faith-Based organisations: http://www.theglobalfund.org/documents/events/mexico2008/FBO_Presentation.pdf

310 Hauptempfänger können die Gelder an die Zweitempfänger für deren Programme weitergeben, sie sind jedoch für die Implementierung verantwortlich. Weitere 500 FBOs erhielten als Zweitempfänger (sub recipients) Mittel.

311 Global Fund Presentation at Ecumenical Preconference Mexico (2008): The Global Fund and Faith-Based organisations: http://www.theglobalfund.org/documents/events/mexico2008/FBO_Presentation.pdf

312 CHAK Vision, Mission and Goals, http://www.chak.or.ke/index.php?option=com_content&task=view&id=14&Itemid=27, (All member units providing comprehensive and sustainable quality health services to all and witnessing to the healing ministry of Christ.)

313 CHAK Times (2007): http://www.chak.or.ke/index.php?option=com_docman&task=cat_view&gid=24&Itemid=54

versorgung und als eine Glaubensgemeinschaft hat CHAK sowohl eine sehr große Verantwortung als auch einen einzigartigen strategischen Vorteil in der Antwort auf Aids. Die Ziele des HIV/Aids-Programms sind die Senkung der HIV-Übertragung und die Verbesserung der Lebensqualität von Menschen mit HIV und Betroffenen durch umfassende Pflege und Unterstützung." Dazu setzt sich CHAK unter anderem dafür ein, dass nationale Gesetze verabschiedet werden, die der HIV-Prävention und der Milderung der sozialen Folgen von HIV/Aids dienen. In Partnerschaft mit dem Ökumenischen Pharmazeutischen Netzwerk werden antiretrovirale Behandlungen und die Ausbildung von Gesundheitsfachkräften ermöglicht.

Das Masangane-Projekt der *Moravian Church* (Herrnhuter Brüdergemeine) in Südafrika konzentrierte sich anfangs auf HIV-Präventionsmaßnahmen und die Betreuung von Aids-Kranken und Waisenkindern. Als die antiretrovirale Behandlung verfügbar wurde, wurde eine Koordinatorin für die Überwachung der Behandlung, Beratung und Unterstützung der Patienten/innen und für die Ausbildung von freiwilligen Helfer/innen eingestellt. Kranke werden zu Hause versorgt, und in Selbsthilfegruppen treffen sich Betroffene, meist HIV-positive Frauen, um gemeinsam Perlenschmuck herzustellen. „Für die Teilnehmerinnen ist das manchmal der einzige Ort, wo sie offen über ihre Probleme sprechen können." Von dem Projekt geht eine große Signalwirkung aus, die über die kirchlichen Grenzen hinausreicht.[314]

Millionen von Freiwilligen und Ehrenamtlichen in Kirchengemeinden überall auf der Welt betreuen HIV-Kranke zuhause, versorgen Waisenkinder und unterstützen Menschen in der antiretroviralen Behandlung. Viele von ihnen sind selbst HIV-positiv. Überwiegend sind es Frauen, die sich, meist ohne irgendeine Aufwandsentschädigung, unter großem persönlichen Einsatz und häufig unter Aufbringen ihrer eigenen knappen Ressourcen in christlicher Nächstenliebe engagieren. Ihr Engagement ist anzuerkennen und darf nicht als selbstverständlich betrachtet werden. Diese Christinnen und Christen bezeugen Gottes Willen, dass wir in versöhnter und heilsamer Gemeinschaft mit unseren Mitmenschen und

---

314 Difäm: Masangane-Projekt, http://www.difaem.de/

in der Gemeinschaft mit Gott leben. Gott gibt jedem Menschen seine eigene Würde – er ist nicht gleichgültig dem Leiden gegenüber, sondern reagiert auf menschliches Leiden mit Barmherzigkeit und Gnade.

ANWALTSCHAFT

Christen sind dazu gerufen, sich für andere einsetzen. Sie sollen ihre prophetische Rolle wahrnehmen, um Stigmatisierung und Diskriminierung zu überwinden und allen von HIV betroffenen Menschen ein Leben in Würde zu ermöglichen. Sie sollen in der Öffentlichkeit und bei politischen Entscheidungsträgern Anwälte dafür sein, dass alle Menschen Zugang zu Prävention haben, dass HIV-infizierte Menschen lebensrettende Behandlung erhalten und dass Frauen und Mädchen in der Kirche nicht der Dominanz von Männern ausgeliefert sind. Viele Kirchen und ökumenische Organisationen sind in der Advocacy-Arbeit (Anwaltschaft) gegen die Bedrohung durch HIV/Aids engagiert. Zum Beispiel forderte der Südafrikanische Rat der Kirchen (*South African Council of Churches, SACC*), vom Gesundheitsministerium, Richtlinien für die Prävention der Mutter-zu-Kind-Übertragung von HIV herauszugeben.[315]

Seit 2001 ist die *Ecumenical Advocacy Alliance* (Globales Ökumenisches Aktionsbündnis, EAA)[316] als ökumenisches Netzwerk mit mehr als 100 teilnehmenden Kirchen, kirchlichen und ökumenischen Organisationen engagiert: „Schweigen und Passivität sind keine Optionen für Christ/innen. Ungerechtigkeit und Leiden fordern uns zu Aktionen auf in einer Welt, die verzweifelt Menschen des Glaubens braucht, um Änderungen zu bewirken." Die EAA hält Geistliche, Kirchen und Regierungen verantwortlich für die Umsetzung der Versprechen, die sie im Kampf gegen HIV/Aids gemacht haben. Außerdem setzt sich die EAA für mehr Ressourcen ein, für den Schutz der Menschenrechte und für eine Haltung der Solidarität, die Stigmatisierung und Diskriminierung zurückweist. Sie engagiert sich in den Generalversammlungen der

---

315 South African Council of Churches (2008): Churches call for action to halt HIV transmission, http://www.sacc.org.za/news08/PMTCT.html
316 EAA, http://www.e-alliance.ch/index.jsp

Vereinten Nationen, hat bei den zweijährlich stattfindenden Internationalen Aids-Konferenzen (2004 Bangkok, 2006 Toronto, 2008 Mexico City) ökumenische Vorkonferenzen organisiert und gibt *Action Alerts* und *Bulletins* heraus. Damit unterstützt sie die teilnehmenden Organisationen und Individuen in ihrer Arbeit zu HIV. Die EAA hat mehrere Publikationen herausgegeben:

– *„Keep the promise"*, ein Handbuch für Lehrer/innen;[317]

– *„Exploring solutions"*; dieses Buch will den Kirchen helfen, offen über HIV-Prävention zu sprechen und sich zu engagieren;[318]

– *„Discrimination, isolation, denial"*, ein Aktionshandbuch zu Reisebeschränkungen von Menschen mit HIV;[319]

– *„Scaling up effective partnerships"*, Empfehlungen für die Arbeit mit religiösen Organisationen in der Antwort auf HIV und Aids; es soll säkularen Organisationen helfen, Kirchen und andere religiöse Gemeinschaften besser zu verstehen und wirksamer mit ihnen zusammenzuarbeiten.[320]

In Deutschland sind Landeskirchen, Diözesen, Kirchenkreise, Gemeinden, Eine-Welt-Gruppen u. a. Mitglieder im Aktionsbündnis gegen AIDS und engagieren sich in ökumenischer Verbundenheit.[321] Die kirchlichen Mitglieder haben von dem Zusammenschluss und der Plattform profitiert, ihre eigene Aids-Arbeit hat Impulse bekommen und ist durch den Austausch vertieft worden. Umgekehrt hat auch das Aktionsbündnis von den kirchlichen Mitgliedern profitiert.

---

317 EAA (2006), http://www.e-alliance.ch/keepthepromise.jsp
318 EAA (2007), http://www.e-alliance.ch/hivaids_exploringsolutions.js
319 EAA (2008), http://www.e-alliance.ch/hivaids_travelrestrictions.jsp
320 EAA (2007), http://www.e-alliance.ch/hiv_faith_guide.jsp
321 Aktionsbündnis gegen AIDS: Trägerorganisationen und -gruppen, http://www.aids-kampagne.de/pdf/traeger_070705.pdf

Anhang 1: Medizinische Grundlagen

Was sind HIV und Aids?

„HIV" ist ein Virus. Die Abkürzung bedeutet „Humanes Immunodefizienz-Virus". Das Virus greift Zellen des zentralen Nervensystems und des Immunsystems an, das für die Abwehr von Krankheiten zuständig ist. Dies betrifft hauptsächlich eine Untergruppe der weißen Blutkörperchen, die sog. T-Helfer-Zellen. Sie werden auch CD4-Zellen genannt, da sie an ihrer Oberfläche das CD4-Protein haben. Diese Zellen haben eine zentrale Aufgabe im Immunsystem, sie koordinieren die Aktionen der Zellen der Immunabwehr. CD4-Zellen finden sich im Blut, in anderen Körperflüssigkeiten und in Lymphknoten.

Gesunde Menschen haben pro Mikroliter Blut 500 bis 1.200 CD4-Zellen. Bei einer Infektion dringt das Virus in die CD4-Zelle ein. Wenn die CD4-Zelle sich teilt, werden gleichzeitig neue Viren produziert. Diese neuen Viren werden in die Blutbahn abgegeben und können dann weitere CD4-Zellen infizieren. Damit wiederholt sich dieser Kreislauf. Bei diesem Vorgang werden die CD4-Zellen zerstört und ihre Zahl im Blut sinkt, während die Zahl der Viren ansteigt. Schließlich ist der Körper nicht mehr in der Lage, CD4-Zellen im notwendigen Umfang zu produzieren und ihre Zahl sinkt auf unter 500 pro Mikroliter Blut ab.

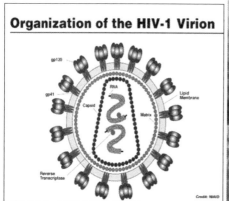
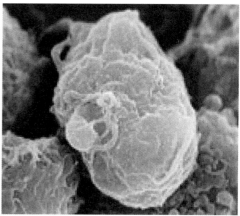

Graphik: HIV-Virus, schematische und elektronenmikroskopische Darstellung[322]

Eine Infektion mit HIV führt auf diese Weise zur fortschreitenden Zerstörung des Immunsystems, der sog. Immundefizienz oder Immunschwäche. Das Immunsystem kann dann nicht mehr seine Aufgabe wahrnehmen, Infektionen und Krankheiten abzuwehren. Menschen mit einem geschwächten Immunsystem sind empfänglicher für eine große Zahl von Infektionen, die bei Menschen mit intaktem Immunsystem selten vorkommen. Bei schwerer Immunschwäche werden diese Infektionen „opportunistische" Infektionen genannt, da sie die „Gelegenheit ausnutzen" und sich ausbreiten.

„Aids" ist die Abkürzung des englischen Wortes für „Erworbenes Immunschwäche Syndrom" *(acquired immunodeficiency syndrome)*. Diese Definition kommt von der epidemiologischen Überwachung der HIV-Infektion her und beruht auf Symptomen und Infektionen, die von HIV ausgelöst werden.

GESCHICHTLICHER ABRISS DER HIV- UND AIDS-AUSBREITUNG

Wichtige Daten zur globalen Ausbreitung von HIV und Aids:[323]

– In menschlichen Blutproben wurde HIV erstmals in den 1950er Jahren im Gebiet der heutigen Demokratischen Republik Kongo nach-

---

322 CDC (2008): http://www.cdc.gov/hiv/topics/basic/index.htm
323 CDC (2008): http://www.cdc.gov/hiv/topics/basic/index.htm

gewiesen. Die genetischen Analysen der Proben deuten darauf hin, dass HIV von einem einzigen Virus in den 1940er Jahren stammt. HIV sprang wahrscheinlich von einem bestimmten Schimpansentyp auf Menschen über, als diese die Schimpansen jagten und mit deren Blut in Kontakt kamen.

- HIV breitete sich von dort in ganz Afrika und in andere Regionen der Welt aus. Das Virus wurde jedoch lange nicht als eigenständige Erkrankung erkannt.

- In den 1970er Jahren trat in den USA eine bis dahin unbekannte Erkrankung auf, und in Afrika zeigten sich Symptome von opportunistischen Infektionen und schneller Gewichtsabnahme.

- Die ersten Fälle, die den Namen „Aids" bekamen, wurden bei homosexuellen Männern und Drogengebraucher/innen in den USA ab 1981 und in Europa ab 1982 dokumentiert.

- Im Jahr 1983 entdeckten Luc Montagnier und Francoise Barré-Sinoussi das HIV-Virus. Dafür erhielten sie im Jahr 2008 den Medizin-Nobelpreis.[324]

- Seit 1985 tritt HIV in allen Erdteilen auf und das erste Medikament zur Behandlung von HIV wird zugelassen (AZT).

- 1988 ruft die WHO erstmals den Welt-Aids-Tag aus, der seitdem am 1. Dezember in jedem Jahr stattfindet.

- 1990 gibt es acht Millionen HIV-infizierte Menschen weltweit.

- Ab 1996 erweist sich die Kombinationstherapie von antiretroviralen Medikamenten als wirksam. Sie wird in den Industrieländern eingesetzt und die Aids-Todesraten fallen. In den armen Ländern werden nur sehr wenige Aids-Kranke mit den lebensverlängernden Medikamenten behandelt, unter anderem aufgrund der hohen Preise der Medikamente.

- Brasilien ist 1997 das erste Entwicklungsland, das für alle Aids-Kranken ARV-Behandlung kostenlos zur Verfügung stellt.

---

324 Nobel Foundation (2008): http://nobelprize.org/nobel_prizes/medicine/laureates/ 2008/

- 2001 findet eine Sondergeneralversammlung der Vereinten Nationen zu HIV/Aids statt. 2002 wird der „Globale Fonds zur Bekämpfung von Aids, Tuberkulose und Malaria" gegründet, um die Ressourcen für die Aids-Bekämpfung in den Entwicklungsländern zu erhöhen.

- Botswana startet 2002 als erstes afrikanisches Land ein nationales Behandlungsprogramm. Etwa ab 2003 werden ARV-Medikamente für Entwicklungsländer erschwinglicher.

- 2003 endet der erste große Versuch mit einem potenziellen Impfstoff gegen HIV erfolglos.

- Im Jahr 2007 leben weltweit mehr als 33 Millionen Menschen mit HIV.

- 4 Millionen Menschen in Entwicklungsländern erhalten antiretrovirale Behandlung im Jahr 2008, und 7 Millionen brauchen Behandlung, erhalten sie aber nicht.

Die 1996 gegründete UN-Organisation *Joint UN Program for AIDS* „UNAIDS" überwacht den Verlauf der Epidemie epidemiologisch und gibt regelmäßige Berichte und *Fact Sheets* heraus. Die Daten geben meist die HIV-Prävalenz an, das heißt den Prozentsatz der bestehenden HIV-Infektionen in einer Bevölkerung. Daten zu den in einem Jahr auftretenden neuen Infektionen – der Inzidenz – sind schwerer zu erheben. Denn die meisten Menschen wissen nicht genau, wann sie sich infiziert haben. Zudem gibt der gängige HIV-Test keine Auskunft darüber, wie lange eine Infektion schon besteht.

Um Daten über die Ausbreitung der Epidemie zu gewinnen (*surveillance*), werden anonyme HIV-Tests ausgewertet. In Entwicklungsländern wurden diese Daten meistens bei Vorsorgeuntersuchungen von schwangeren Frauen erhoben. Man rechnet die so erhobenen Daten auf die gesamte Bevölkerung hoch. Dies hat jedoch Nachteile, denn von den bei Frauen erhobenen Daten wird auch auf die Ausbreitung bei Männern geschlossen; zudem sind HIV-positive Schwangere nicht repräsentativ für alle Frauen, da die Fruchtbarkeit bei HIV-infizierten Frauen sinkt.

Um besser einschätzen zu können, wie viele Menschen sich neu infizieren und wie hoch die Infektionsrate bereits ist, werden zunehmend repräsentative Stichproben in der Bevölkerung gemacht (*population based surveys*). Dadurch werden genauere Schätzungen der HIV-Ausbreitung erreicht. Bei diesen Stichproben liegt die HIV-Prävalenz etwa 20 Prozent niedriger als bei den zuvor gemachten Erhebungen in Schwangerenvorsorgekliniken. Die Daten für das Jahr 2007 wurden daher entsprechend diesen Schätzungen nach unten korrigiert.[325]

SUBTYPEN

HIV-1 und HIV-2 sind zwei „Typen" des Virus, die auf dieselbe Weise übertragen werden und zu demselben Krankheitsverlauf führen. Weltweit ist HIV-1 mit Abstand am weitesten verbreitet. Wenn von „HIV" die Rede ist, ist meist HIV-1 gemeint. HIV-2 kommt nur in Westafrika vor, scheint jedoch weniger leicht übertragbar zu sein und es dauert länger, bis sich nach der Infektion die Krankheit ausbildet.

Über 90 Prozent aller HIV-1-Viren gehören zur Gruppe M. Diese Gruppe M wird in neun genetisch verschiedene Subtypen (*subtypes oder clades*) unterteilt: A, B, C, D, F, G, H, J und K. Zwei Subtypen können durch Mutation eine neue rekombinante Form schaffen, zum Beispiel ist CRF A/B eine Mischung der Subtypen A und B (*circulating recombinant forms*). Wahrscheinlich werden auch in Zukunft neue Subtypen auftreten, da Mutationen häufig vorkommen und die Subtypen sich in neuen Regionen ausbreiten.[326]

---

325 Neue Forschungen haben auch den geschätzten Wert der durchschnittlichen Überlebenszeit vom Zeitpunkt der HIV-Infektion bis zum Tod unter Abwesenheit von ARV-Behandlung von 9 auf 11 Jahre verlängert. Durch diese Änderungen können die 2008 herausgegebenen globalen Schätzungen – die sich auf Daten von 2007 beziehen – nicht direkt mit früheren Schätzungen verglichen werden. UNAIDS (2008): 2008 Report on the global AIDS epidemic, http://www.unaids.org/en/KnowledgeCentre/HIVData/GlobalReport/2008/2008_Global_report.asp
326 AVERT (2008): http://www.avert.org/hivtypes.htm

Subtyp	Region
A und CRF A/G	West- und Zentralafrika
B	Der verbreitetste Subtyp in Europa und Amerika. Allerdings werden andere Subtypen in diesen Regionen häufiger.
C	Im südlichen und östlichen Afrika und in Indien und Nepal vorherrschend und verantwortlich für ungefähr die Hälfte der weltweiten HIV-Infektionen
D	Ost- und Zentralafrika
CRF A/E	Südostasien
F	Zentralafrika, Südamerika und Osteuropa
G und CRF A/G	Afrika und Zentraleuropa

Tabelle: HIV-Subtypen

Studien erbrachten Hinweise, dass HIV-Infektionen mit Subtyp D oder mit CRF A/E unbehandelt schneller voranschreiten als solche mit Subtyp A.[327] Wenn solche Hinweise in weiteren Studien erhärtet werden, könnte das – neben sozialen Faktoren – die schnellere Ausbreitung von HIV in manchen Regionen erklären. Die Kenntnis der Subtypen ist außerdem für die Impfstoffforschung wichtig.

ÜBERTRAGUNGSWEGE

Das Virus überträgt sich, wenn ein nicht-infizierter Mensch Kontakt mit bestimmten Körperflüssigkeiten eines HIV-infizierten Menschen hat, durch:[328]

– ungeschützten penetrierenden vaginalen, analen oder oralen Sex

– Bluttransfusionen

– Schnittverletzungen durch Nadeln und andere scharfe Instrumente

---

327 Laeyendecker O, Li X, Arroyo M et al. (2006): The Effect of HIV Subtype on Rapid Disease Progression in Rakai, Uganda, 13th Conference on Retroviruses and Opportunistic Infections (abstract no. 44LB), February 2006
328 Hoffmann, C, Rockstroh J, Kamps BS (2008): HIV.NET 2008, http://www.hiv. net/2010/buch.htm

- gemeinsamen Gebrauch von Injektionsbesteck bei Drogengebrauch

- von einer HIV-infizierten Mutter auf ihr Kind während Schwanger-schaft, Geburt und Stillperiode.

Nach der Infektion kann das Virus in vielen Körperflüssigkeiten gefunden werden. Blut, Samenflüssigkeit, Vaginalsekret, Muttermilch und die Oberfläche der Darmschleimhaut haben die höchsten Viruskonzentra-tionen. Auch in Speichel und Tränenflüssigkeit ist HIV vorhanden, wenn auch in deutlich niedrigeren Konzentrationen. Daher kann das Virus theo-retisch auch durch diese Flüssigkeiten übertragen werden. Bisher wur-den solche Fälle aber nicht bekannt.

Nach bisherigen Erkenntnissen ist eine Übertragung nur möglich, wenn HIV-haltiges Material in den Körper eindringt oder eingebracht wird. Wenn mit HIV kontaminierte Körperflüssigkeiten auf die gesunde Haut gelangen, besteht noch nicht die Gefahr einer Infektion. HIV wird nicht durch alltägliche Kontakte übertragen, also nicht durch Händeschütteln, die Benutzung desselben Essbestecks, Husten usw. und nicht durch Stiche von Mücken oder anderen Tieren.

Weltweit betrachtet werden etwa 85 bis 90 Prozent aller HIV-Infektionen sexuell übertragen. 60 bis 70 Prozent aller HIV-Infektionen kommen bei Heterosexuellen vor. Das Risiko einer HIV-Übertragung durch Sexualver-kehr ist umso höher, je mehr sexuelle Partner jemand hat und je höher die Zahl der HIV-infizierten Menschen unter seinen/ihren Sexualpartnern ist.[329]

Jahrelang wurde angenommen, dass HIV mit einer Übertragungswahr-scheinlichkeit von 1:1000 relativ „schwer" übertragbar ist, dass es also statistisch gesehen nur bei einem von 1000 sexuellen Kontakten zu einer Infektion kommt. Neuere Studien relativieren diese Annahme jedoch. Dieser Wert gilt nur bei heterosexuellen Paaren, die in einer stabilen Beziehung leben. Analer Sexualverkehr, Sex bei unbeschnittenen Män-nern und bei gleichzeitig vorliegenden anderen sexuell übertragbaren Krankheiten erhöhen das Übertragungsrisiko bis zum Achtfachen.

---

329 Powers KA, Poole C et al. (2008): Rethinking the heterosexual infectivity of HIV-1, in The Lancet Infectious Diseases, Vol. 8, September 2008, 553-563, http://www.the-lancet.com/journals/laninf/article/PIIS1473309908701567/abstract

Das Übertragungsrisiko ist auch von der Menge der Viren („Viruslast") abhängig. Die Viruslast ist in den ersten Tagen nach der Infektion im Genitaltrakt besonders hoch. Die Übertragungswahrscheinlichkeit beträgt dann 1:20. In den folgenden Wochen nimmt die Viruslast ab und das Übertragungsrisiko sinkt. Wenn die Erkrankung fortschreitet, steigt die Viruslast im Blut und in den Sexualflüssigkeiten wieder an, und damit nimmt das Übertragungsrisiko wieder zu. Eine antiretrovirale Behandlung senkt das Übertragungsrisiko, weil sie die Viruslast mindert[330] (siehe Kapitel Behandlung).

Das Risiko einer HIV-Übertragung kann nur statistisch angegeben werden. Einerseits kann ein einziger Kontakt zu einer Infektion führen, andererseits kann ein Mensch HIV-negativ bleiben, trotz wiederholter Exposition wie jahrelangem ungeschütztem Sexualverkehr mit einem infizierten Sexualpartner. In der Risikoabschätzung ist immer davon auszugehen, dass schon eine einmalige Exposition zu HIV – durch ungeschützten Sexualverkehr, Drogengebrauch usw. – zu einer Infektion führen kann. Da HIV nach heutigem Stand des Wissens auch durch antiretrovirale Behandlung nicht geheilt werden kann, bleibt es oberste Priorität, dass die Exposition vermieden wird.

Wenn man die sexuelle Übertragung mit Sicherheit vermeiden will, gibt es nur die folgenden Wege:

- Abstinenz von Sexualverkehr (Enthaltsamkeit)

- sexuelle Treue zu einem nicht-infizierten Partner, der/die auch treu ist.

Das Risiko der Übertragung durch Sexualverkehr kann vermindert werden durch:

- höheres Alter beim ersten Sexualverkehr

- Senkung der Anzahl der sexuellen Partner/innen

- sachgerechte Benutzung von Kondomen bei jedem Sexualverkehr

---

330 Deutsch-Österreichische Empfehlungen, Januar (2008), http://www.rki.de/cln_100/ nn_753398/DE/Content/InfAZ/H/HIVAIDS/Prophylaxe/Leitlinien/pep__empfehlungen__08,templateId=raw,property=publicationFile.pdf/pep_empfehlungen_08.pdf

Auch wenn beide Sexualpartner HIV-positiv sind, sollten Kondome benutzt werden. Da Menschen mit unterschiedlichen Subtypen von HIV infiziert sein können, kann es bei ungeschütztem Sex zu einer Re-Infektion des Partners kommen, die die HIV-Infektion verstärkt.

Studien haben gezeigt, dass die Beschneidung der Vorhaut bei Männern das Risiko der HIV-Infektion bei den Männern senken kann. Jedoch beträgt der Schutz vor Infektion nicht 100, sondern höchstens 60 Prozent. Auch beschnittene Männer können sich also mit HIV infizieren, sie können außerdem HIV auf ihre Partnerin übertragen.

Wenn Drogengebraucher/innen Spritzen und Nadeln bei intravenöser Injektion von Drogen (Heroin u. a.) mit anderen teilen, haben sie ein sehr hohes Infektionsrisiko. Wenn das Virus in einer Spritze zurückbleibt, gelangt es beim nächsten Benutzer der Spritze direkt in dessen Blutbahn. HIV-Prävention bedeutet hier auch, den Drogengebrauch zu verhindern. Wenn jemand schon Drogen konsumiert, wird das HIV-Risiko vermindert, wenn statt intravenöser Drogen orale Drogen genommen werden und wenn Nadeln, Spritzen und andere Instrumente nur einmal benutzt und nicht mit anderen Drogengebraucher/innen geteilt werden.

Ein Übertragungsrisiko besteht auch, wenn Menschen Piercing- und Rasierinstrumente gemeinsam benutzen, wie sie auch von „traditionellen Heiler/innen" verwendet werden. Wenn diese Instrumente mit HIV in Berührung gekommen sind, kann das Virus bei der Wiederverwendung in die Blutbahn gelangen. Daher sollten solche Instrumente nach Gebrauch sterilisiert oder es sollten Einmalinstrumente benutzt werden.

Die Wahrscheinlichkeit, dass sich HIV bei einer Transfusion von infiziertem Blut überträgt, liegt bei mehr als 90 Prozent. Denn dann gelangt eine große Menge Viren direkt in die Blutbahn. Nach wie vor kommt es vor, dass HIV-infiziertes Blut übertragen wird. Qualitätsgeprüfte Untersuchungen von Bluttransfusionen werden nicht immer und überall gemacht. Wer Blutspenden braucht, verlässt sich mitunter auf Familienmitglieder oder bezahlte Spender, die aber selbst ein Risiko haben können, HIV-infiziert zu sein.

In den meisten Ländern werden Blutkonserven inzwischen auf HIV geprüft. Doch im Jahr 2008 gaben noch 34 Länder an, diese Screening-Tests nicht immer zu machen. Außerdem ist die Qualität dieser Tests sehr unterschiedlich, da nicht alle Länder hohe Qualitätsstandards einhalten.[331] Außerdem muss die Indikation für Bluttransfusionen sehr eng gestellt werden, da weltweit bis zur Hälfte der Bluttransfusionen als medizinisch unnötig eingeschätzt werden.

Ärzt/innen, Krankenpflegepersonal und andere in Gesundheitseinrichtungen arbeitende Menschen sollten zum Schutz vor HIV-Infektion die sog. „Allgemeinen Vorsichtsmaßnahmen" (*Universal Precautions*) einhalten. Dazu gehören:

– vorsichtiger Umgang mit scharfen Instrumenten. Das sind Instrumente, die Schnitte oder sonstige Hautverletzungen verursachen können, wie Spritzennadeln, Skalpelle, Infusionsbestecke usw.;

– Gebrauch von schützender Kleidung wie Handschuhen, Kitteln, Augenbrillen und Mundschutz beim Kontakt mit Blut und anderen Körperflüssigkeiten;

– Desinfektion von Instrumenten und anderem kontaminiertem Material;

– sichere Entsorgung von mit Blut und anderen Körperflüssigkeiten kontaminiertem Abfall.

Wenn jemand den Verdacht hat, dass er/sie sich mit HIV infiziert haben könnte – egal durch welchen Übertragungsweg – sollte sofort ein Arzt/ Ärztin oder eine entsprechende Beratungsstelle aufgesucht werden. Es besteht die Möglichkeit, innerhalb von 72 Stunden nach Exposition mit HIV antiretrovirale Medikamente als sog. Post-Expositions-Prophylaxe (PEP) einzunehmen, also eine „Verhütung nach der Exposition" zu machen. Dies ist jedoch eine Behandlung für Notfälle (siehe Kapitel Post-Expositions-Prophylaxe).

HIV-TESTS

Nach Eindringen des Virus in den Organismus produziert das Immunsystem zur Abwehr des Virus Proteine, die sog. Antikörper. Der üblicherweise gemachte HIV-Test misst diese Antikörper im Blut. Wenn von HIV-

---

331 WHO/UNAIDS/UNICEF (2008): Towards Universal Access, Progress Report 2008, http://www.who.int/hiv/pub/towards_universal_access_report_2008.pdf

Tests die Rede ist, sind normalerweise diese Antikörpertests gemeint. Einen „Aids-Test" gibt es nicht – Aids ist eine medizinische Bezeichnung, die nicht durch einen Test festgestellt werden kann. Generell ist das Auftreten von HIV-Antikörpern gleichbedeutend mit einer HIV-Infektion. Der HIV-Test ist in diesem Fall „positiv". Man kann nur mit einem HIV-Test definitiv feststellen, ob jemand HIV-infiziert ist oder nicht – Symptome und Krankheitserscheinungen von HIV sind unspezifisch und können auch bei anderen Erkrankungen auftreten.

Bei den Antikörpertests unterscheidet man Suchtests und Bestätigungstests. In Deutschland wird als Suchtest ein ELISA-Test (*Enzyme-Linked Immunosorbent Assay*) gemacht. Er hat eine hohe Sensitivität, das heißt, er identifiziert möglichst alle HIV-Infektionen. Da er auch mit anderen Substanzen ein positives Ergebnis ergibt, hat er eine eingeschränkte Spezifität. Dadurch können auch nicht-HIV-infizierte Menschen fälschlicherweise positiv getestet werden. Diese Wahrscheinlichkeit liegt jedoch bei unter einem Prozent. Nach der Blutabnahme dauert es meist einige Tage, bis das Ergebnis vorliegt, da der Test in speziell dafür ausgerüsteten Labors gemacht wird.

Bei einem positiven ELISA-Test wird ein aufwändigerer und teurerer Bestätigungstest gemacht. Dies ist häufig ein sogenannter Western-Blot-Test (Immunoblot), der eine höhere Spezifität als der ELISA-Test hat. Nur wenn dieser Test auch positiv ist, wird dem Klienten das Ergebnis mitgeteilt.[332]

Neugeborene Babys von HIV-infizierten Müttern behalten die Antikörper der Mutter für 18 Monate nach der Geburt in ihrem Blut. Das heißt, bei ihnen ist der HIV-Test immer positiv, sogar wenn sie selbst nicht HIV-infiziert sind (siehe Kapitel Mutter-zu-Kind-Übertragung).

In fast allen Fällen entwickeln sich HIV-Antikörper sechs bis zwölf Wochen nach einer Infektion. Es kann jedoch bis zu sechs Monate dauern. Die Zeit zwischen der Infektion und dem Auftreten der Antikörper wird diagnostische Lücke oder Fensterperiode (*window period*) genannt. Während dieser Zeit besteht zwar schon eine Infektion, der HIV-Test fällt jedoch negativ aus. Auch während der Fensterperiode befindet sich HIV im Blut,

---

332 Hoffmann, C, Rockstroh J, Kamps BS (2008): HIV.NET 2008, http://www.hiv. net/2010/buch.htm

in Sexualflüssigkeiten oder der Muttermilch. Das Virus kann daher auf andere übertragen werden. Das Übertragungsrisiko ist sogar besonders groß, da die Viruslast während dieser Zeit sehr hoch ist.

Bei Verdacht auf eine HIV-Infektion sollte ein HIV-Test also erst drei Monate nach der möglichen Infektion gemacht werden. Wenn der Test nach drei Monaten negativ ist, jedoch der dringende Verdacht auf HIV-Infektion besteht, sollte nach drei Monaten nochmal getestet werden.

Die sogenannten PCR-Tests (*Polymerase Chain Reaction*) weisen nicht HIV-Antikörper, sondern das Virus selbst nach.[333] PCR-Tests können ein positives Testergebnis schon zwei bis drei Wochen nach einer HIV-Infektion ergeben und dadurch die diagnostische Lücke verkleinern. Sie sind nützlich, wenn eine frühzeitige Diagnose notwendig ist, zum Beispiel bei Bluttransfusionen, Spenderorganen, Aufnahme ins Krankenhaus und bei Neugeborenen von HIV-positiven Müttern. Da PCR-Tests teurer als ELISA-Tests sind, werden sie auch in Industrieländern nicht routinemäßig angewandt. PCR-Tests werden auch zur medizinischen Überwachung der ARV-Behandlung eingesetzt.

Schnelltests (*rapid tests*) haben den Vorteil, dass sie an Ort und Stelle gemacht werden können. Es ist keine spezielle Laborausrüstung erforderlich und auch weniger spezialisiertes Personal kann den Test machen. Ein weiterer Vorteil ist, dass der/die Getestete zum Empfang der Testergebnisse nicht wiederkommen muss, wie bei den ELISA-Tests. Schnelltests sind wie ELISA-Tests Antikörpertests und werden erst einige Wochen nach der Infektion positiv. Sie haben jedoch eine geringere Spezifität als ELISA-Tests, das heißt das Risiko von falsch-positiven Testergebnissen ist höher. Damit kann jemand ein positives Ergebnis haben, während er oder sie in Wirklichkeit nicht infiziert ist. Schnelltests werden in vielen Entwicklungsländern angewandt, da die Vorteile des niedrigeren Preises und der schnellen Verfügbarkeit den Nachteil der geringeren Spezifizität aufwiegen. Trotzdem sollten immer mindestens zwei verschiedene Tests gemacht werden, da falsch-positive oder falsch-nega-

---

333 Ribonukleinsäure und Desoxyribonukleinsäure. Dazu nutzen PCR-Tests die Tatsache, dass das virale Enzym Reverse Transkriptase die als RNA vorliegende Erbinformation des Virus in DNA umwandelt. Der Test vervielfältigt durch eine Polymerase-Ketten-Reaktion die DNA und ermöglicht so den Nachweis.

tive Testergebnisse für die Betroffenen beträchtliche Konsequenzen haben.

In Deutschland kostet ein HIV-Test beim Hausarzt zirka 20 bis 25 Euro, viele Gesundheitsämter bieten den Test kostenlos an.

Normalerweise wird bei HIV-Tests das Virus im Blut des Klienten getestet. In den USA und einigen anderen Ländern stehen Tests, die das Virus im Speichel nachweisen, zur Verfügung. Diese Tests sind jedoch sehr umstritten, da sie zuhause gemacht und damit leicht missbraucht werden können. Die Betroffenen erhalten zudem keine psychologische Beratung und Unterstützung.

Einige Kriterien für HIV-Tests sollten immer erfüllt sein:

- Die Durchführung des Tests und die Testergebnisse müssen vom Arzt oder der Beraterin vertraulich behandelt werden.

- Die Getesteten müssen mit dem Test einverstanden sein. Niemand darf zu einem HIV-Test gezwungen werden.

- Es sollte immer eine Beratung vor und nach dem Test erfolgen, so dass der Klient oder die Klientin die möglichen Konsequenzen versteht. Die Betroffenen dürfen nicht mit einem positiven Testergebnis allein gelassen werden.

In Deutschland gilt nach dem Infektionsschutzgesetz bei Nachweis von HIV eine nicht-namentliche Meldepflicht an das Robert-Koch-Institut. Ein HIV-Test unterliegt der ärztlichen Schweigepflicht.[334]

Für die Betroffenen ist es wichtig, zu wissen, ob sie HIV-infiziert sind. Nur wenn die Infektion bekannt ist, können sie antiretroviral behandelt und können Sexualpartner oder ungeborene Babys vor einer Infektion geschützt werden.

KRANKHEITSVERLAUF

Die HIV-Erkrankung wird auf der Basis von bestimmten klinischen Zeichen, Symptomen und Infektionen in Krankheitsstadien eingeteilt:

---

334 Hoffmann, C, Rockstroh J, Kamps BS (2008): HIVNET 2008, http://www.hiv.net/hivnet2008.pdf

Stadium 1 „Primärinfektion": Die eigentliche Infektion mit HIV geschieht unbemerkt. Beim Auftreten von Antikörpern im Blut, der sog. Serokonversion, leiden einige Infizierte an einem „akuten retroviralen Syndrom". Dies ist eine fieberhafte Erkrankung mit Gelenkschmerzen und geschwollenen Lymphknoten. Die Krankheitszeichen sind jedoch unspezifisch und geben daher meist keinen Anlass, an eine HIV-Erkrankung zu denken.

Stadium 2 „asymptomatisches Stadium": Dieses Stadium dauert durchschnittlich zehn Jahre. Bei Neugeborenen und Kleinkindern ist dieser Zeitraum durch das noch nicht voll ausgereifte Immunsystem wesentlich kürzer. Wie der Name andeutet, liegen außer manchmal geschwollenen Lymphknoten in dieser Zeit keine Symptome vor. Der infizierte Mensch bemerkt nichts von seiner HIV-Infektion. Die Zahl der Viren im Blut ist niedrig, jedoch können die betroffen Menschen das Virus auf andere übertragen und der HIV-Test ist positiv. Früher dachte man, dass HIV während dieser Zeit nicht aktiv sei. Dies ist jedoch nicht der Fall: Das Virus unterdrückt fortschreitend das Immunsystem. Der Körper kann allerdings die ständige Neubildung von Viren noch ausbalancieren.

Stadium 3 „symptomatische HIV-Infektion": Mit fortschreitender Infektion wird das Immunsystem durch HIV schwer geschädigt. Bleibt die HIV-Infektion unbehandelt, können die bei der Vermehrung des Virus zugrunde gehenden CD4-Zellen nicht mehr ersetzt werden. Ihre Zahl sinkt immer weiter ab. Durchschnittlich zehn Jahre nach der Infektion tritt ein schwerer Immundefekt mit opportunistischen Infektionen und bösartigen Tumoren auf.

Stadium 4 „Progression von HIV zu Aids": Die Symptome und Krankheiten werden mit zunehmendem Versagen der Immunabwehr immer schwerer. Sie können prinzipiell behandelt und geheilt werden. Die zugrunde liegende Ursache ist jedoch das Virus. So lange also das Virus selbst nicht angegriffen und der Mensch mit antiretroviralen Medikamenten behandelt wird, schreitet die Immunsuppression weiter fort, bis der/die Infizierte stirbt.[335]

---

335 WHO (2006): Antiretroviral therapy for HIV infection in adults and adolescents, http://www.who.int/hiv/pub/guidelines/adult/en/index.html

Die Krankheitsstadien sind durch bestimmte Symptome geprägt:

Klinisches Stadium 1	– asymptomatisch – dauerhafte generalisierte Lymphknotenschwellung
Klinisches Stadium 2	– Gewichtsverlust (unter 10 Prozent des Körpergewichts) – Atemwegserkrankungen – Herpes Zoster (Gürtelrose) – Geschwüre im Mund – Hauterkrankungen
Klinisches Stadium 3	– schwerer Gewichtsverlust (mehr als 10 Prozent des Körpergewichts) – chronischer Durchfall (Diarrhoe) für länger als einen Monat – dauerhaftes Fieber, länger als einen Monat – Pilzinfektion im Mund (orale Candida) – Tuberkulose der Lungen – schwere bakterielle Infektionen, zum Beispiel der Lungen, Knochen – Blutarmut (Anämie)
Klinisches Stadium 4	– HIV-Gewichtsabnahme-Syndrom (*wasting syndrome*) – Lungenentzündung durch *Pneumocystis* oder Bakterien – Chronische *Herpes Simplex*-Infektion – Pilzinfektion der Speiseröhre (*Candidiasis*) – Tuberkulose außerhalb der Lungen – Kaposi-Sarkom – Cytomegalovirus-Infektion (des Auges) – Erkrankungen des Nervensystems, einschließlich bestimmter Hirnhautentzündungen – Lymphome – Gebärmutterhalskrebs (Cervix-Karzinom)

Tabelle: Stadien der HIV-Infektion

In den verschiedenen Stadien der HIV-Infektion treten typische Krankheiten auf. Diese Erkrankungen können Menschen ohne HIV auch bekommen, jedoch treten sie bei HIV viel häufiger auf und sie dauern relativ länger.

WIRKUNGSWEISE VON ANTIRETROVIRALEN MEDIKAMENTEN

Jedes Mal, wenn sich eine infizierte Immunzelle teilt, werden Milliarden neue Kopien des Virus hergestellt. Antiretrovirale (ARV) Medikamente können diesen Prozess stoppen.[336] Sie sind aber keine Heilung für HIV/Aids, da sie das Virus (nach dem heutigen Stand der Wissenschaft) nicht vollständig aus dem Körper entfernen können. Sie verhindern, dass sich das Virus vermehrt, halten so das Fortschreiten der HIV-Erkrankung auf und verhindern damit letztlich auch den Tod. Die Medikamente können auch bewirken, dass sich eine schon fortgeschrittene Krankheit wieder zu einem früheren Stadium zurückentwickelt. Das Immunsystem erholt sich und Menschen können sich wieder gesund oder zumindest besser fühlen.

In den Anfängen der HIV-Epidemie war die Aids-Behandlung nicht sehr erfolgreich, da die einzeln oder in Kombination eingesetzten ARV-Medikamente nicht dauerhaft wirkten. Dies änderte sich ab 1996 – zumindest für die Industrieländer: Auf der Welt-Aids-Konferenz im kanadischen Vancouver wurden Studien vorgestellt, bei denen Patienten mit bestimmten Dreifachkombinationen von ARV-Medikamenten behandelt wurden, den sog. „Aids-Cocktails". Diese erbrachten wesentlich bessere Behandlungserfolge.

Dadurch konnten enorme Fortschritte erzielt werden. Durch die neuen Behandlungsmethoden sanken die Zahl der Menschen mit „Aids" und die Todesraten. Hospize und Aids-Pflegestationen konnten geschlossen werden. Menschen mit HIV wurden wieder ins Berufsleben integriert und mussten nicht mehr wie früher auf das Sterben vorbereitet werden. Nach einer Studie in Europa und den USA steigt die Lebenserwartung unter ARV-Behandlung an: Ein zu Beginn der Behandlung 20-jähriger Mensch kann erwarten, dass er durchschnittlich noch 43 Jahre leben wird, ein

---

336 Anti=gegen, retroviral=HIV ist ein Retrovirus

35-jähriger noch 32 Jahre. Die Lebenserwartung hängt auch davon ab, in welchem Krankheitsstadium mit der Behandlung begonnen wird.[337]

Am Anfang mussten die Patient/innen bis zu 30 Tabletten am Tag einnehmen, und die Medikamente hatten erhebliche Nebenwirkungen. Neu entwickelte ARV-Medikamente und Medikamentenklassen sind jedoch besser verträglich und wirken besser. Medikamentenklassen greifen auf unterschiedliche Weise in den Vermehrungszyklus von HIV ein.[338]

---

337 The Antiretroviral Therapy Cohort Collaboration (2008): Life expectancy of individuals on combination antiretroviral therapy in high-income countries: a collaborative analysis of 14 cohort studies. Lancet, Vol 372, Juli 2008, 293-299, http://www.thelancet.com/journals/lancet/article/PIIS0140673608611137/abstract
338 Hoffmann, C, Rockstroh J, Kamps BS (2008): HIV.NET 2008 http://www.hiv.net/2010/buch.htm

Virus und Zelle	Medikamenten-klasse	Wirkung der Medikamente
HIV bindet an den CCR5-Rezeptor, eines der Oberflächenmoleküle der CD4-Zelle an, um in die Zelle einzudringen	CCR5-Hemmer	Verhindern die Bindung des Virus an den Rezeptor
Nach der Anbindung an den Rezeptor fusionieren die Hüllen von Virus und Zelle miteinander und das Virus wird in die Zelle aufgenommen	Fusions- oder Eintritts-Hemmer (*fusion or entry inhibitors*)	Verhindern die Fusion bzw. das Eindringen in die Zelle
Das Virus-Enzym Reverse Transkriptase schreibt die Virus-DNA in eine andere Form um, die mit der Zell-DNA kompatibel ist	Nukleosidische und nicht-nukleosidische Reverse-Transkriptase-Hemmer (*nucleoside reverse transcriptase inhibitors* oder *nukes, non-nucleoside reverse transcriptase inhibitors* oder *non-nukes*)	Verhindern die Tätigkeit des Enzyms. Die beiden Arten von Medikamenten gehen chemisch unterschiedlich vor. Die meisten Kombinationstherapien enthalten mindestens zwei dieser Medikamente
Das Enzym Integrase fügt die Virus-DNA in die zelleigene DNA ein	Integrase-Hemmer (*integrase inhibitors*)	Verhindern die Integration der Virus-DNA in die Zell-DNA
Nachdem die Zelle neue Virusbestandteile produziert hat, werden diese durch das Enzym Protease zu einem neuen Virus zusammengebaut	Protease-Hemmer (*protease inhibitors*)	Verhindern den Zusammenbau des Virus
Die neuen Viren treten aus der Zelle aus. Die Zelle geht dabei zugrunde und die Viren können neue Zellen befallen.	Für diesen Schritt wurden noch keine Medikamente entwickelt	

Tabelle: Wirkungsweise und Klassen von ARV-Medikamenten

Damit die ARV-Behandlung über eine lange Zeit wirksam sein kann und Medikamentenresistenzen verhindert werden, müssen drei ARV-Medikamente zur gleichen Zeit eingenommen werden. Dies ist das Prinzip der „Kombinationstherapie".[339] Therapien mit einem oder zwei Medikamen-

---

339 Dieses Prinzip ist auch aus der Antibiotikatherapie von Infektionen und der Tuberkulosetherapie bekannt.

ten sind wegen schlechterer Ergebnisse medizinisch nicht zulässig. Der Begriff „Hochaktive antiretrovirale Therapie" (*Highly Active Antiretroviral Therapy,* HAART) wird für die Kombinationsbehandlung von mindestens drei Medikamenten gebraucht. Zunehmend wird jedoch nur noch von antiretroviraler Therapie (*antiretroviral therapy,* ART) gesprochen.[340]

In Deutschland ist es selbstverständlich, dass wirksame ARV-Kombinationstherapien verfügbar sind und angewendet werden.[341] Die ARV-Behandlung hat HIV zu einer chronischen, behandelbaren Krankheit gemacht. In den Entwicklungsländern stellt sich die Situation anders dar. Hohe Medikamentenpreise und mangelnde Gesundheitsinfrastruktur verhinderten zunächst, dass arme Menschen mit ARV-Medikamenten behandelt wurden, und HIV-infizierte Menschen starben weiter an Aids. Dies änderte sich erst ab 2003.

Im Januar 2008 waren in den USA und Europa 29 Marken-ARV-Medikamente, einschließlich Kombinationspräparaten, zugelassen. Die meisten Medikamente haben drei Namen:

– den Forschungs- oder klinischen Namen,

– den generischen Namen für Medikamente mit derselben chemischen Struktur, der noch durch eine Abkürzung ergänzt werden kann,

– den von der Herstellerfirma vergebenen Markennamen.

In den Industrieländern sind die Originalpräparate weitgehend patentiert und Generika werden nicht verwandt. Die Situation in den Entwicklungsländern stellt sich anders dar (siehe Kapitel antiretrovirale Behandlung).

---

340 Hoffmann, C, Rockstroh J, Kamps BS (2008): HIV.NET 2008, http://www.hiv.net/2010/buch.htm

341 Deutsch-Österreichische Leitlinien zur antiretroviralen Therapie der HIV-Infektion (Teilaktualisierung Indikationsstellung, Stand September 2007), http://www.daig-net.de/site-content/hiv-therapie/leitlinien-1/ART-Leitlinien-Erwachsene_200709.pdf

Die folgende Liste gibt eine Übersicht über Originalpräparate von ARV-Medikamenten:[342]

Abkürzung	Substanz-name	Handels-name	Herstellerfirma	Behand-lungs-kosten in Deutsch-land pro Jahr (2008, in Euro)	Jahr der Zulas-sung in den USA
Nukleosidische Reverse-Transkriptase-Hemmer (NRTIs)					
AZT oder ZDV	Zidovudin	Retrovir®	GlaxoSmithKline	4.300	1987
ddl	Didanosin	Videx®	Bristol-Myers Squibb	4.400	1991
ddC	Zalcitabin	Hivid®	Roche		1992
D4T	Stavudin	Zerit®	Bristol-Myers Squibb	4.000	1994
3TC	Lamivudin	Epivir®	GlaxoSmithKline	3.700	1995
ABC	Abacavir	Ziagen®	GlaxoSmithKline	5.500	1998
ddl	Didanosin	Videx® (Kapseln)	Bristol-Myers Squibb	4.400	2000
TDF	Tenofovir	Viread®	Gilead	6.100	2001
FTC	Emtricita-bin	Emtriva®	Gilead		2003
Kombinationen					
AZT+3TC		Combivir®	GlaxoSmithKline	8.000	1997
ABC+AZT+3TC		Trizivir®	GlaxoSmithKline	14.300	2000
ABC + 3TC		Epzicom® (USA), Kivexa (Europa)	GlaxoSmithKline	9.200	2004
TDF+FTC		Truvada®	Gilead	9.600	2004
TDF+FTC+EFV		Atripla®	Gilead/Bristol-Myers Squibb/ Merck Sharp & Dohme	14.800	

---

342 AVERT (2008): http://www.avert.org/drugs-table.htm; Hoffmann, C, Rockstroh J, Kamps BS (2008): HIV.NET 2008, http://www.hiv.net/2010/buch.htm

Abkürzung	Substanz-name	Handels-name	Herstellerfirma	Behand-lungs-kosten in Deutsch-land pro Jahr (2008, in Euro)	Jahr der Zulas-sung in den USA
Nicht-Nukleosidische Reverse-Transkriptase-Hemmer (NNRTIs)					
NVP	Nevirapin	Viramune®	Boehringer Ingelheim	5.200	1996
DLV	Delavirdin	Rescrip-tor®	Pfizer		1997
EFV	Efavirenz	Sustiva® (USA), Stocrin® (Europa)	Bristol-Myers Squibb/ Merck Sharp & Dohme	5.100	1998
ETV	Etravirin	Intelence®	Tibotec		2008
Protease-Hemmer					
SQV	Saquinavir	Invirase® (Hartgel-kapseln)	Roche	8.400	1995
SQV	Saqunina-vir	Softgel-kapseln			1997
RTV	Ritonavir	Norvir® (als Boos-ter)	Abott	1.400	1996
IDV	Indinavir	Crixivan®	Merck Sharp & Dohme	4.300	1996
NFV	Nelfinavir	Virazept®	Roche/Pfizer	8.200	1997
APV	Amprena-vir	Agene-rase®			1999
LPV/RTV	Lopinavir/ Ritonavir	Kaletra®, Aluvia® (Entwick-lungslän-der)	Abott	9.900	2000
FOS-APV	Fosam-prenavir	Lexiva® (USA), TelzirR (Europa)	GlaxoSmithKline	8.900	2003
ATV	Atazanavir	Reyataz®	Bristol-Myers Squibb	10.600	2003
TPV	Tipranavir	Aptivus®	Boehringer	14.500	2005

Abkürzung	Substanz-name	Handels-name	Herstellerfirma	Behand-lungs-kosten in Deutsch-land pro Jahr (2008, in Euro)	Jahr der Zulas-sung in den USA
DRV	Darunavir	Prezista®	Tibotec	11.900	2006
Fusions- oder Entry-Hemmer					
T-20	Enfurvitide	Fuzeon® (muss injiziert werden)	Roche	24.700	2003
MCV	Maraviroc	Celsentry® (Europa), Selzentry (USA)	Pfizer	13.400	2007
Integrase-Hemmer					
RAL	Raltegravir	Isentress®	Merck Sharp & Dohme	13.000	2007

Tabelle: ARV-Medikamente

Ohne Behandlung ist eine HIV-Infektion tödlich. Daher müssen alle HIV-infizierten Menschen irgendwann im Verlauf der Infektion behandelt werden. Einige wenige Ausnahmen hiervon sind bekannt. Die Forschung arbeitet daran, die Faktoren, die für den nicht-tödlichen Verlauf von HIV/Aids verantwortlich sein können, für potenzielle Impfungen und Behandlungen zu nutzen.

Die HIV-positiven Patienten werden nicht vom Zeitpunkt der Infektion oder der Diagnosestellung an behandelt, sondern der Beginn der Behandlung ist abhängig vom klinischen und laborchemischen Status. Zur Laborüberwachung dienen PCR-Tests, die die Viruslast (*viral load*) messen. Die WHO vertritt einen *Public Health*-Ansatz bei der ARV-Behandlung. Er orientiert sich am Bedarf der Bevölkerung und basiert auf den Prinzipien der Gleichheit (*equity*) und der Mitwirkung der Menschen, die behandelt werden, und der Gemeinden.[343] Dabei wird nach standardisierten Methoden behandelt, Medikamente werden in mög-

---

343 Gilks C et al. (2006): The WHO public-health approach to antiretroviral treatment against HIV in resource-limited settings. Lancet, 368:505–510.

lichst einfacher Form gegeben. Dazu kommen vereinfachte klinische Entscheidungsprozesse; und die Behandlung wird standardisiert überwacht, ohne medizinische Standards zu beeinträchtigen.

Die seit 2007 gültigen WHO-Richtlinien für ARV-Behandlungen empfehlen:[344]

– Die ARV-Behandlung soll im klinischen Stadium 4 begonnen werden, ungeachtet der CD4-Zellzahl;

– Die ARV-Behandlung soll bei einer CD4-Zellzahl unter 200 Zellen/µl begonnen werden, ungeachtet des klinischen Stadiums;

– Die ARV-Behandlung soll beim klinischen Stadium 3 erwogen werden, wenn die CD4-Zellzahl unter 350 Zellen/µl liegt.

Die WHO empfiehlt, dass Menschen auch antiretroviral behandelt werden sollen, wenn keine CD4-Tests zur Verfügung stehen, die in den reichen Ländern zur Entscheidung herangezogen werden. Ob jemand behandelt wird, richtet sich dann nach klinischen Zeichen. Dadurch soll erreicht werden, dass Menschen auch in armen Regionen, vor allem auf dem Land, antiretrovirale Medikamente erhalten können. Die Ergebnisse sind deshalb nicht schlechter. Eine Studie hat errechnet, dass die Fünf-Jahres-Überlebensraten, gleichgültig ob die ARV-Behandlung mit der Bestimmung der Viruslast, der CD4-Zellzahlen oder rein klinisch überwacht wurde, bei über 80 Prozent liegen.[345]

In den Industrieländern wird häufig die Klassifikation der *Centers for Disease Control and Prevention (CDC)* zur Einteilung der Stadien und Entscheidung über den Beginn der Behandlung verwandt.

---

344 WHO (2006): Antiretroviral therapy for HIV infection in adults and adolescents, http://www.who.int/hiv/pub/guidelines/adult/en/index.html
345 Phillips AN et al. (2008): Outcomes from monitoring of patients on antiretroviral therapy in resource-limited settings with viral load, CD4 count, or clinical observation alone: a computer simulation model. Lancet, 371:1443–1451.

CD4-Zellen/ µl Blut	Stadium A asymptomatisch	Stadium B symptomatisch	Stadium C Aids-definie- rende Erkran- kungen
> 500 Zellen	A1	B1	C1
200–499 Zellen	A2	B2	C2
< 200 Zellen	A3	B3	C3

Tabelle: Klassifikationssystem des CDC[346]

Letztlich liegt es im Ermessen des Patienten und des Arztes, den besten Zeitpunkt für einen Beginn zu finden. Dieser ist abhängig von den klinischen Zeichen und der Wahrscheinlichkeit, wie sehr die Patient/innen die Medikamenteneinnahme beeinträchtigen wird. Tendenziell wird bei höheren CD4-Zahlen begonnen, da dann weniger Todesfälle und schwere klinische Erkrankungen als bei niedrigeren CD4-Zahlen auftreten.[347] Die Behandlung sollte jedoch beginnen, bevor die CD4-Zellen unter 200 sinken. Normalerweise wird noch nicht behandelt, wenn die CD4-Zahlen über 350 liegen oder wenn die Patient/innen keine Symptome haben (Stadium A). Bisher wurde in den Industrieländern meist erst unter einem Wert von 350 CD4-Zellen mit der Behandlung begonnen, in den Entwicklungsländern erst unter 200 Zellen. Nach neuen Erkenntnissen ist ein Behandlungsbeginn schon bei CD4-Werten von über 350 CD4-Zellen pro µl medizinisch sinnvoll und zeigt bessere Ergebnisse.[348]

Als weiterer Anhaltspunkt für den Behandlungsbeginn wird die Viruslast (HIV-RNA) herangezogen. Je höher die Viruslast, umso größer ist die Wahrscheinlichkeit, dass die Krankheit schnell fortschreitet. Als vergleichsweise hoch gilt eine Viruslast mit Werten von 50.000 bis 100.000 HIV-RNA-Kopien pro µl Blut.

---

346 CDC: http://www.aidsetc.org/aidsetc?page=cm-105_disease#S6X
347 Deutsch-Österreichische Leitlinien zur antiretroviralen Therapie der HIV-Infektion (Teilaktualisierung Indikationsstellung, Stand September 2007), http://www.daignet.de/site-content/hiv-therapie/leitlinien-1/ART-Leitlinien-Erwachsene_200709.pdf
348 International AIDS Conference Mexico (2008): Press Release, http://www.aids2008.org/admin/images/upload/813.pdf

Um eine ausreichende Konzentration von Wirkstoff im Blut zu erreichen, müssen ARV-Medikamente täglich eingenommen werden. Die neueren Darreichungsformen erlauben jedoch eine Einnahme nur ein- oder zweimal täglich. Mit Atripla® gibt es seit 2007 eine komplette antiretrovirale Therapie in einer einzigen Tablette. Auch die bei den ersten Medikamenten bestehenden Einschränkungen wie Einnahme mit oder ohne Nahrungsaufnahme sind wesentlich verringert worden.

Für die Verlaufsbeurteilung der HIV-Infektion werden CD4-Zellen und Viruslast in zirka zwei- bis dreimonatigen Abständen bestimmt. Durch die Behandlung soll erreicht werden, dass die Viruslast von Ausgangswerten bis zu 1,5 Millionen pro µl Blut unter die Nachweisgrenze, dies entspricht zirka 50 Viruskopien pro µl Blut, absinkt. Dies sollte nach etwa drei bis vier Monaten erreicht sein und bedeutet im Endeffekt, dass kein wirksames Virus mehr vorhanden ist. Mit Viruslasttests kann man also feststellen, ob die Behandlung wirkt oder geändert werden muss. Aufgrund der relativ hohen Kosten gibt es diese Tests in den Entwicklungsländern nur sehr eingeschränkt.

Die Behandlung muss fortlaufend klinisch und laborchemisch überwacht werden, um das Auftreten von Resistenzen zu verhindern: Wenn neue HIV-Kopien in den Zellen hergestellt werden, kommt es zu Fehlern beim Kopiervorgang, den Mutationen. Bei HIV sind die Mutationen sehr häufig und führen zu neuen Subtypen des Virus. Diese können gegen bestimmte Medikamente resistent sein. Das heißt, dass dieses Medikament nicht mehr wirkt. In Deutschland ist bei rund zehn Prozent der Patienten (vor Beginn der Behandlung) mit primären Resistenzen zu rechnen.[349] Um möglichst optimale Behandlungserfolge zu erzielen, wird empfohlen, vor Behandlungsbeginn immer einen Resistenztest zu machen. Diese Resistenztests sind jedoch für die Entwicklungsländer bisher kaum erschwinglich. Auch während einer ARV-Behandlung bleibt der HIV-Test positiv, da trotz Behandlung weiter Antikörper produziert werden.

Die ARV-Medikamente haben potenzielle Nebenwirkungen, die je nach Art des Mittels unterschiedlich sind. Sie können für die Patient/innen

---

349 Deutsch-Österreichische Leitlinien zur antiretroviralen Therapie der HIV-Infektion (Teilaktualisierung Indikationsstellung, Stand September 2007), http://www.daig-net.de/site-content/hiv-therapie/leitlinien-1/ART-Leitlinien-Erwachsene_200709.pdf

unangenehm sein, die Lebensqualität negativ beeinflussen und potenziell tödlich wirken. Dies wird jedoch meist in Kauf genommen, da die HIV-infizierten Patienten unbehandelt sterben würden. Die meisten Nebenwirkungen treten zu Beginn der Behandlung auf, und die Symptome nehmen mit der Zeit ab. Sehr häufig sind Magen-Darm-Beschwerden, dazu kommen Umverteilung des Fettgewebes (Lipodystrophie), Stoffwechselstörungen wie Übersäuerung des Blutes (Laktatazidose), Erhöhung der Blutfette (Blutlipide), Überempfindlichkeitsreaktionen (Hypersensitivität), Blutungen, Blutarmut (Anämie), Nervenschädigungen (Neuropathie) und Entzündungen der Bauchspeicheldrüse (Pankreatitis). Langzeitfolgen können Zuckerkrankheit (Diabetes mellitus), Herzkreislauferkrankungen und Knochenbrüchigkeit (Osteoporose) sein.

Die meisten Patient/innen vertragen die Medikamente über Jahre hinweg gut.[350] Die Nebenwirkungen können die Behandlung der HIV-Infektion jedoch erschweren. Sie können zu mangelnder Adhärenz führen, das heißt Patient/innen nehmen die Medikamente gar nicht mehr oder nicht mehr regelmäßig ein. Dadurch wirkt die Behandlung nicht und muss auf andere Medikamente umgestellt werden. Symptome können jedoch nicht nur durch die Medikamente, sondern auch durch die HIV-Infektion selbst hervorgerufen werden. Dann sind es keine Nebenwirkungen und die Behandlung sollte in diesem Fall auch nicht geändert werden.

Von Therapieversagen spricht man, wenn eine unter die Nachweisgrenze gesunkene Viruslast wieder ansteigt und nachweisbar wird. In diesem Fall muss eine andere Medikamentenkombination gewählt werden, die mindestens zwei neue, bisher noch nicht verabreichte Medikamente enthält.

Auch bei der medikamentösen Unterdrückung der Virenvermehrung bleiben Viren in Lymphknoten weiter bestehen. Das Virus lässt sich dann zwar mit laborchemischen Methoden nicht mehr nachweisen und macht auch nicht mehr krank. Nach dem heutigen Stand der Wissenschaft müssen ARV-Medikamente jedoch lebenslang eingenommen werden: Wenn sie abgesetzt werden, vermehren sich die Viren wieder; und die HIV-Erkrankung schreitet weiter fort.

---

350 Hoffmann, C, Rockstroh J, Kamps BS (2008): HIV.NET 2008, http://www.hiv.
net/2010/buch.htm

Durch neue Medikamentenklassen (CCR5-Antagonisten und Integrase-hemmer) ist es in Deutschland möglich, bei fast allen Patienten die Virus-last unter die Nachweisgrenze zu senken. Zudem sind die neuen Medi-kamente besser verträglich und haben weniger Nebenwirkungen.[351] Auch für die Zukunft sind weitere Fortschritte hinsichtlich Wirkung und Verträglichkeit zu erwarten. Einige Forscher/innen halten es für möglich, dass mit zukünftigen Medikamenten eine „Heilung", also das vollstän-dige Verschwinden des Virus aus dem Körper, möglich sein wird. Die Herausforderung besteht darin, diese Fortschritte auch den Entwick-lungsländern zeitgerecht und in vollem Umfang zugänglich zu machen.

Auf den neuen Erkenntnissen aufbauend, hat die WHO die Richtlinien zur ARV-Behandlung geändert:[352] Die meisten bisherigen Kombinations-präparate beinhalteten Stavudine (d4T) oder Zidovudine (AZT). Wenn eine Behandlung mit diesen Medikamenten begonnen wurde, sollte die zweite Linie eine Kombination mit Abacavir (ABC) oder Tenofovir Disop-roxil Fumarate (TDF) enthalten, entweder Tenofovir+Lamivudine oder Tenofovir+Emtricitabine. Das dritte Medikament sollte Lopinavir/Ritona-vir oder Atazanavir/Ritonavir (als Protease-Inhibitoren) enthalten.

Das Medikament TDF wird von der WHO wegen seiner geringeren Nebenwirkungen anstelle des früher benutzten Stavudine als Präparat der ersten Linie empfohlen. Es sollte in Kombination mit zwei anderen Medikamenten angewandt werden, entweder Lamivudine (3TC) oder Emtricitabine (FTC); das dritte Medikament sollte entweder Efavirenz (EFV) oder Nevirapine (NVP) sein. Wenn die ARV-Behandlung mit einer Kombination begonnen wurde, die Tenofovir oder Abacavir enthält, sollte die zweite Linie Zidovudine+Lamivudine in Verbindung mit Lopinavir/Ritonavir oder Atazanavir/Ritonavir (als Protease-Inhibitoren) enthalten.

---

351 Hoffmann, C, Rockstroh J, Kamps BS (2008): HIV.NET 2008, http://www.hiv. net/2010/buch.htm
352 WHO (2006): Antiretroviral therapy for HIV infection in adults and adolescents: recommendations for a public health approach. 2006 revision, http://www.who. int/hiv/pub/guidelines/adult/en/index.html

Impfungen sind in der Eindämmung von bestimmten Infektionen sehr wichtig, zum Beispiel bei Masern und Kinderlähmung (Polio). Der Impfstoff verhindert die im Körper durch ein Virus oder ein Bakterium ausgelöste Infektion, indem er das Immunsystem anregt, die eindringenden Krankheitserreger abzuwehren. Das Prinzip einer Impfung ist, dass eine harmlose Form des Krankheitserregers – ein sog. Antigen – meist durch eine Spritze in den menschlichen Körper eingebracht wird. Das Immunsystem reagiert auf das Antigen, indem es Antikörper (bestimmte Eiweiße) produziert. Wenn dann der wirkliche Krankheitserreger in den Körper eindringt, kann das Immunsystem sich daran erinnern und antwortet schneller und intensiver, als wenn der Menschen nicht „geimpft" worden wäre. Das Immunsystem macht den Krankheitserreger schließlich unschädlich.

Bis jetzt gibt es noch keinen Impfstoff, der gegen HIV/Aids schützt. Ein solcher Impfstoff wäre ein großer Fortschritt in der Eindämmung von HIV/Aids, so dass sich die Frage stellt: Kann man in absehbarer Zeit mit einem wirksamen Impfstoff rechnen? In den letzten Jahrzehnten war meist von einer Forschungsdauer von fünf bis zehn Jahren die Rede, bis ein Impfstoff entwickelt wäre. Inzwischen ist man zurückhaltender mit genauen Prognosen und die meisten Forscher/innen sind skeptisch, dass in den nächsten Jahren ein Impfstoff auf den Markt kommen wird.[353] Sie bleiben aber offenbar zuversichtlich, dass irgendwann tatsächlich ein Impfstoff gefunden werden wird, auch weil es erhebliche Fortschritte in den Erkenntnissen in der Impfstoffforschung gegeben hat.

Um einen Impfstoff zu entwickeln, wird ein potenziell wirksamer Wirkstoff zunächst im Labor, dann in Tierversuchen und zuletzt am Menschen getestet. Auch Versuche an Menschen sind notwendig – so schrecklich dies klingen mag. Die Alternative wäre, einen Impfstoff sofort an Menschen einzusetzen, ohne zu wissen, ob er wirkt oder Nebenwirkungen hat. Die Tests mit freiwilligen Versuchspersonen laufen in drei Phasen.

---

353 Padain, Buvé et al. (2008): Biomedical interventions to prevent HIV infections, Lancet 372, 16. August, http://www.thelancet.com/journals/lancet/article/PIIS0140673608608855/fulltext

- Phase 1: Versuche prüfen, wie sicher der Wirkstoff ist und ob Nebenwirkungen auftreten. Zudem wird die Reaktion des Immunsystems in einer kleinen Gruppe von freiwilligen Testpersonen gemessen, die HIV-negativ sind. Phase 1 dauert bis zu einem Jahr.

- Phase 2: Die Sicherheit des Wirkstoffes und die Reaktion des Immunsystems werden in einer größeren Gruppe von bis zu 500 Versuchspersonen untersucht. Meist ergeben sich schon vorläufige Hinweise auf die Wirksamkeit des Impfstoffes. Phase 2 dauert bis zu zwei Jahre.

- Phase 3: In einer Region mit hohen HIV-Raten wird an zehntausenden Studien-Teilnehmenden die Wirksamkeit des Impfstoffes geprüft. Dabei wird die Rate der Neuinfektionen mit HIV zwischen einer Gruppe von Menschen, die den Wirkstoff erhalten, und einer Gruppe von Menschen, die ein Placebo (einen Scheinwirkstoff) erhalten, verglichen. Diese Versuche dauern bis zu drei Jahre.

Die Entwicklung eines Impfstoffs ist ein komplizierter Prozess und dauert häufig Jahrzehnte. Bevor ein neuer Impfstoff gefunden ist, gibt es meist viele Fehlversuche. Die Entwicklung eines HIV-Impfstoffs ist zusätzlich besonders schwierig:

- Bei der Vermehrung des Virus sind die Mutationsraten extrem hoch, das heißt sehr viele neue Viruskopien enthalten jeweils eine etwas abgeänderte Erbinformation. Damit wird das menschliche Immunsystem ständig mit neuen Formen des Virus konfrontiert. Es ist nicht fähig, alle diese Formen zu erkennen und zu kontrollieren.

- Kein HIV-infizierter Mensch hat sich bis jetzt – ohne Behandlung – vollkommen von einer HIV-Infektion erholt. Es gibt also keinen natürlichen Mechanismus, von dem man lernen kann.

- Tiere eignen sich nicht als Versuchsobjekte für die ersten Forschungsschritte. Einige Affenarten können sich zwar mit HIV infizieren, sie erkranken jedoch nicht. Andere Tierarten können sich gar nicht mit HIV infizieren.

- Es ist nicht bekannt, ob ein einziger Impfstoff für alle verschiedenen Subtypen von HIV ausreichen wird oder ob verschiedene Impfstoffe benötigt werden.

Ein sog. präventiver (vorbeugender) Impfstoff wird eingesetzt, bevor Menschen in Kontakt mit dem Krankheitserreger gekommen sind. Alle zur Zeit benutzten Impfstoffe – wie gegen Polio, Masern und Tetanus – wirken präventiv. Die meisten der bislang getesteten HIV-Impfstoffe sind ebenfalls präventive Impfstoffe. Demgegenüber würde ein therapeutischer Impfstoff über eine Reaktion des Immunsystems wirken, die erst beginnt, wenn sich ein Mensch mit HIV infiziert. Es gibt auch Forschungen in diese Richtung.

Das Immunsystem ist bei den meisten Menschen nicht langfristig in der Lage, das Fortschreiten der Infektion zu unterdrücken bzw. HIV völlig unschädlich zu machen. Bei einigen Menschen scheint dies jedoch besser zu gelingen: Viele Menschen bleiben nach einer HIV-Infektion für viele Jahre gesund, einige wenige HIV-positive Menschen überleben ohne antiretrovirale Behandlung 20 Jahre und länger. Außerdem scheinen einige Menschen eine Art natürliche Resistenz gegen eine HIV-Infektion zu haben: Sie infizieren sich nicht, obwohl sie dem Virus wiederholt ausgesetzt sind, zum Beispiel durch ungeschützten Sexualverkehr mit einem HIV-infizierten Partner. Es wird daran geforscht, wie diese Immunmechanismen funktionieren und wie sie für einen Impfstoff genutzt werden können.

Bisherige Versuche mit potenziellen Impfstoffen brachten nur enttäuschende Ergebnisse. Zwei Phase-2-Versuche[354] wurden frühzeitig beendet. Es hatte sich herausgestellt, dass die Menschen, die geimpft wurden, kein niedrigeres Risiko der HIV-Infektion hatten als diejenigen, die ein Placebo erhielten. Es gab sogar Hinweise, dass ihr Risiko erhöht war.[355] Mehr als 200 potenzielle Impfstoffe waren Ende 2008 in der Erforschung. Ein Phase-3-Versuch in Thailand soll im Jahr 2009 beendet sein.[356]

Ein präventiver Impfstoff wäre ohnehin, sollte es ihn einmal geben, vermutlich nicht zu 100 Prozent wirksam. Er hätte jedoch trotzdem einen

---

354 Ein Teil des Versuchs mit dem Namen STEP war 2004 u. a. in den USA und Peru, ein anderer Teil mit dem Namen Phambili im Jahre 2007 in Südafrika gestartet worden.

355 Aidsmap, 6 February (2008): AIDS vaccine: additional infection risk restricted to uncircumcised men

356 Der Versuch testet den Impfstoff ALVAC, der mit einem AIDSVAX Booster kombiniert ist. ALVAC soll eine zelluläre Immunantwort stimulieren, während AIDSVAX die Produktion von Antikörpern anregen soll.

positiven Effekt, weil er die Übertragungsraten senken würde. In der HIV-Prävention müsste daher unbedingt deutlich werden, dass der Impfstoff keine absolute Sicherheit bringt und es weiterhin notwendig bleibt, dass sich die Menschen zum Beispiel durch Kondomgebrauch oder sexuelle Abstinenz schützen.

Die Mittel für die Impfstoffforschung stiegen von ca. 190 Millionen US-Dollar im Jahr 1997 auf nahezu eine Milliarde US-Dollar im Jahr 2006.[357] Mehr als 80 Prozent der Mittel kamen aus öffentlichen Quellen, vor allem von der US-amerikanischen Regierung. Der kommerzielle Sektor trug acht Prozent der Gelder bei, gemeinnützige Stiftungen ebenfalls acht Prozent. Kritiker werfen der Privatwirtschaft vor, sie investiere deshalb wenig in die Forschung für einen Impfstoff gegen HIV, weil sich damit nur wenig Profit erzielen lässt. Der Impfstoff würde vor allem in den Entwicklungsländern gebraucht, wo die Menschen arm sind und wenig Geld haben, für Impfungen zu zahlen. Für die Impfstoffforschung setzt sich unter anderem die *International AIDS Vaccine Initiative* (IAVI) ein.

Ein gefundener Impfstoff muss auch den Menschen in den armen Ländern zugänglich sein. Bei den meisten Impfstoffen gegen andere Infektionen hat es wegen der hohen Preise der Impfstoffe und der mangelnden Infrastruktur zehn bis 20 Jahre gedauert, bis auch die Menschen in den armen Ländern davon profitierten. Ein Impfstoff gegen HIV muss deshalb zu erschwinglichen Preisen angeboten werden.

Bei Impfstoffversuchen muss auf ethische Standards geachtet werden: Versuchsteilnehmer/innen müssen über die HIV-Übertragungswege aufgeklärt und mit Kondomen versorgt werden. Daher sind die Raten der HIV-Übertragung in solchen Versuchen niedriger als ohne diese HIV-Prävention. Deswegen müssen mehr Probanden teilnehmen und die Versuche dauern relativ länger, um ein statistisch signifikantes Ergebnis zu erzielen.

---

357 AVERT (2008): http://www.avert.org/vaccines-microbicides.htm

NRO weisen immer wieder auf ethische Probleme bei diesen Versuchen gerade in armen Ländern hin. Dort sind die Menschen mit wissenschaftlichen Versuchen nicht vertraut und sie fühlen sich mitunter gedrängt, an einem Versuch teilzunehmen – und sei es auch nur, um Medikamente und Nahrungsmittel zu erhalten. Das Konzept der „informierten Zustimmung", bei dem die Menschen nach einer Beratung ausdrücklich eine Teilnahme an dem Versuch ablehnen müssen, ist daher häufig sehr problematisch.

Ein Weg in der HIV-Impfstoffforschung ist, dass das Immunsystem Antikörper produzieren soll, die den Eintritt des Virus in die Zellen verhindern. Die natürlich vorkommenden Antikörper gegen HIV, die bei einem HIV-Test gemessen werden, erfüllen diese Funktion nicht. Die Forschungen an den Antikörpern waren bislang jedoch nicht erfolgreich. Weitere Forschungen zielen darauf ab, das Immunsystem zur Produktion von Zellen anzuregen, die HIV bekämpfen, bzw. auf eine Kombination mehrerer Wirkungsweisen. Weitere Wirkungsweisen sind:

– Der lebend-abgeschwächte Impfstoff (*live attenuated vaccine*) benutzt eine abgeschwächte Form des Virus, die die Krankheit nicht auslöst. Bislang gibt es mit diesem Impfstofftyp noch keine Forschung an Menschen, da er als nicht „sicher" genug gilt: Eine Infektion mit dem Virus darf bei der Forschung nicht riskiert werden.

– Der Teileinheiten-Impfstoff (*subunit vaccine*) enthält einen Teil des Virus oder ein Protein, die als Antigene agieren. Das Immunsystem wird angeregt, Antikörper gegen dieses Antigen zu produzieren. Wenn HIV in den Organismus eindringt, binden sich die Antikörper an das Antigen und machen es funktionslos. Die ersten potenziellen Impfstoffe wurden auf der Basis dieses Konzepts entwickelt und getestet. Der erste bei Menschen getestete Impfstoff, AIDSVAX gp120, zeigte jedoch keinen Schutz vor HIV-Infektion.

– Der DNA-Impfstoff benutzt ein Gen des Virus, das Anleitungen zur Herstellung von Proteinen enthält. Diese Proteine werden vom Immunsystem als schädlich erkannt. Wenn das Virus in den Organismus eindringt, ist das Immunsystem vorbereitet und kann schnell reagieren. Dieser Ansatz wird häufig verfolgt, weil ein DNA-Wirkstoff „sicherer" ist, da der Impfstoff nicht alle Gene des Virus enthält und daher nicht infektiös ist.

- Der rekombinante Vektor-Impfstoff benutzt auch Gene wie der DNA-Impfstoff, jedoch sind diese Gene an einen sog. Vektor – ein unschädliches Virus oder Bakterium – angebunden. Mit dessen Hilfe werden sie in die Zelle eingeschleust und produzieren Proteine. Der Vektor soll zu einer effektiveren Immunantwort beitragen.

Anhang 2: Epidemiologie: Ausbreitung in Regionen und Ländern

Bei der Ausbreitung von HIV/Aids in den einzelnen Ländern unterscheidet man unterschiedliche Stadien:

– Bei einer Epidemie auf niedrigem Level (*low-level epidemic)* können HIV-Infektionen schon seit vielen Jahren bestanden haben. Es gibt in der Bevölkerung aber noch keine hohen Infektionsraten.

– Bei einer konzentrierten Epidemie (*concentrated epidemic*) hat sich HIV in sogenannten Risikogruppen wie Sexarbeiter/innen, Drogenbenutzer/innen und homosexuellen Männern verbreitet. Die „allgemeine Bevölkerung" ist aber kaum betroffen. Der weitere Verlauf hängt unter anderem davon ab, in welchem Ausmaß sich HIV von den Risikogruppen auf die allgemeine Bevölkerung überträgt. Dies geschieht zum Beispiel, wenn Drogenabhängige ungeschützten Geschlechtsverkehr mit nicht-drogenabhängigen Menschen haben.

– Bei einer generalisierten Epidemie (*generalized epidemic*) ist HIV bereits in der allgemeinen Bevölkerung verbreitet. Die Bevölkerungsgruppen mit hohem Risiko können jedoch auch weiterhin überproportional von HIV betroffen sein. Jetzt trägt das Sexualverhalten in der allgemeinen Bevölkerung dazu bei, dass sich das Virus verbreitet – etwa wenn Sexualpartner häufig gewechselt werden oder Sex ungeschützt ohne Kondom geschieht.

– In einem hyperendemischen Land (*hyperendemic*) beträgt die HIV-Infektionsrate bei Erwachsenen mehr als 15 Prozent.

Es wird geschätzt, dass von den 135 Ländern mit niedrigem und mittlerem Einkommen 97 eine Epidemie auf niedrigem Level oder eine konzentrierte Epidemie haben. In 38 Ländern besteht eine generalisierte Epidemie, davon sind sieben Länder hyperendemisch.

AFRIKA

Im Jahr 2007 infizierten sich im Afrika südlich der Sahara schätzungsweise 1,9 Millionen Menschen neu mit HIV, und die Zahl der Menschen
mit HIV (schon bestehende und neue Infektionen) lag bei 22 Millionen.
HIV/Aids ist die Haupttodesursache in Afrika.

Die Epidemie ist in den einzelnen Ländern Afrikas sehr unterschiedlich
ausgeprägt. Die Prävalenz bei Erwachsenen ist:

– unter zwei Prozent in einigen Ländern in West- und Zentralafrika;

– höher als fünf Prozent in Gabun, Kamerun, Malawi, Mosambik, Tansania, Uganda und der Zentralafrikanischen Republik;

– höher als 15 Prozent in sieben Ländern im südlichen Afrika: Botswana,
  Lesotho, Namibia, Sambia, Simbabwe, Südafrika und Swasiland.

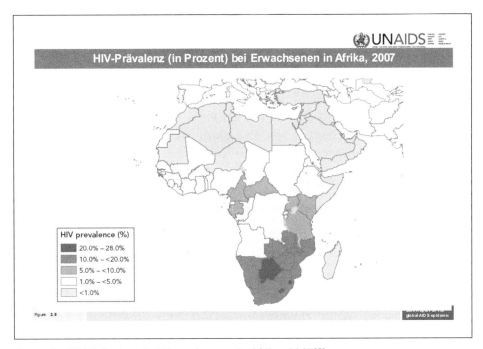

Graphik: HIV-Prävalenz bei Erwachsenen in Afrika, 2007[358]

---

358 UNAIDS (2008): 2008 Report on the global AIDS epidemic, http://www.unaids.org/
    en/KnowledgeCentre/HIVData/GlobalReport/2008/2008_Global_report.asp

Für ganz Afrika südlich der Sahara gilt, dass die HIV-Infektionsraten bei Frauen höher sind als bei Männern, im Durchschnitt sind 60 Prozent der HIV-Infizierten weiblich. Die Unterschiede sind bei jungen Erwachsenen am größten, hier sind 70–90 Prozent der Infizierten Frauen und Mädchen.

Die meisten HIV-Epidemien in Afrika scheinen sich nicht weiter auszubreiten. Sie stagnieren jedoch – vor allem im südlichen Afrika – auf hohem Niveau mit sehr hoher HIV-Prävalenz. In immer mehr Ländern gibt es jedoch einen Trend, dass die HIV-Prävalenz bei Erwachsenen fällt, so in Kamerun, Kenia, Simbabwe, Malawi, Ruanda, Togo, Tansania und Sambia.

Im südlichen Afrika geht die HIV-Prävalenz vor allem in **Simbabwe** zurück. Sie fiel bei schwangeren Frauen von 26 Prozent im Jahr 2002 auf 18 Prozent im Jahr 2006. Gleichzeitig praktizieren nach Berichten des simbabwischen Gesundheitsministeriums mehr Simbabwer geschützten Geschlechtsverkehr und mehr Menschen haben die Zahl ihrer nicht-regulären sexuellen Partner reduziert.[359] In **Botswana** fiel die HIV-Prävalenz bei schwangeren 15- bis 49-jährigen Frauen von 25 Prozent im Jahr 2001 auf 18 Prozent im Jahr 2006.[360]

Die Epidemien in **Angola, Malawi** und **Sambia** stabilisieren sich. Zudem gibt es Anzeichen, dass die Menschen ihr Sexualverhalten ändern, und Hinweise auf eine sinkende HIV-Prävalenz bei schwangeren Frauen in einigen städtischen Gebieten.[361]

---

359 Ministry of Health and Child Welfare [Zimbabwe] (2007): 2006 *ANC* preliminary report. Harare. Ministry of Health and Child Welfare [Zimbabwe], zitiert nach UNAIDS (2008): 2008 Report on the global AIDS epidemic, http://www.unaids.org/en/KnowledgeCentre/HIVData/GlobalReport/2008/2008_Global_report.asp

360 Ministry of Health [Botswana] (2006): 2006 Botswana Second-Generation HIV/AIDS Surveillance Technical Report. Gabarone, zitiert nach UNAIDS (2008): 2008 Report on the global AIDS epidemic, http://www.unaids.org/en/KnowledgeCentre/HIVData/GlobalReport/2008/2008_Global_report.asp

361 Ministry of Health [Zambia] (2005): Zambia Antenatal Clinic Sentinel Surveillance Report, 1994–2004. November. Ministry of Health [Zambia]. Lusaka. Ministry of Health [Zambia]. National AIDS Commission [Malawi] (2007): Report of the Malawi Triangulation Project: Synthesis of data on trends in the national and local HIV epidemic and the reach and intensity of prevention efforts. Lilongwe, National AIDS Commission, WHO, University of California San Francisco, UNAIDS, United States Centers for Disease Control and Prevention (January), zitiert nach UNAIDS (2008): 2008 Report on the global AIDS epidemic, http://www.unaids.org/en/KnowledgeCentre/HIVData/GlobalReport/2008/2008_Global_report.asp

Daten aus **Südafrika** zeigen ebenfalls eine Stabilisierung, jedoch scheinen die Menschen ihr Sexualverhalten kaum zu ändern. Mit geschätzten 5,7 Millionen HIV-infizierten Menschen verzeichnet Südafrika die größte HIV-Epidemie der Welt. Wie auch in anderen Ländern, haben junge Frauen ein besonders hohes HIV-Risiko: Bei den 15- bis 24-Jährigen sind 90 Prozent der Neuinfizierten weiblich.[362]

Swasiland hat mit 26 Prozent die höchste jemals in einer repräsentativen Untersuchung gefundene Prävalenz.[363] In **Lesotho** und Teilen von **Mosambik** steigt die HIV-Prävalenz bei Schwangeren an und hat teilweise 20 Prozent erreicht.[364]

Die Epidemien in Ostafrika sind etwas weniger ausgeprägt als im südlichen Afrika. Sie haben entweder einen Höhepunkt erreicht oder gehen zurück. In **Uganda** ist die Prävalenz mit 5,4 Prozent gleichbleibend, nachdem sie in den 1990er Jahren stark gefallen war.[365] Es gibt jedoch Anzeichen dafür, dass sexuelles Risikoverhalten wieder zunimmt, wodurch die HIV-Infektionen erneut steigen könnten. Zum Beispiel ist der Anteil der Frauen und Männer, die angeben, sie hätten Sex mit einem Menschen, der nicht ihr (Ehe-)Partner ist, wieder angestiegen. In **Kenia** gehen die HIV-Infektionen langsam, aber stetig zurück. Gleichzeitig ändert sich das Sexualverhalten, vor allem bei unverheirateten Erwachsenen.

Die Prävalenzen in Westafrika sind generell niedriger als in den anderen afrikanischen Regionen. In **Burkina Faso, Côte d'Ivoire** und **Mali** sind

---

362 Department of Health [South Africa] (2007): National HIV and syphilis antenatal prevalence survey, South Africa 2006. Pretoria. Department of Health [South Africa]. Zitiert nach UNAIDS (2008): 2008 Report on the global AIDS epidemic, http://www.unaids. org/en/KnowledgeCentre/HIVData/GlobalReport/2008/2008_Global_report.asp

363 Central Statistical Office [Swaziland] and Macro International Inc (2007): Swaziland Demographic and Health Survey 2006–2007: preliminary report. Calverton (June). Zitiert nach UNAIDS (2008): 2008 Report on the global AIDS epidemic, http://www.unaids. org/en/KnowledgeCentre/HIVData/GlobalReport/2008/2008_Global_report.asp

364 Conselho Nacional de Combate ao HIV/SIDA (2006): Relatório de actividades por 2005. Maputo, Ministério de Saúde. Zitiert nach UNAIDS (2008): 2008 Report on the global AIDS epidemic, http://www.unaids.org/en/KnowledgeCentre/HIVData/GlobalReport/2008/2008_Global_report.asp

365 Kirungi WL et al. (2006): Trends in antenatal HIV prevalence in urban Uganda associated with uptake of preventive sexual behaviour. Sexually Transmitted Infections, 82 (Suppl. 1): 136–141. Zitiert nach UNAIDS (2008): 2008 Report on the global AIDS epidemic, http://www.unaids.org/en/KnowledgeCentre/HIVData/GlobalReport/2008/2008_Global_report.asp

sie stabil oder gehen zurück. In Côte d'Ivoire fiel die HIV-Prävalenz bei Schwangeren in städtischen Gebieten von zehn Prozent im Jahr 2001 auf sieben Prozent 2005 und bei Frauen stieg der Kondomgebrauch beim Sex mit einem nicht-regulären sexuellen Partner an.[366]

Die größte Epidemie in Westafrika hat **Nigeria**. In dem bevölkerungsreichsten afrikanischen Land scheint sich die Prävalenz bei 3,1 Prozent zu stabilisieren.[367] Die höchste Prävalenz in Zentral- und Westafrika hat die **Zentralafrikanische Republik** mit 6,2 Prozent.

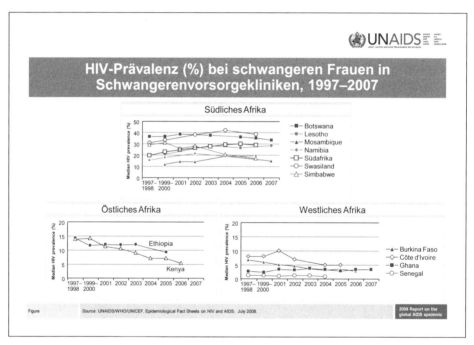

Graphik: HIV-Prävalenz bei schwangeren Frauen in Afrika, 1997–2007[368]

---

366 Ministère de la Santé et de l'Hygiène Publique de la Côte d'Ivoire, CDC/RETRO–CI/ MEASURE Evaluation (2007): Enquête de surveillance sentinelle du VIH de 2005. Abidjan. Zitiert nach UNAIDS (2008): 2008 Report on the global AIDS epidemic, http://www.unaids.org/en/KnowledgeCentre/HIVData/GlobalReport/2008/2008_Global_report.asp

367 Federal Ministry of Health [Nigeria] (2006): The 2005 national HIV seroprevalence sentinel survey among pregnant women attending antenatal clinics in Nigeria: summary position paper. Abuja (April). Federal Ministry of Health [Nigeria]. Zitiert nach UNAIDS (2008): 2008 Report on the global AIDS epidemic, http://www.unaids.org/en/KnowledgeCentre/HIVData/GlobalReport/2008/2008_Global_report.asp

368 UNAIDS (2008): 2008 Report on the global AIDS epidemic, http://www.unaids.org/en/KnowledgeCentre/HIVData/GlobalReport/2008/2008_Global_report.asp

Land	Erwachsene und Kinder 2007	HIV-Prä-valenz 2007	HIV-Prä-valenz 2001	Prävalenz Frauen 15–24 Jahre, 2007	Prävalenz Männer 15–24 Jahre, 2007
Global	33 Millionen	0,8	0,8	0,6	0,4
Afrika südlich der Sahara	22 Millionen	5,0	5,7	3,2	1,1
Angola	190.000	2,1	1,6	0,3	0,2
Äthiopien	980.000	2,1	2,4	1,5	0,5
Benin	64.000	1,2	1,3	0,9	0,3
Botswana	300.000	23,9	26,5	15,3	5,1
Burkina Faso	130.000	1,6	2,1	0,9	0,5
Burundi	111.000	2,0	3,5	1,3	0,4
Cote d'Ivoire	480.000	3,9	6,0	2,4	0,8
Dem. Rep. Kongo	450.000	1,3	1,3	0,9	0,3
Ghana	260.000	1,9	2,3	1,3	0,4
Kamerun	300.000	5,1	6,0	4,3	1,2
Kenia	1.200.000	7,8	8,6	6,5	1,7
Lesotho	110.000	23,2	23,9	14,9	5,9
Liberia	15.000	1,7	1,4	1,3	0,4
Malawi	560.000	11,9	13,3	8,4	2,4
Mali	44.000	1,5	1,5	1,1	0,4
Mosambique	400.000	12,5	10,3	8,5	2,9
Namibia	66.000	15,3	14,6	10,3	3,4
Niger	25.000	0,8	0,7	0,5	0,9
Nigeria	1.200.000	3,1	3,2	2,3	0,8
Ruanda	220.000	2,8	4,3	1,4	0,5
Sambia	600.000	15,2	15,4	11,3	3,6
Simbabwe	1.000.000	15,3	26,0	7,7	2,9
Senegal	8.400	1,0	0,4	0,8	0,3
Sierra Leone	16.000	1,7	1,3	1,3	0,4
Südafrika	1.400.000	18,1	16,9	12,7	4,0
Swasiland	56.000	26,1	26,3	22,6	5,8
Tansania	970.000	6,2	7,0	0,9	0,5
Tschad	85.000	3,5	3,4	2,8	2,0
Togo	68.000	3,3	3,6	2,4	0,8
Uganda	1.200.000	5,4	7,9	3,9	1,3
Zentralafrikanische Republik	72.000	6,3	6,4	5,5	1,1

Tabelle: HIV-Prävalenz in Afrika, 2001 und 2007[369]

---

369 Eigene Zusammenstellung nach UNAIDS (2008): 2008 Report on the global AIDS epidemic, http://www.unaids.org/en/KnowledgeCentre/HIVData/GlobalReport/2008/2008_Global_report.asp

Die HIV-Epidemie in Afrika breitet sich vorwiegend durch heterosexuellen Sexualverkehr aus. Käuflicher Sex trägt wesentlich zur HIV-Übertragung im südlichen Afrika bei, hier führt jedoch schon die außerordentlich hohe Prävalenz zu einer hohen Übertragungsrate beim Sexualverkehr.

Neuere Studien haben gezeigt, dass die Epidemie heterogener ist als in der Vergangenheit angenommen wurde. In fünf Ländern (Burkina Faso, Kamerun, Ghana, Kenia und Tansania) waren zwei Drittel der in Studien untersuchten Paare serodiskordant, das heißt nur einer der Partner war HIV-positiv. Kondome wurden nur selten gebraucht. Zum Beispiel sagten in Burkina Faso 90 Prozent der Paare, dass sie bei ihrem letzten Sex kein Kondom benutzt hatten. In einer Studie in Uganda lag die Wahrscheinlichkeit, dass sich der nicht-infizierte Partner während des Zeitraums von einem Jahr bei seinem HIV-positiven Partner ansteckte, bei acht Prozent. In 30 bis 40 Prozent der Fälle war die Frau der HIV-infizierte Partner und der Mann HIV-negativ. Die Zahlen legen weiter den Schluss nahe, dass mehr als die Hälfte der untersuchten HIV-positiven Frauen, die entweder verheiratet waren oder einen festen Partner hatten, von jemand anderem als ihrem Partner infiziert worden waren.[370]

In Uganda kommen zirka 43 Prozent der neuen HIV-Infektionen bei „Paaren mit niedrigem Risiko" vor, bei denen ein Partner HIV-positiv und der andere HIV-negativ ist. 44 Prozent der neuen Infektionen traten bei Menschen mit multiplen sexuellen Partnern auf und elf Prozent im Zusammenhang mit Sexarbeit. Gerade verheiratete oder zusammen lebende Paare benutzen keine Kondome und lassen auch keine HIV-Tests machen – aus der Annahme heraus, dass sie „sicher" sind.[371] Dies ist jedoch nicht der Fall. Dies unterstreicht, dass HIV-Prävention Menschen in Ehen und Langzeitpartnerschaften wesentlich berücksichtigen muss.

Bei vielen der westafrikanischen Epidemien spielt käuflicher Sex eine wichtige Rolle. Bis zu einem Drittel der in Studien untersuchten Sexarbeiterinnen war HIV-infiziert.

Es wird angenommen, dass der Gebrauch von intravenösen Drogen auch in Afrika zur HIV-Übertragung beiträgt. Hierüber gibt es jedoch

370 de Walque D (2007): Sero-discordant couples in five African countries: implications for prevention strategies. Population and Development Review, 33(3): 501–523.
371 UNAIDS (2008): AIDS Outlook/09. http://data.unaids.org/pub/Report/2008/20081128_aids_outlook09_en.pdf

kaum aussagekräftige Daten. In Mauritius wird das Virus hauptsächlich über den gemeinsamen Gebrauch von kontaminiertem Injektionsbesteck übertragen. In Kenia sind zirka die Hälfte der Drogengebraucher in Mombasa und Nairobi HIV-positiv.

Auch in Afrika überträgt sich das Virus vermutlich durch ungeschützten analen Verkehr bei Männern, die Sex mit Männern haben. Darüber gibt es aber kaum Untersuchungen.

In Kenia zeigen Daten von 2006, dass die meisten Neu-Infektionen in der allgemeinen Bevölkerung bei Gelegenheitssex (*casual sex*) oder bei Paaren mit unterschiedlichem HIV-Status auftreten. Bis zu sechs Prozent der neuen Infektionen kommen bei Drogengebraucher/innen und Männern, die Sex mit Männern haben, vor. Die HIV-Prävalenz ist außerdem hoch in Fischerdörfern und bei Menschen, die in der Transportindustrie beschäftigt sind. Der bisherige Präventionsansatz in Kenia richtet sich jedoch vor allem an die „allgemeine" Bevölkerung und ist damit nicht ausreichend.[372]

Wer mit mehreren Menschen Sex hat, trägt ein höheres HIV-Risiko. Denn je höher die Zahl der Sexualpartner, desto wahrscheinlicher wird es, dass einer von ihnen HIV-positiv ist. Doch bislang ist nicht eindeutig belegt, ob sich HIV schneller ausbreitet, wenn viele Menschen „gleichzeitige sexuelle Partner" haben (mehrere sexuelle Partner zur gleichen Zeit), im Gegensatz zu „seriellen sexuellen Partnern" (sexuelle Beziehungen nacheinander, die in der Zeit der Partnerschaft monogam sein können). Im südlichen Afrika tragen vermutlich „gleichzeitige sexuelle Partnerschaften" und die hohe Viruslast bei den HIV-infizierten Menschen dazu bei, dass sich HIV schnell ausbreitet. Hinzu kommt, dass nur wenige Männer in dieser Region beschnitten sind.[373]

Multiple Partnerschaften sind in Afrika häufig mit Mobilität verknüpft. Menschen, deren Arbeitsplatz nicht an ihrem primären Wohnort liegt, haben häufig verschiedene sexuelle Partner an den jeweiligen Orten.

---

372 UNAIDS (2008): AIDS Outlook/09. http://data.unaids.org/pub/Report/2008/ 20081128_aids_outlook09_en.pdf

373 Halperin DT, Epstein H (2007): Why is HIV prevalence so severe in Southern Africa? The role of multiple concurrent partnerships and lack of male circumcision: implications for AIDS prevention. Southern African Journal of HIV Medicine, March: 19–25.

Auch die am ursprünglichen Wohnort zurückbleibenden Partner können andere sexuelle Beziehungen aufnehmen – zum Beispiel die Ehefrau, wenn der Ehemann vom Land in die Stadt auf Arbeitssuche geht. Dadurch erhöht sich das Risiko der HIV-Übertragung.

HIV-Prävention sollte dafür werben, dass die Menschen die Zahl der sexuellen Partnerschaften reduzieren, gleichgültig, ob diese zur selben Zeit oder nacheinander auftreten. In der derzeitigen epidemiologischen Situation im südlichen Afrika mit der extrem hohen HIV-Prävalenz liegt die Wahrscheinlichkeit, dass der Partner mit HIV infiziert ist, bei bis zu 25 Prozent.

ASIEN

In Asien waren im Jahr 2007 schätzungsweise fünf Millionen Menschen HIV-infiziert, 380.000 infizierten sich neu mit HIV und ungefähr 380.000 starben an HIV/Aids-bezogenen Krankheiten. Die Zahl der neuen Infektionen stieg zwischen 2001 und 2007 um 20 Prozent an. Südostasien hat die höchsten HIV-Raten in der Region. Das Virus breitet sich vor allem durch ungeschützten kommerziellen oder nicht-kommerziellen Sex und Drogengebrauch aus. Beim Drogengebrauch wird HIV durch kontaminiertes Injektionsbesteck und durch ungeschützten Sex bei Drogenbraucher/innen übertragen. Durch die unterschiedlichen Übertragungswege sind die HIV-Epidemien in Asien in den einzelnen Ländern und innerhalb eines Landes sehr unterschiedlich.

Bei den Epidemien in **Kambodscha, Myanmar** und **Thailand** gehen die HIV-Prävalenzen zurück. Jedoch nehmen die Infektionszahlen in **Indonesien** (vor allem in der Papua-Provinz), **Pakistan** und **Vietnam** schnell zu. In Vietnam hat sich die Zahl der Menschen mit HIV zwischen 2000 und 2005 mehr als verdoppelt.[374] Die HIV-Neuinfektionen steigen auch in **Bangladesch** und **China** an, wenn auch langsamer.

---

374 Ministry of Health [Viet Nam] (2005): HIV/AIDS estimates and projections 2005–2010. Hanoi, General Department of Preventive Medicine and HIV/AIDS Control, Ministry of Health. Zitiert nach UNAIDS (2008): 2008 Report on the global AIDS epidemic, http://www.unaids.org/en/KnowledgeCentre/HIVData/GlobalReport/2008/2008_Global_report.asp

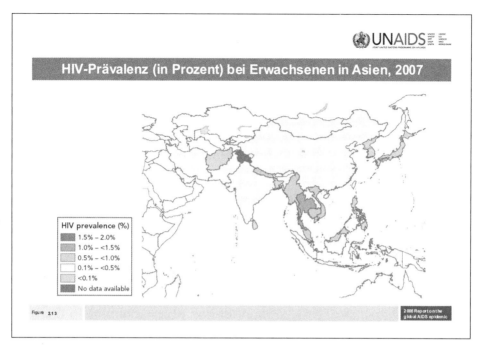

Graphik: HIV-Prävalenz bei Erwachsenen in Asien, 2007[375]

In **Indien** ist die im Jahr 2007 erhobene HIV-Prävalenz niedriger als noch vor einigen Jahren angenommen, jedoch betrifft die Epidemie immer noch eine große Zahl von Menschen. Die Schätzungen wurden revidiert, nachdem die Datenerhebung verbessert worden war. In einigen indischen Staaten ist die HIV-Prävalenz bei Sexarbeiterinnen hoch; und es deutet einiges darauf hin, dass sich die Infektionsrate bei Drogengebraucher/innen und Männern, die Sex mit Männern haben, erhöht. In den nordöstlichen Landesteilen und auch in einigen großen Städten außerhalb dieser Region wurden hohe HIV-Raten bei Drogengebraucher/innen festgestellt. Zum Beispiel waren in Tamil Nadu rund 24 Prozent der Drogengebraucher/innen HIV-positiv. In Karnataka waren bis zur Hälfte der Sexarbeiterinnen HIV-infiziert. Die Epidemie in Indien betrifft vor allem Risikogruppen. Jedoch sind auch zunehmend heterosexuelle Frauen betroffen, die als Gruppe mit „niedrigem" Risiko betrachtet werden. Sie werden (wahrscheinlich) durch ihre sexuellen Partner infiziert,

---

375 UNAIDS (2008): 2008 Report on the global AIDS epidemic, http://www.unaids.org/en/KnowledgeCentre/HIVData/GlobalReport/2008/2008_Global_report.asp

die bezahlten Sex hatten. Außerdem ist Sex zwischen Männern eine noch nicht genügend erforschte Übertragungsweise.[376]

Nepal und **Bangladesch** haben relativ kleine HIV-Epidemien. Eine weitere Ausbreitung scheint vor allem durch das Risikoverhalten von Drogengebraucher/innen und Sexarbeiterinnen möglich zu sein.

In **China** waren im Jahr 2006 geschätzte 700.000 Menschen HIV-infiziert. Jeweils fast die Hälfte der Infektionen war auf Drogengebrauch und ungeschützten Sex zurückzuführen.

Die Kombination von Sex und Drogengebrauch spielt eine große Rolle bei der HIV-Übertragung. Die Zahl der weiblichen Drogengebraucher nimmt zu, und in einigen Städten verkaufen mehr als die Hälfte von ihnen auch Sex. Viele männliche Drogengebraucher kaufen Sex. Kondome werden nur selten benutzt. Weil Sexarbeiterinnen illegal arbeiten, wenig über HIV informiert sind und kaum Kondome benutzen, tragen sie ein hohes Infektionsrisiko. Das Werben für den Kondomgebrauch bei Sexarbeiterinnen und ihren Klienten hat jedoch einige Erfolge gezeigt. Zu wenig beachtet wird bisher die HIV-Ausbreitung bei Männern, die Sex mit Männern haben. Nach Schätzungen treten bis zu sieben Prozent aller Infektionen in dieser Gruppe auf. China hat seine Programme gegen HIV/Aids in den letzten Jahren intensiviert: Es gibt mehr HIV-Tests und mehr Menschen, die ARV-Behandlung erhalten.[377]

In **Vietnam** überträgt sich HIV hauptsächlich beim Drogengebrauch. HIV/Aids-Programme brachten Erfolge bei der Förderung der Kondombenutzung bei Sexarbeiterinnen, deren Kunden und auch bei heterosexuellen Paaren.

Die HIV-Epidemie in **Indonesien** ist eine der am schnellsten wachsenden Epidemien in Asien. Sie war zunächst auf Drogengebraucher/innen

---

376 National Institute of Health and Family Welfare, National AIDS Control Organisation (2007): Annual HIV Sentinel Surveillance Country Report 2006. New Delhi. National Institute of Health and Family Welfare, National AIDS Control Organisation. Zitiert nach UNAIDS (2008): 2008 Report on the global AIDS epidemic, http://www.unaids. org/en/KnowledgeCentre/HIVData/GlobalReport/2008/2008_Global_report.asp

377 Ministry of Health [China] (2006): 2005 update on the HIV/AIDS epidemic and response in China. Beijing, Ministry of Health China, UNAIDS, WHO. Zitiert nach UNAIDS (2008): 2008 Report on the global AIDS epidemic, http://www.unaids.org/en/KnowledgeCentre/HIVData/GlobalReport/2008/2008_Global_report.asp

in Bali, Jakarta und West-Java konzentriert. In Jakarta gibt es schätzungsweise 40.000 Menschen, die Drogen injizieren. Die Epidemie hat sich dann auf deren sexuelle Partner, die keine Drogen gebrauchen, auf Menschen in Gefängnissen und Sexarbeiter/innen sowie ihre Klienten ausgebreitet. HIV kommt jetzt in 32 Provinzen vor.

Die HIV-Prävalenz in **Kambodscha** fiel von zwei Prozent im Jahr 1998 auf 0,9 Prozent 2006.[378] Dies ist auch ein Erfolg von HIV-Prävention: Sexarbeiterinnen benutzten mehr Kondome und die Infektionsrate fiel in dieser Gruppe von 46 auf 21 Prozent. Gleichzeitig ging die Zahl der Männer, die für Sex bezahlen, zurück. Die Menschen, die sich bei bezahltem Sex mit HIV infiziert hatten, steckten aber häufiger ihre regulären sexuellen Partner an.

In **Thailand** gehen die HIV-Infektionen zurück. Ein wesentlicher Anteil der neuen Infektionen tritt bei Risikogruppen wie Sexarbeiterinnen, Drogengebraucher/innen und Männern, die Sex mit Männern haben, auf. Außerdem infizieren sich zunehmend Menschen, die ein „niedriges Risiko" haben. 2005 traten 43 Prozent der neuen Infektionen bei Frauen auf, die meist durch ihre Ehemänner oder Partner infiziert worden waren.

In **Myanmar** gibt es Anzeichen für einen Rückgang der Infektionen. Die HIV-Prävalenz bei Schwangeren fiel von 2,2 Prozent im Jahr 2000 auf 1,5 Prozent in 2006. In den Risikogruppen bleibt die HIV-Prävalenz hoch.

In **Malaysia** kommt die Epidemie vor allem bei Drogengebraucher/innen vor. Rund zwei Drittel der HIV-Infizierten haben sich auf diesem Weg infiziert.

Der jüngste HIV-Ausbruch in Asien geschah in **Afghanistan**. Dort wird Opium traditionell entweder inhaliert oder oral genommen. Inzwischen werden Drogen jedoch auch injiziert. In Kabul sind drei Prozent der Menschen, die Drogen injizieren, HIV-positiv. Diese Zahl könnte steigen, da

---

378 National Centre for HIV/AIDS, Dermatology and STIs (2007): HIV sentinel surveillance (HSS) 2006/2007: results, trends and estimates. Phnom Penh. National Centre for HIV/AIDS, Dermatology and STIs. Zitiert nach UNAIDS (2008): 2008 Report on the global AIDS epidemic, http://www.unaids.org/en/KnowledgeCentre/HIVData/GlobalReport/2008/2008_Global_report.asp

die Hälfte der untersuchten Menschen Injektionsnadeln und Spritzen mit anderen teilen.[379]

Die HIV-Epidemie in **Papua-Neuguinea** unterscheidet sich von den übrigen Epidemien in Asien, da HIV hier vorwiegend auf sexuellem Weg übertragen wird, sowohl durch ungeschützten Sex mit einem regulären Partner als auch durch bezahlten Sex. Im Jahr 2006 lag die HIV-Prävalenz in der allgemeinen Bevölkerung bei 2 Prozent.[380]

Land	Erwachsene und Kinder 2007	Prävalenz 2007	Prävalenz 2001
Bangladesch	12.000	< 0,1	< 0,1
China	700.000	0,1	0,1
Kambodscha	75.000	0,8	1,5
Indien	2.400.000	0,3	0,5
Indonesien	270.000	0,2	0,1
Myanmar	240.000	0,7	0,9
Nepal	70.000	0,5	0,5
Papua-Neuguinea	54.000	2,0	0,3
Philippinen	8.300	< 0,1	< 0,1
Sri Lanka	8.300	< 0,1	< 0,1
Thailand	610.000	1,4	1,7

Tabelle: HIV-Prävalenz in Asien, 2001 und 2007[381]

---

379 Todd CS et al. (2007): HIV, Hepatitis C, and Hepatitis B infections and associated risk behavior in injection drug users in Kabul, Afghanistan. Emerging Infectious Diseases, 13(9): 1327–1331. Zitiert nach UNAIDS (2008): 2008 Report on the global AIDS epidemic, http://www.unaids.org/en/KnowledgeCentre/HIVData/GlobalReport/2008/2008_Global_report.asp

380 Ministry of Health [Indonesia] and Statistics Indonesia (2007): Risk behavior and HIV prevalence in Tanah Papua, 2006. Jakarta. Ministry of Health [Indonesia] and Statistics Indonesia. Zitiert nach UNAIDS (2008): 2008 Report on the global AIDS epidemic, http://www.unaids.org/en/KnowledgeCentre/HIVData/GlobalReport/2008/2008_Global_report.asp

381 Eigene Zusammenstellung nach UNAIDS (2008): 2008 Report on the global AIDS epidemic, http://www.unaids.org/en/KnowledgeCentre/HIVData/GlobalReport/2008/2008_Global_report.asp

In vielen Ländern kommen der Gebrauch von injizierbaren Drogen und käuflichem Sex zusammen vor. In einer Studie in Vietnam sagten bis zu 40 Prozent der Drogengebraucher/innen, dass sie in den letzten zwölf Monaten Sex gekauft hatten. Nur bis zu einem Drittel gaben jedoch an, dass sie mit ihren regulären Partnern regelmäßig Kondome benutzten.

Ein besonders hohes Risiko der HIV-Infektion haben Frauen und Mädchen, die beim Sexhandel zum Sex gezwungen werden. Bis zur Hälfte der Frauen und Mädchen, die aus Nepal nach Mumbai in Indien verkauft wurden, wurden positiv auf HIV getestet.

Wie in den meisten anderen Regionen der Welt trägt ungeschützter analer Sex zwischen Männern zur HIV-Ausbreitung bei. In Bangkok, Thailand, stieg die HIV-Prävalenz bei Männern, die Sex mit Männern haben, von 17 Prozent im Jahr 2003 auf 28 Prozent 2005. Es wird geschätzt, dass ein Fünftel aller neuen HIV-Infektionen in Thailand durch ungeschützten Sex unter Männern hervorgerufen wurde. Für China – das eine vergleichsweise jüngere Epidemie hat – wird geschätzt, dass diese Art der HIV-Übertragung etwa sieben Prozent der Infektionen verursacht.[382]

Männliche Sexarbeiter haben ein hohes Infektionsrisiko. In Vietnam waren in Ho Chi Minh City ein Drittel der männlichen Sexarbeiter HIV-positiv. Andere Studien zeigten hohe Infektionsraten bei Transgender-Sexarbeitern in Jakarta, Indonesien und Phnom Penh, Kambodscha.

LATEINAMERIKA

In Lateinamerika infizierten sich im Jahr 2007 insgesamt 140.000 Menschen neu, die Zahl der Menschen mit HIV betrug 1,7 Millionen und 63.000 Menschen starben an Aids.

Die epidemiologischen Trends haben sich in Lateinamerika in den letzten zehn Jahren wenig geändert. HIV überträgt sich wesentlich bei Männern, die Sex mit Männern haben, und Sexarbeiterinnen. Geringer sind

---

382 Van Griensven F et al. (2006): HIV prevalence among populations of men who have sex with men – Thailand, 2003 and 2005. Morbidity and Mortality Weekly Report, 55(31): 844–848.

die Infektionsraten bei Drogengebraucher/innen und der allgemeinen Bevölkerung.

2007 gab es bei Männern, die Sex mit Männern haben, folgende HIV-Infektionsraten: 20 Prozent in Peru, 14 Prozent in Buenos Aires (Argentinien), 22 Prozent in Montevideo (Uruguay), 15 Prozent in Bolivien und Ecuador sowie bis zu 25 Prozent in Kolumbien. Durch homosexuellen Sex wurde HIV auch in Belize, Costa Rica, El Salvador, Guatemala, Mexiko, Nicaragua und Panama übertragen.

In **Mexiko** wird mehr als die Hälfte aller HIV-Infektionen auf ungeschützten Sex bei Männern zurückgeführt. Bis zu 40 Prozent der Männer, die Sex mit Männern haben, gaben in einer Studie an, dass sie auch ungeschützten Sex mit Frauen haben. Dadurch besteht die Gefahr, dass sich die Infektionen aus der Risikogruppe auf die heterosexuelle allgemeine Bevölkerung ausdehnen.[383]

Demgegenüber sind die HIV-Infektionsraten mit bis zu zehn Prozent bei weiblichen Sexarbeitern in Südamerika vergleichsweise niedriger.

Durch Drogengebrauch wird HIV inzwischen offenbar seltener übertragen. In Buenos Aires war Drogengebrauch mit fünf Prozent der neuen Infektionen verbunden. In einigen brasilianischen Städten sind die Infektionsraten bei Drogengebrauchern zurückgegangen.

In einigen Ländern wie Argentinien, Brasilien, Peru und Uruguay infizieren sich zunehmend Frauen. Die meisten dieser Frauen stecken sich bei ihren Partnern an, die ungeschützten Sex mit anderen Männern hatten oder sich beim Drogengebrauch infizierten.

Brasilien ist das bevölkerungsreichste Land in Lateinamerika. Dort leben etwa ein Drittel aller Menschen mit HIV in der Region. Das Land hat durch Programme zur Prävention und Behandlung von HIV/Aids wesentlich dazu beigetragen, dass die Epidemie stabil geblieben ist. Da viele HIV-positive Menschen auch behandelt wurden, haben sich die Aids-Todesraten zwischen 1996 und 2002 halbiert. In Brasilien werden schätzungsweise die Hälfte der sexuell übertragenen Infektionen durch Sex bei

---

383 Soto RJ et al. (2007): Sentinel surveillance of sexually transmitted infection/HIV and risk behaviours in vulnerable populations in 5 Central American countries. Journal of Acquired Immune Deficiency Syndromes 46(1): 101–111.

Männern hervorgerufen. Eine hohe HIV-Prävalenz mit über zehn Prozent wurde in Gefängnissen gefunden. Eine zunehmende Zahl von Frauen infizieren sich durch Partner, die sich durch ungeschützten Sex oder durch Drogengebrauch angesteckt haben.

In **Argentinien** wird HIV zu 80 Prozent bei ungeschütztem Sex übertragen. In Chile treten die meisten HIV-Infektionen bei Männern auf, aber Frauen sind zunehmend betroffen. Sex zwischen Männern ist der Hauptübertragungsweg in Bolivien, Kolumbien, Ekuador und Peru.

ÖSTLICHES EUROPA, RUSSLAND UND ZENTRALASIEN

In dieser Region stieg die geschätzte Zahl der Menschen mit HIV im Jahr 2007 auf 1,5 Millionen. 2007 infizierten sich schätzungsweise 110.000 Menschen neu mit HIV und 58.000 starben an HIV/Aids-bezogenen Krankheiten. Fast 90 Prozent der Infizierten leben in der Russischen Föderation und der Ukraine.[384]

Russland hat die größte HIV-Epidemie in der Region. In der Ukraine haben sich die jährlich neu diagnostizierten HIV-Infektionen seit 2001 mehr als verdoppelt. Die HIV-Infektionen nehmen auch in Aserbaidschan, Georgien, Kasachstan, Kirgistan, Moldawien, Tadschikistan und Usbekistan zu. Usbekistan hat die größte Epidemie in Zentralasien. Bei den offiziell dokumentierten HIV-Infektionen kommen nur die Menschen vor, die mit den Behörden eines Landes Kontakt hatten. Die tatsächliche Zahl der HIV-infizierten Menschen ist wahrscheinlich höher.

In dieser Weltregion sind besonders Drogengebraucher/innen, Sexarbeiterinnen und ihre Sexualpartner von HIV betroffen. 2006 gingen von den neuen HIV-Fällen in der Region 62 Prozent auf Drogengebrauch zurück. Ein wesentliches Merkmal bei der Ausbreitung von HIV/Aids ist der Zusammenhang zwischen Sexarbeit und Drogengebrauch. So gaben in Studien in Russland bis zu 40 Prozent der weiblichen Sexarbeiter an, dass sie Drogen injizieren.

---

384 Die Daten sind häufig unvollständig. Die epidemiologischen Daten beruhen auf UNAIDS (2008): 2008 Report on the global AIDS epidemic, http://www.unaids.org/en/KnowledgeCentre/HIVData/GlobalReport/2008/2008_Global_report.asp. Euro-HIV (2007b): HIV/AIDS surveillance in Europe: end-year report 2006, No 75. Institut de Veille Sanitaire.Saint-Maurice (No 75), http://www.eurohiv.org

Die HIV-Epidemie in der **Russischen Föderation** wächst weiter an, jedoch nicht mehr so schnell wie in den 1990er Jahren. Sie ist wesentlich in den städtischen Zentren konzentriert. HIV wird hauptsächlich beim Drogengebrauch übertragen. Im Jahr 2006 wurden 66 Prozent der Neuinfektionen durch Drogengebrauch und 32 Prozent durch ungeschützten Sex verursacht. Die HIV-Prävalenz bei Drogengebraucher/innen betrug bis zu 70 Prozent. Der Frauenanteil an den Neuinfektionen lag bei 44 Prozent. Offiziell wurde nur ein Prozent der Neuinfektionen durch ungeschützten Sex bei homosexuellen Männern verursacht, vermutlich ist dieser Übertragungsweg aber weit häufiger.

Die **Ukraine** hat die höchste HIV-Prävalenz in der Region. Die jährlichen HIV-Diagnosen haben sich seit 2001 verdoppelt. Drogengebrauch bleibt der Hauptübertragungsweg. Die Prävalenz bei Drogengebraucher/innen ist hoch, es wurden Werte bis zu 63 Prozent gefunden. Die Ukraine hat Programme gestartet, um die Mutter-zu-Kind-Übertragung von HIV zu verhindern: Mehr als 90 Prozent aller Schwangeren werden auf HIV getestet und erhalten ARV-Medikamente, wenn sie HIV-positiv sind.

Die größte Epidemie in Zentralasien hat **Usbekistan**. Das Virus überträgt sich überwiegend durch Drogengebrauch und Sex mit nicht-regulären Partnern. Von 1999 bis 2003 nahm die Zahl der HIV-Diagnosen exponentiell zu, seitdem hat sich der Anstieg verlangsamt.

In **Kasachstan** geschehen zwei Drittel aller neuen HIV-Infektionen durch Drogengebrauch, auch in **Kirgistan** und **Tadschikistan** ist die Zahl der drogengebrauchenden HIV-positiven Menschen hoch.

Die Epidemie in **Weißrussland** scheint sich stabilisiert zu haben, die meisten HIV-Fälle kommen bei Drogengebraucher/innen vor. Eine steigende Zahl von Frauen ist HIV-infiziert. 80 Prozent von ihnen haben sich durch ungeschützten Sex angesteckt.

Hohe HIV-Infektionsraten von 30 Prozent unter Drogengebraucher/innen haben auch **Usbekistan** und **Kasachstan**.

Der Anteil der Frauen an den HIV-Infizierten in der Region nimmt zu. 2006 wurden zirka 40 Prozent der neuen HIV-Infektionen bei Frauen registriert. Eine besonders hohe HIV-Prävalenz mit mehr als einem Prozent wurde bei schwangeren Frauen in der zentralen und östlichen Ukraine festgestellt, einschließlich Odessa, Kiew und Mykolaev. Nach Schätzungen haben sich 35 Prozent der Frauen durch Drogengebrauch und 50 Prozent durch ungeschützten Sex mit drogenkonsumierenden Partnern infiziert.

Studien in Russland, Usbekistan und Georgien ergaben eine HIV-Prävalenz bei Männern, die Sex mit Männern haben, zwischen einem und elf Prozent.

Einige Länder haben mit „Schadensbegrenzungsprogrammen" für Drogengebraucher/innen begonnen. In der Russischen Föderation gab es 2007 mehr als 50 Nadel- und Spritzenaustauschprogramme, in Kasachstan sind 120 Einrichtungen an einem solchen Programm beteiligt. Einige Länder wie Aserbaidschan, Georgien, Kirgistan, Moldawien und Usbekistan haben Pilotprojekte gestartet.

NORDAMERIKA, WESTEUROPA UND ZENTRALEUROPA

In Nordamerika, Westeuropa und Zentraleuropa lebten im Jahr 2007 zirka zwei Millionen Menschen mit HIV, 80.000 Menschen infizierten sich neu. 30.000 Menschen starben an Aids, im Vergleich zu anderen Gebieten ist das relativ niedrig, da in der Region fast alle HIV-positiven Menschen, deren Infektion bekannt ist, antiretroviral behandelt werden.

In Westeuropa steigt die Zahl der Neuinfektionen an, und es gibt immer mehr Menschen mit HIV. In den USA und Kanada sind die jährlichen Neuinfektionen über die letzten Jahre relativ stabil geblieben. Weil HIV-positive Menschen behandelt werden, gibt es weniger Todesfälle und die Zahl der infizierten Menschen nimmt zu.

Die Epidemien in diesen Regionen sind sehr unterschiedlich. Der Anteil der durch Drogengebrauch übertragenen Infektionen ist auf 6 Prozent in Europa und 18 Prozent in den USA zurückgegangen. Die Infektionen bei Drogengebraucher/innen fielen zwischen 2002 und 2006 in Dänemark um 72 Prozent, in Italien um 42 Prozent, in den Niederlanden um 91 Prozent, in Spanien um 38 Prozent und der Schweiz um 26 Prozent. Dies wird auch auf den Erfolg von Schadensbegrenzungsprogrammen zurückgeführt.

In **Westeuropa** machen die heterosexuell übertragenen Neuinfektionen mit 42 Prozent den größten Anteil aus. Dabei kam die Mehrheit der

Betroffenen aus Ländern mit hoher HIV-Prävalenz in Afrika, mehr als die Hälfte waren Frauen. Der Anteil der durch homosexuellen Verkehr übertragenen Neuinfektionen ist auf 29 Prozent gestiegen. Offenbar nimmt ungeschützter Sex wieder zu.[385]

Hauptübertragungsweg in **Estland, Litauen, Lettland** und **Polen** ist Drogengebrauch. In **Kroatien**, der **Tschechischen Republik, Ungarn** und **Slowenien** überträgt sich das Virus vorwiegend durch ungeschützten Sex bei homosexuellen Männern, und in **Albanien, Bosnien und Herzegowina, Bulgarien, Rumänien** und der **Türkei** geschehen die meisten Infektionen durch ungeschützten Sex zwischen Männern und Frauen. Die HIV-Infektionen in **Estland** sind zwischen 2001 und 2006 zwar gesunken, jedoch hat das Land mit 1,3 Prozent die höchste Prävalenz in Europa.[386]

In den **USA** wird das Virus in 53 Prozent der Fälle bei ungeschütztem Sex zwischen Männern übertragen, ein Drittel der Neuinfektionen geschehen bei ungeschütztem heterosexuellem Verkehr. 80 Prozent der Frauen und Mädchen, die sich heterosexuell infizieren, stecken sich durch ungeschützten Sex an, häufig bei Partnern, die Drogen nehmen, oder durch käuflichen Sex. In den USA sind Afro-Amerikaner und in Kanada die Ureinwohner (*aboriginal persons*) überproportional betroffen. Fast die Hälfte der neuen HIV-Diagnosen wurde bei Afro-Amerikanern gestellt, die jedoch nur 13 Prozent der US-Bevölkerung ausmachen.

DEUTSCHLAND

Die Zahl der Menschen, die mit HIV lebten, wurde Ende 2008 auf 63.500 geschätzt. 3.000 Menschen haben sich im Jahr 2008 neu infiziert, ähnlich viele Neuinfektionen waren es im Jahr 2007. Damit hat sich die Zahl der Neuinfektionen stabilisiert, nachdem sie zwischen 2000 und 2006 gestiegen war. Nach dem Übertragungsweg aufgeteilt, gehörten folgende Gruppen zu den HIV-infizierten Menschen:

---

385 Hamouda O et al. (2007): Epidemiology of HIV infections in Germany. Bundesgesundheitsblatt, 50(4): 399–411.
386 EuroHIV (2007): HIV/AIDS surveillance in Europe: end-year report 2006, No 75. Institut de Veille Sanitaire. Saint-Maurice (No 75), http://www.eurohiv.org

- 38.700 Männer, die Sex mit Männern haben

- 8.700 Menschen, die sich durch heterosexuelle Kontakte infizierten

- 7.300 Menschen aus Hochprävalenzregionen, die sich überwiegend in ihren Herkunftsländern über heterosexuelle Kontakte infizierten

- 8.200 Drogengebraucher/innen, die sich durch verunreinigte Spritzen ansteckten

In Deutschland begann sich HIV/Aids Ende der 1970er Jahre auszubreiten, vor allem in Gruppen mit einem hohen Infektionsrisiko (Männern mit gleichgeschlechtlichen Sexualkontakten und einer großen Zahl von Partnern sowie bei Drogengebrauchern). In der zweiten Hälfte der 1980er Jahre gingen die Neuinfektionen zurück, weil Präventionskampagen wirkten und die Menschen ihr Sexualverhalten änderten. Sie schränkten die Partnerzahl ein, nutzten Kondome und verzichteten auf übertragungsrelevante Sexpraktiken.

Während der 1990er Jahre lag die Zahl der jährlichen HIV-Neuinfektionen bei etwa 2.000. Dabei stieg der Anteil der Menschen an, die sich über heterosexuelle Kontakte infizierten, und der Anteil der intravenösen Drogenbenutzer/innen und der Männer mit gleichgeschlechtlichen Sexualkontakten anderer HIV-Infizierter ging zurück. Zu Beginn des neuen Jahrtausends nahm die Zahl der HIV-Neuinfektionen wieder zu, primär bei Männern mit gleichgeschlechtlichen Sexualkontakten. Nach 1995 ging die Zahl der Aids-Todesfälle durch die verbesserte Behandlung zurück. Da die Zahl der HIV-Neuinfektionen zunächst weitgehend gleich blieb und ab 2000 wieder stieg, nimmt seit 1995 die Zahl der lebenden HIV-Infizierten und an Aids erkrankten Menschen in Deutschland zu.

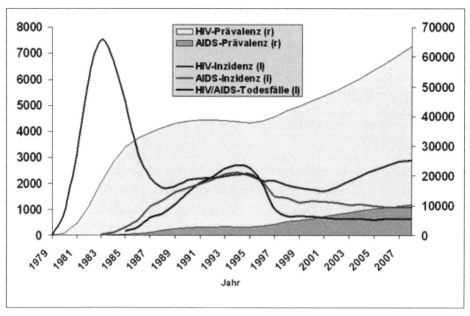

Graphik: HIV- und Aids-Prävalenz in Deutschland[387]

---

387 Robert-Koch-Institut (2008): Verlauf und gegenwärtiger Stand der HIV-Epidemie in
     Deutschland, Ende 2008, http://www.rki.de/cln_100/nn_196658/DE/Content/InfAZ/
     H/HIVAIDS/hiv__node.html?__nnn=true

Literatur

ABIA http://www.abiaids.org.br/

Aceijas C et al. (2004): Global overview of injecting drug use and HIV infection among injecting drug users. AIDS, 18:2295–2303. Zitiert nach WHO/UNA-IDS/UNICEF (2008): Towards Universal Access, Progress Report 2008, http://www.who.int/hiv/pub/towards_universal_access_report_2008.pdf

Actionaid (2009): Primary concern: why primary healthcare is key to tackling HIV and AIDS, http://www.actionaid.org.uk/_content/documents/PHCreport_downloadcolour_FINAL.pdf

Adebajo S et al. (2008): Men, sexuality and health in the context of HIV & AIDS, presentation at the ICASA Conference, December 2008, http://www.arsrc.org/downloads/features/Mens_Study_Nigeria_ARSRC_Lagos_June08_F.pdf

Africa Campaign on Disability and HIV & AIDS, http://www.africacampaign.info/about-us/index.html

Aidsmap, (2008): AIDS vaccine: additional infection risk restricted to uncircumcised men

Aidspan Global Fund Observer August 2008. http://www.aidspan.org/index.php?issue=93&article=1

Aidspan Global Fund Observer Dezember 2008: http://www.aidspan.org/index.php?issue=100&article=4

Aktionsbündnis gegen AIDS: http://www.aids-kampagne.de/

Aktionsbündnis gegen AIDS (2008): Globale Krise und Deutschlands Beitrag zur globalen Antwort, „Zweiter Schattenbericht", http://www.aids-kampagne.de/l8mimages/schattenbericht2008-final.pdf

Aktionsbündnis gegen AIDS (2008): Keine Patente auf AIDS-Medikamente, http://www.aids-kampagne.de/aktiv/index.html

Aktionsbündnis gegen AIDS: Pressemitteilung, http://www.aids-kampagne.de/presse/presse-150.html

Aktionsbündnis gegen AIDS: Pressemitteilung 9. Juli 2008: G8-Gipfel in Japan endet mit vagen Versprechen – Rückschritt im Bereich der Bekämpfung von HIV und Aids, http://www.aids-kampagne.de/presse/presse-167.html

Aktionsbündnis gegen AIDS: Trägerorganisationen und -gruppen, http://www.aids-kampagne.de/pdf/traeger_070705.pdf

Allafrica.com (August 2008): The invisible – people with disabilities and HIV/AIDS http://allafrica.com/stories/200808050457.html

Allafrica (August 2008): http://allafrica.com/stories/200808110190.html

Alter MJ. (2006): Epidemiology of viral hepatitis and HIV coinfection. Journal of Hepatology, 44: S6–S9. Zitiert nach WHO/UNAIDS/UNICEF (2008): Towards Universal Access, Progress Report 2008, http://www.who.int/hiv/pub/towards_universal_access_report_2008.pdf

Amity Foundation, http://www.amityfoundation.org/wordpress/?page_id=14

Amity Foundation (2008): Annual Report 2007

Amity Newsletter Jan-März 2007: Workshop, http://www.amitynewsletter.org/index.php?issueNo=80

Andia I et al. (2006): Evolving clinical picture secondary to routine HIV testing and early linkage to care at the HIV clinic at Mbarara Regional Referral Hospital. President's Emergency Plan for AIDS Relief Implementers Meeting, Durban, South Africa, 12–15 June 2006 (abstract no. 195; http://www.bls-meetings.net/implementhiv2006/orals176-200.htm#195). Zitiert nach WHO/UNAIDS/UNICEF (2008): Towards Universal Access, Progress Report 2008, http://www.who.int/hiv/pub/towards_universal_access_report_2008.pdf

ANERELA+ (African Network of Religious Leaders Living With or Personally Affected by HIV/AIDS), http://www.anerela.org/

Anglican Church of Kenya, Current News 2008: http://www.ackenya.org/current_news.html

Asian Interfaith Network on HIV/AIDS, http://www.asiaina.org/index.php

AVERT (2008): http://www.avert.org/hivtypes.htm

Background Theme Papers at the UN High Level Meeting, (2008): http://www. icaso.org/resources/myths_realities-sexual_minorities.pdf

Bailey RC, Moses S, Parker CB, et al. (2007): Male circumcision for HIV prevention in young men in Kisumu, Kenya: a randomised controlled trial. Lancet; 369: 643-656

Baker BK (2009): The long and tortured road to adequate, sustained, and spendable domestic and donor financing for health, http://www.healthgap.org/ bakeronhealthfinancing.htm

Baker BK, Ombaka E (2008): The danger of in-kind drug donations to the Global Fund. Lancet Early Online Publication, http://www.thelancet.com/journals/lancet/article/PIIS0140-6736(08)61487-7/fulltext

Baral S et al. (2007): Elevated risk for HIV infection among men who have sex with men in low- and middle-income countries 2000–2006: a systematic review. PLoS Medicine, 4:e339. Zitiert nach WHO/UNAIDS/UNICEF (2008): Towards Universal Access, Progress Report 2008, http://www.who.int/hiv/ pub/towards_universal_access_report_2008.pdf

Bärnighausen T et al. (2007): The socioeconomic determinants of HIV incidence: evidence from a longitudinal, population-based study in rural South Africa. AIDS, 21 (Suppl. 7): S29–S38, zitiert nach UNAIDS (2008): 2008 Report on the global AIDS epidemic, http://www.unaids.org/en/KnowledgeCentre/HIV-Data/GlobalReport/2008/2008_Global_report.asp

Bearinger LH et al. (2007): Global perspectives on the sexual and reproductive health of adolescents: patterns, prevention and potential. Lancet, 369:1220–1231.

Biddlecom AE et al. (2007): Protecting the next generation in sub-Saharan Africa: learning from adolescents to prevent HIV and unintended pregnancy. New York, Guttmacher Institute.

Bill and Melinda Gates Foundation: Global Health Fact Sheet, http://www. gatesfoundation.org/GlobalHealth/RelatedInfo/GlobalHealthFactSheet-021201.htm

Bill and Melinda Gates Foundation: Global Health Program, http://www.gatesfoundation.org/nr/downloads/globalhealth/GH_fact_sheet.pdf

Brinkhof M et al. (2008): Early loss to program in HIV-infected patients starting potent antiretroviral therapy in lower income countries. Bulletin of the World Health Organization

Brot für die Welt/EED (2006): Policy Papier HIV/Aids, http://www.eed.de//fix/files/doc/EED_BfdW_HIV-Aids_2006.2.pdf

Brot für die Welt: http://www.brot-fuer-die-welt.de/gesundheit/index.php

Bundesministerium für wirtschaftliche Zusammenarbeit, Pressemitteilung 7.6.2007: http://www.bmz.de/de/presse/aktuelleMeldungen/2007/juni/20070607_hiv/index.html

CADRE (2007): Concurrent sexual partnerships amongst young adults in South Africa: challenges for HIV prevention communication. Johannesburg, Centre for AIDS Development, Research and Evaluation.

Cameron A et al. (2008): Medicine prices, availability and affordability in 36 developing and middle-income countries: a secondary analysis, The Lancet Early Online Publication Dezember 2008, http://www.thelancet.com/journals/lancet/article/PIIS0140-6736(08)61762-6/fulltext

Castilla J et al. (2005): Effectiveness of highly active antiretroviral therapy in reducing heterosexual transmission of HIV. Journal of Acquired Immune Deficiency Syndromes, 40:96–101. Zitiert nach WHO/UNAIDS/UNICEF 2008: Towards Universal Access, Progress Report 2008, http://www.who.int/hiv/pub/towards_universal_access_report_2008.pdf

Centers for Disease Control and Prevention (1993): Revised Classification System, http://www.cdc.gov/mmwr/preview/mmwrhtml/00018871.htm

Centers for Disease Control and Prevention (2006): Youth risk behaviour surveillance – United States, 2005. Morbidity and Mortality Weekly Report, 55(SS-5):1–108.

Centers for Disease Control and Prevention (2008): Basic information HIV/AIDS, http://www.cdc.gov/hiv/topics/basic/index.htm

Central Statistical Office [Swaziland] and Macro International Inc (2007): Swaziland Demographic and Health Survey 2006–2007: preliminary report. Calverton (June).

CHAK Times (Februar-April 2007): http://www.chak.or.ke/index.php?option=com_docman&task=cat_view&gid=24&Itemid=54

CHAK Vision, Mission and Goals, http://www.chak.or.ke/index.php?option=com_content&task=view&id=14&Itemid=27

Chan M (2008): Address at the Opening of the XVII International AIDS Conference, August 2008, http://www.who.int/dg/speeches/2008/20080803/en/index.html

Chan M (2009): The impact of global crises on health. http://www.who.int/dg/speeches/2009/financial_crisis_20090318/en/index.html

Civil Society Action Team (2008): http://www.icaso.org/csat.html

Civil Society Interactive Hearing at the UN High Level Meeting on AIDS (2008): http://www.icaso.org/publications/CS_HearingSpeeches.pdf

Cleland J, Ali MM. (2006): Sexual abstinence, contraception, and condom use by young African women: a secondary analysis of survey data. Lancet, 368: 1788-1793.

Coates T, Richter L et al. (2008): Behavioural strategies to reduce HIV transmission. Lancet, August 2008, http://www.thelancet.com/journals/lancet/article/PIIS0140673608608867/fulltext?isEOP=true

Commission on AIDS in Asia (2008): Redefining AIDS in Asia, http://www.unaids.org/en/KnowledgeCentre/Resources/FeatureStories/archive/2008/20080326_asia_commission.asp

Conselho Nacional de Combate ao HIV/SIDA (2006): Relatório de actividades por 2005. Maputo, Ministério de Saúde.

Coovadia HM et al. (2007): Mother-to-child transmission of HIV infection during exclusive breastfeeding in the first +6 months of life: an intervention cohort study. Lancet, 369:1107–1116

Cox H, McDermid C (2008): XDR tuberculosis can be cured with aggressive treatment, Lancet 372: 1363-1365, http://www.thelancet.com/journals/lancet/article/PIIS0140-6736(08)61205-2/fulltext

Darabi L et al. (2008): Protecting the next generation in Uganda: new evidence on adolescent sexual and reproductive health needs. New York, Guttmacher Institute.

Declaration on the TRIPS Agreement and Public Health, (2001): adopted on 14 November 2001 by the Fourth Session of the WTO Ministerial Conference held in Doha, Qatar, http://www.wto.org/english/thewto_e/minist_e/min01_e/mindecl_trips_e.html

Department of Health [South Africa] (2007): National HIV and syphilis antenatal prevalence survey, South Africa 2006. Pretoria. Department of Health [South Africa].

Deutsch-Österreichische Empfehlungen (2008): http://www.rki.de/cln_100/nn_753398/DE/Content/InfAZ/H/HIVAIDS/Prophylaxe/Leitlinien/pep__empfeh-lungen__08,templateId=raw,property=publicationFile.pdf/pep_empfeh-lungen_08.pdf

Deutsch-Österreichische Leitlinien zur antiretroviralen Therapie der HIV-Infek-tion (Teilaktualisierung Indikationsstellung, Stand September 2007), http://www.daignet.de/site-content/hiv-therapie/leitlinien-1/ART-Leitlinien-Erwachsene_200709.pdf

Deutsches Institut für Ärztliche Mission (Difäm) (2005): Medikamente zur Post-Expositions-Prophylaxe, http://www.difaem.de/index.htm

Deutsches Institut für Ärztliche Mission (Hrsg.) (2007): Gesundheit, Heilung und Spiritualität im deutschen Kontext, http://www.difaem.de

Deutsches Institut für Ärztliche Mission (Difäm): Masangane-Projekt, http://www.difaem.de

De Walque D (2007): Sero-discordant couples in five African countries: implica-tions for prevention strategies. Population and Development Review, 33(3): 501–523.

Disabled people South Africa: Resource manual for disability and HIV/AIDS training, http://www.africacampaign.info/uploads/media/Resource_Manual_for_Disability_and_HIV-AIDS_Training.pdf

Donoghoe MC et al. (2008): Setting targets for universal access to HIV preven-tion, treatment and care for injecting drug users (IDUs): towards consensus and improved guidance. International Journal of Drug Policy, 19 (Suppl 1): S5–S14. Zitiert nach WHO/UNAIDS/UNICEF (2008): Towards Universal Access, Progress Report 2008, http://www.who.int/hiv/pub/towards_univer-sal_access_report_2008.pdf

Ecumenical Advocacy Alliance (2008): http://www.e-alliance.ch/

Ecumenical HIV and AIDS Initiative in Africa (EHAIA): (siehe Ökumenische HIV und Aids Initiative in Afrika): http://www.oikoumene.org/en/programmes/ justice-diakonia-and-responsibility-for-creation/hivaids-initiative-in-africa-ehaia.html

Ecumenical Preconference (2008): Faith in Action Now! http://www.kaisernet-work.org/health_cast/hcast_index.cfm?display=detail&hc=2819

Evangelischer Entwicklungsdienst: Partner und Projekte Brasilien, http://www. eed.de/de/de.col/de.col.a/de.sub.04/de.sub.info/de.info.79/index.html#ab

EuroHIV (2007). HIV/AIDS surveillance in Europe: end-year report 2006, No 75. Institut de Veille Sanitaire. Saint-Maurice (No 75), http://www.eurohiv.org

Faith in Action Now!, (2008): http://iac.e-alliance.ch/2008/08/faith-reps-take-challenges-home/#more-152

Faith in Action Now! (2008): http://iac.e-alliance.ch/d-iac/wp-content/ uploads/2008/08/faithinaction-4.pdf

Federal Ministry of Health [Nigeria] (2006): The 2005 national HIV seropreva-lence sentinel survey among pregnant women attending antenatal clinics in Nigeria: summary position paper. Abuja (April). Federal Ministry of Health [Nigeria].

Fiellin DA, Green TC, Heimer R (2007): Combating the twin epidemics of HIV/ AIDS and addiction: opportunities for progress and gaps in scale. A report of the CSIS Task Force on HIV/AIDS. Washington, Center for Strategic and International Studies. Zitiert nach UNAIDS (2008): 2008 Report on the global AIDS epidemic, http://www.unaids.org/en/KnowledgeCentre/HIVData/Global Report/2008/2008_Global_report.asp

Frein M (2009): Patentrechte und Menschenrechte, http://www.eed.de/welthan-del

G8-Gipfel Heiligendamm (2007): Gipfeldokumente, http://www.g-8.de/Webs/ G8/DE/G8Gipfel/GipfelDokumente/gipfel-dokumente.html

G8 Hokkaido Toyako Summit (2008): http://www.g8summit.go.jp/eng/doc/ index.html

García-Moreno C et al. (2005): WHO multi-country study on women's health and domestic violence against women: initial results on prevalence, health outcomes and women's responses. Geneva, World Health Organization.

Ghys P et al. (2003): Increase in condom use and decline in HIV and sexually transmitted diseases among female sex workers in Abidjan, Cote d'Ivoire, 1991–1998. AIDS, 17 (Suppl 4): 121–122.

Gilks C et al. (2006): The WHO public-health approach to antiretroviral treatment against HIV in resource-limited settings. Lancet, 368:505–510.

Global Coalition on Women and AIDS (2006): Keeping the promise: an agenda for action on women and AIDS. Geneva, UNAIDS.

Global Fund to Fight AIDS, Tuberculosis and Malaria, http://www.theglobalfund. org/en/

Global Fund (2007): An evolving Partnership, http://www.theglobalfund.org/en/ files/publications/civilsociety/Summary_AnEvolvingPartnership_en.pdf

Global Fund (2008): A report on the Country Coordinating Mechanismmodel, http://www.theglobalfund.org/documents/ccm/CCM_GlobalReport_2008_ 10_en.pdf

Global Fund (2008): Partnership Forum, http://www.theglobalfund.org/docu- ments/partnershipforum/2008/PF2008_Recommendations.pdf

Global Fund Board, http://www.theglobalfund.org/en/about/board/

Global Fund (2008): Clarifications on CCM minimum requirements Round 8, 2008, http://www.theglobalfund.org/documents/ccm/Clarifications_CCM_ Requirements_en.pdf

Global Fund (2008): Global CCM Report 2008. http://www.theglobalfund.org/ en/ccm/studies/?lang=en

Global Fund (2008): Innovative Financing, http://www.theglobalfund.org/docu- ments/events/mexico2008/CB_Mexico_IF.pdf

Global Fund (2008): Presentation at Ecumenical Preconference Mexico 2008: The Global Fund and Faith-Based organisations: http://www.theglobalfund.org/ documents/events/mexico2008/FBO_Presentation.pdf

Global Fund (2008): Pledges and Contributions 2008, http://www.theglobal-fund.org/en/funds_raised/pledges/

Global Fund (2008): Press Release 2008, http://www.theglobalfund.org/en/pressreleases/?pr=pr_081128

Global Fund (2008): (Product) Red 2008, http://www.theglobalfund.org/en/part-ners/private/red/

Global Fund (2008): Monthly Progress Update April 2008, http://www.theglo-balfund.org/en/files/publications/basics/progress_update/progressupdate.pdf

Global Fund (2008): Dr Kazatchkine's Closing Speech at the International AIDS Conference in Mexico, http://www.theglobalfund.org/en/media_center/press/pr_080811.asp

Global Health Workforce Alliance (2008): Scaling Up, Saving Lives Task Force for Scaling Up Education and Training for Health Workers, http://www.who.int/workforcealliance/documents/Global_Health%20FINAL% 20REPORT.pdf

Gouws E et al. (2006), Short-term estimates of adult HIV incidence by mode of transmission: Kenya and Thailand as examples. Journal of Sexually Trans-mitted Infections, 82:51–55.

Gray RH, Kigozi G, Serwadda D, et al. (2007): Male circumcision for HIV preven-tion in men in Rakai, Uganda: a randomised trial. Lancet, 369: 657-666

Guay LA et al. (1999): Intrapartum and neonatal single-dose nevirapine com-pared with zidovudine for prevention of mother-to-child transmission of HIV-1 in Kampala, Uganda: HIVNET 012 randomised trial. Lancet, 354:795–802.

GTZ Backup Initiative (2008): http://www.gtz.de/en/themen/soziale-entwick-lung/hiv-aids/4356.htm

Gupta GR, Parckhurst JO et al. (2008): Structural approaches to HIV prevention. Lancet, 372, August 2008, 764-775, http://www.thelancet.com/journals/lancet/article/PIIS0140673608608879/abstract

Hallman K (2005): Gendered socioeconomic conditions and HIV risk behaviors among young people in South Africa. African Journal of AIDS Research, 4(1): 37–50.

Halperin DT, Epstein H (2007): Why is HIV prevalence so severe in Southern Africa? The role of multiple concurrent partnerships and lack of male circumcision: implications for AIDS prevention. Southern African Journal of HIV Medicine, March: 19–25.

Hamouda O et al. (2007): Epidemiology of HIV infections in Germany. Bundesgesundheitsblatt, 50(4): 399–411.

Hauri AM, Armstrong GL, Hutin YGF. (2004): The global burden of disease attributable to contaminated injections given in health care settings. International Journal of STD and AIDS, 15:7–16. Zitiert nach WHO/UNAIDS/UNICEF (2008): Towards Universal Access, Progress Report 2008, http://www.who.int/hiv/pub/towards_universal_access_report_2008.pdf

Hargreaves JR et al. (2008). Systematic review exploring time trends in the association between educational attainment and risk of HIV infection in sub-Saharan Africa. AIDS, 22:403–414, zitiert nach UNAIDS (2008): 2008 Report on the global AIDS epidemic, http://www.unaids.org/en/KnowledgeCentre/HIVData/GlobalReport/2008/2008_Global_report.asp

Hargreaves JR, Boler T (2006). Girl power: girls' education, sexual behaviour and AIDS in Africa. Johannesburg, ActionAid International.

Health Action International (2008): Medicine prices, availability, affordability and price components, http://www.haiweb.org/medicineprices/;

Health Gap (2009): The Global Fund funding crisis, http://www.healthgap.org/gfatm/20things.htm

Hendriksen ES et al. (2007): Predictors of condom use among young adults in South Africa: the Reproductive Health and HIV Research Unit National Youth Survey. American Journal of Public Health, 97:1241–1248.

High Level Task Force on Innovative Finance for Health Systems (2009): Press Release May 2009, http://www.internationalhealthpartnership.net/taskforce.html

Hoffmann C, Rockstroh J, Kamps BS (2008): HIV.NET 2008, http://www.hiv.net/2010/buch.htm

Horton D, Das P (2008): Putting prevention at the forefront of HIV/AIDS. Lancet 372: 421-422, http://www.thelancet.com/journals/lancet/article/PIIS014067360860882X/fulltext

ICASO (2007): Barriers to Condom Access, http://www.icaso.org/publications/condom_access2007_eng.pdf

ICASO (2007): Gender, Sexuality, Rights and HIV, http://www.icaso.org/publications/genderreport_web_080331.pdf

ICASO (2008): A review on progress from the community sector, http://www.icaso.org/publications/ICASO_PoliticalLeaders_260608.pdf

ICRW, "Child Marriage by the Numbers", https://www.icrw.org/docs/facts/childmarriagefactsheet051204.pdf

ICRW, Instituto Promundo (2007): Engaging men and boys to achieve gender equality: how can we build on what we have learned? Washington, International Center for Research on Women.

ILO/IOM/UNAIDS (2008): HIV and International Labour Migration, http://data.unaids.org/pub/Manual/2008/jc1513_policybrief_labourmigration_en.pdf

International AIDS Conference (2008): http://www.kaisernetwork.org/health_cast/uploaded_files/080808_ias_plenary_transcript.pdf

International AIDS Conference August (2008): http://www.kaisernetwork.org/health_cast/uploaded_files/080708_ias_plenary_transcript.pdf

International AIDS Conference (2008): http://www.kaisernetwork.org/health_cast/uploaded_files/080608_ias_plenary_transcript.pdf

International AIDS Conference (2008): http://www.kaisernetwork.org/health_cast/uploaded_files/080408_ias_reform_transcript.pdf

International AIDS Conference (2008): Press Release, http://www.aids2008.org/admin/images/upload/813.pdf

International Treatment Preparedness Coalition (ITPC) (2008): Missing the Target, http://www.aidstreatmentaccess.org/

Johannessen A et al. (2008): Predictors of mortality in HIV infected patients starting antiretroviral therapy in a rural hospital in Tanzania. BMC Infectious Diseases, 8:52. Zitiert nach WHO/UNAIDS/UNICEF (2008): Towards Universal Access, Progress Report 2008, http://www.who.int/hiv/pub/towards_universal_access_report_2008.pdf

Joint Retreat of the Civil Society Delegations to the Board of the Global Fund to Fight AIDS, Tuberculosis and Malaria (2008): http://www.icssupport.org/PDF/final%20report%20Brighton%20meeting%208-10%20Feb%202008.pdf

Kakimoto K et al. (2007): Influence of the involvement of partners in the mother class with voluntary confidential counseling and testing acceptance for Prevention of Mother to Child Transmission of HIV Programme (PMTCT Programme) in Cambodia. AIDS Care, 19:381–384.

Kates J et al. (2008): Donor Funding for Health in Low- & Middle-Income Countries 2001-2006. The Henry J. Kaiser Family Foundation, Menlo Park, California, http://www.kff.org/hivaids/upload/7679_02.pdf

Kammer der EKD für nachhaltige Entwicklung, (2007): Studie „Für ein Leben in Würde. Die globale Bedrohung durch HIV/Aids und die Handlungsmöglichkeiten der Kirche", http://www.ekd.de/EKD-Texte/ekd_texte91_0.html

Kimani J et al. (2008): Reduced rates of HIV acquisition during unprotected sex by Kenyan female sex workers predating population declines in HIV prevalence. AIDS, 22:131–137. Zitiert nach WHO/UNAIDS/UNICEF (2008): Towards Universal Access, Progress Report 2008, http://www.who.int/hiv/pub/towards_universal_access_report_2008.pdf

Kirche und Wirtschaft gegen HIV & AIDS, http://www.moewe-westfalen.de

Kirungi WL et al. (2006): Trends in antenatal HIV prevalence in urban Uganda associated with uptake of preventive sexual behaviour. Sexually Transmitted Infections, 82 (Suppl.1): 136–141. Zitiert nach WHO/UNAIDS/UNICEF (2008): Towards Universal Access, Progress Report 2008, http://www.who.int/hiv/pub/towards_universal_access_report_2008.pdf

Laeyendecker O, Li X, Arroyo M et al. (2006): The Effect of HIV Subtype on Rapid Disease Progression in Rakai, Uganda, 13th Conference on Retroviruses and Opportunistic Infections (abstract no. 44LB), February 2006

Lawn JE et al. (2008): Alma Ata 30 years on: revolutionary, relevant and time to revitalise. Lancet, 372: 917-927, http://www.thelancet.com/journals/lancet/article/PIIS0140-6736(08)61402-6/fulltext

International Treatment Preparedness Coalition (2008): Missing the Target No6, http://www.aidstreatmentaccess.org

Maartens G. (2008): ART in Africa: beyond the rollout. 15th Conference on Retroviruses and Opportunistic Infections, Boston, USA, 3–6 February 2008, http://www.retroconference.org/2008/Abstracts/33418.htm.

Mahers BM et al. (2008): Global epidemiology of injecting drug use and HIV among people who inject drugs: a systematic review: Lancet 372: 1733-1745, http://www.thelancet.com/journals/lancet/article/PIIS0140-6736(08)61311-2/fulltext

Makombe SD et al. (2007): A national survey of the impact of rapid scale-up of antiretroviral therapy on health-care workers in Malawi: effects on human resources and survival. Bulletin of the World Health Organization, 85:851–857.

Mataka E (2007): Maternal health and HIV: bridging the gap. Lancet, 370: 1290-1291, http://www.thelancet.com/journals/lancet/article/PIIS0140-6736(07)61552-9/fulltext

McNeil DG (2007): A time to rethink AIDS's grip. New York Times, 25 November.

Médecins sans Frontières (2008): http://www.accessmed-msf.org/media-room/press-releases/msf-welcomes-unitaid-patent-pool-endorsement/

Medico International (2008): Pressemitteilung ABIA, http://www.medico.de/themen/gesundheit/pharma/dokumente/patentantrag-auf-aids-medikament-in-brasilien-abgelehnt/3047/

Memory Books (2008). http://www.memorybooks-film.de/deutsch/Memory_Books/Memory_Books_.html

Mermin J et al. (2008): Mortality in HIV-infected Ugandan adults receiving antiretroviral treatment and survival of their HIV uninfected children: a prospective cohort study. Lancet, 371:752–759.

Mills EJ et al. (2006): Adherence to antiretroviral therapy in sub-Saharan Africa and North America: a meta-analysis. Journal of the American Medical Association, 296:679–690. Zitiert nach WHO/UNAIDS/UNICEF (2008): Towards Universal Access, Progress Report 2008, http://www.who.int/hiv/pub/towards_universal_access_report_2008.pdf

Ministère de la Santé et de l'Hygiène Publique de la Côte d'Ivoire, CDC/RETRO–CI/MEASURE Evaluation (2007). Enquête de surveillance sentinelle du VIH de 2005. Abidjan.

Ministry of Health [Botswana] (2006). 2006 Botswana Second-Generation HIV/AIDS Surveillance Technical Report. Gabarone.

Ministry of Health [China] 2006. 2005 update on the HIV/AIDS epidemic and response in China. Beijing, Ministry of Health China, UNAIDS, WHO.

Ministry of Health [Indonesia] and Statistics Indonesia (2007): Risk behavior and HIV prevalence in Tanah Papua, 2006. Jakarta. Ministry of Health [Indonesia] and Statistics Indonesia.

Ministry of Health of the Union of Myanmar and WHO Regional Office for South-East Asia. 2006 Review of the Myanmar National AIDS Programme. http://www.searo.who.int/en/Section10/Section18/Section356_4613.htm

Ministry of Health [Viet Nam] (2005): HIV/AIDS estimates and projections 2005–2010. Hanoi, General Department of Preventive Medicine and HIV/AIDS Control, Ministry of Health.

Ministry of Health [Zambia] (2005): Zambia Antenatal Clinic Sentinel Surveillance Report, 1994–2004. November. Ministry of Health [Zambia]. Lusaka. Ministry of Health [Zambia].

Ministry of Health and Child Welfare [Zimbabwe] (2007): 2006 ANC preliminary report. Harare.

Mishra V et al. (2007): The socioeconomic determinants of HIV incidence: evidence from a longitudinal, population-based study in rural South Africa. AIDS 2007; 21(Supp. 1): S29-S38.

Mishra V et al. (2007): HIV infection does not disproportionately affect the poorer in sub-Saharan Africa. AIDS, 21 (Suppl.7): S17–S28. Zitiert nach UNAIDS 2008: 2008 Report on the global AIDS epidemic, http://www.unaids.org/en/KnowledgeCentre/HIVData/GlobalReport/2008/2008_Global_report.asp

Morris K (2008): Global initiatives to provide wider access to medicines. The Lancet Infectious Diseases, September 2008, Vol 8:535, http://www.thelancet.com/journals/laninf/article/PIIS147330990870197X/fulltext

mothers2mothers (2007): Annual report. Cape Town, mothers2mothers, http://www.m2m.org/aboutus/download-information.html

National AIDS Commission [Malawi] (2007): Report of the Malawi Triangulation Project: Synthesis of data on trends in the national and local HIV epidemic and the reach and intensity of prevention efforts. Lilongwe, National AIDS Commission, WHO, University of California San Francisco, UNAIDS, United States Centers for Disease Control and Prevention (January).

NGO HIV/AIDS Code of Practice Project (2004): Renewing our voice, Code of good practice, http://www.hivcode.org/silo/files/code-of-good-practice.pdf

National Centre for HIV/AIDS, Dermatology and STIs (2007): HIV sentinel surveillance (HSS) 2006/2007: results, trends and estimates. Phnom Penh. National Centre for HIV/AIDS, Dermatology and STIs.

National Institute of Health and Family Welfare, National AIDS Control Organisation (2007): Annual HIV Sentinel Surveillance Country Report 2006. New Delhi. National Institute of Health and Family Welfare, National AIDS Control Organisation.

New study confirms importance of early infant diagnosis and treatment of HIV/AIDS, (2008): http://www.pedaids.org/News/Foundation-News/Press-Release/New-Study-Confirms-Importance-of-Early-Infant-Diag.aspx

Nobel Foundation (2008): http://nobelprize.org/nobel_prizes/medicine/laureates/2008/

Nunn AS et al. (2007): Evolution of Antiretroviral Drug Costs in Brazil in the Context of Free and Universal Access to AIDS Treatment. PLoS Med 4:e305.

Nyirenda M et al. (2007): Mortality levels and trends by HIV serostatus in rural South Africa. AIDS 21 (Supp. 6): S73-S79.

OECD (2008): Jahresbericht der Entwicklungszusammenarbeit 2007, http://www.oecd.org/document/47/0,3343,de_34968570_34968855_38142831_1_1_1_1,00.html

OECD (2008): Aid Targets Slipping Out of Reach. Paris, http://www.oecd.org/dataoecd/47/25/41724314.pdf

OECD (2009): Entwicklungszusammenarbeit: 2009, http://www.oecd.org/document/50/0,3343,de_34968570_34968855_42193714_1_1_1_1,00.html

Ökumenische HIV- und Aids-Initiative in Afrika (EHAIA), http://www.oikoumene.org/de/programme/gerechtigkeit-diakonie-und-die-verantwortung-fuer-die-schoepfung/hivaids-initiative-in-afrika-ehaia.html

Ökumenischer Rat der Kirchen (2008): Bücher der Hoffnung, http://www.oikoumene.org/de/nachrichten/news-management/a/ger/article/1722/buecher-der-hoffnung.html

Ooms G (2008): The right to health and the sustainability of health care: Why a new global health aid paradigm is needed, http://www.icrh.org/files/academia-doctoraat%20Gorik%20Ooms_0.pdf

Padian N, Buvé A et al. (2008): Biomedical interventions to prevent HIV infections. Lancet 372, http://www.thelancet.com/journals/lancet/article/PIIS0140673608608855/fulltext

Phillips AN et al. (2008): Outcomes from monitoring of patients on antiretroviral therapy in resource-limited settings with viral load, CD4 count, or clinical observation alone: a computer simulation model. Lancet, 371:1443–1451.

Physicians for human rights (2008): Health Systems Strengthening Toolkit for Global Fund Round 9 Proposals, http://www.physiciansforhumanrights.org/hiv-aids/globalfund_round9.html

Piot P, Bartos M et al. (2008): Coming to terms with complexity: a call to action for HIV prevention. Lancet, 372:845-859, http://www.thelancet.com/journals/lancet/article/PIIS0140673608608880/fulltext

Piot P, Greener R, Russell S (2007): Squaring the circle: AIDS, poverty, and human development. PLoSMedicine, 4(10):e314, zitiert nach UNAIDS (2008): 2008 Report on the global AIDS epidemic, http://www.unaids.org/en/KnowledgeCentre/HIVData/GlobalReport/2008/2008_Global_report.asp

Population Council (2008): http://www.popcouncil.org/microbicides/index.html

Powers KA, Poole C et al. (2008): Rethinking the heterosexual infectivity of HIV-1. Infectious Diseases, Vol8, September 2008, 553-563, http://www.thelancet.com/journals/laninf/article/PIIS1473309908701567/abstract

Rapiti E, Prüss-Üstün A, Hutin Y. (2005): Sharps injuries: assessing the burden of disease from sharps injuries to health care workers at national and local levels. World Health Organization, http://www.who.int/quantifying_ehimpacts/publications/ebd11/en/index.html

Red Ribbon Award (2006): http://www.redribbonaward.org/content3.php?lg=en&pg=winner_2006_09

Red Ribbon Award (2008): http://www.redribbonaward.org/content3.php?lg=en&pg=winner_2008_08

Report of the Secretary General (2008): Declaration of Commitment on HIV/AIDS and Political Declaration on HIV/AIDS: midway to the Millennium Development Goals, http://data.unaids.org/pub/Report/2008/20080429_sg_progress_report_en.pdf

Robert-Koch-Institut (2008): Verlauf und gegenwärtiger Stand der HIV-Epidemie in Deutschland, Ende 2008, http://www.rki.de/cln_100/nn_196658/DE/Content/InfAZ/H/HIVAIDS/hiv__node.html?__nnn=true

Russian Harm Reduction Network, http://www.harmreduction.ru/eng/

Sepulveda, J et al. (2006): Improvement of child survival in Mexico: the diagonal approach. Lancet 368: 2017-2117, http://www.thelancet.com/journals/lancet/article/PIIS0140-6736(06)69569-X/fulltext

Silverman JG et al. (2007): HIV prevalence and predictors of infection in sex-trafficked Nepalese girls and women. Journal of the American Medical Association, 298(5):536–342.

Simon J et al. (2007): Early effects of antiretroviral therapy on work performance: Results from a cohort study of Kenyan agricultural workers. Center for International Health and Development, Boston University School of Public Health, http://www.hivimplement/agenda/pdf/E1/E1%20Simon%abstract%20811.ppt.pdf

Skoler-Kaproff S et al. (2008): Efficacy of Carraguard for prevention of HIV infection in women in South Africa: a randomized, placebo-controlled trial. Lancet 372: 1977-1987, http://www.thelancet.com/journals/lancet/article/PIIS0140-6736(08)61842-5/fulltext

Souteyrand Y et al. (2008): Free care at the point of service delivery: a key component for reaching universal access to HIV/AIDS treatment in developing countries. AIDS. Zitiert nach WHO/UNAIDS/UNICEF (2008): Towards Universal Access, Progress Report 2008, http://www.who.int/hiv/pub/towards_universal_access_report_2008.pdf

South African Council of Churches (2008): Churches call for action to halt HIV transmission, http://www.sacc.org.za/news08/PMTCT.html

Soto RJ et al. (2007): Sentinel surveillance of sexually transmitted infection/HIV and risk behaviours in vulnerable populations in 5 Central American countries. Journal of Acquired Immune Deficiency Syndromes 46(1):101–111.

Sridhar D, Batniji R (2008): Misfinancing global health: a case for transparency in disbursements and decision making. Lancet, 372: 1185-1191, http://www.thelancet.com/journals/lancet/article/PIIS0140-6736(08)61485-3/fulltext

Stepping Stones, http://www.steppingstonesfeedback.org/index.htm#indexrefs

Stover J et al. (2006): The global impact of scaling up HIV/AIDS prevention programs in low- and middle income countries. Science, 311:1474–1476.

Strickland RS (2004): To have and to hold: women's property and inheritance rights in the context of HIV/AIDS in sub-Saharan Africa. June 2004. International Center for Research on Women, http://www.icrw.org/docs/2004_paper_haveandhold.pdf

Technical Evaluation Reference Group (TERG) (2009): Synthesis Report of the 5 Year Evaluation of the Global Fund. http://www.theglobalfund.org/documents/terg/TERG_Summary_Paper_on_Synthesis_Report.pdf

Terre des Hommes/Welthungerhilfe (2008): Wirklichkeit der Entwicklungshilfe, 16. Bericht 2006/2007, www.welthungerhilfe.de/uploads/tx_dwhhinfomaterial/Wirklichkeit-der-Entwicklungshilfe-16.pdf

Thai Working Group on HIV/AIDS (2001): Projections for HIV/AIDS in Thailand: 2000–2020. Bangkok, Ministry of Public Health

The Antiretroviral Therapy Cohort Collaboration (2008): Life expectancy of individuals on combination antiretroviral therapy in high-income countries: a collaborative analysis of 14 cohort studies. Lancet, 372: 293-299, http://www.thelancet.com/journals/lancet/article/PIIS0140673608611137/abstract

Thior I et al. (2006): Breastfeeding plus infant Zidovudine prophylaxis for 6 months vs formula feeding plus infant zidovudine for 1 month to reduce mother-to-child HIV transmission in Botswana: a randomized trial: the Mashi Study. Journal of the American Medical Association, 296:794–805. Zitiert nach WHO/UNAIDS/UNICEF (2008): Towards Universal Access, Progress

Report 2008, http://www.who.int/hiv/pub/towards_universal_access_report_2008.pdf

Todd CS et al. (2007): HIV, Hepatitis C, and Hepatitis B infections and associated risk behavior in injection drug users in Kabul, Afghanistan. Emerging Infectious Diseases, 13(9):1327–1331. Zitiert nach WHO/UNAIDS/UNICEF (2008): Towards Universal Access, Progress Report 2008, http://www.who.int/hiv/pub/towards_universal_access_report_2008.pdf

Treatment Action Campaign, http://www.tac.org.za/community/about

Uebel KE, Nash J, (2007): Caring for the caregivers: models of HIV/AIDS care and treatment provision for health care workers in Southern Africa. Journal of Infectious Diseases, 196 (Suppl 3): S500–S504.

UNAIDS (2007): Annual Report 2007, http://data.unaids.org/pub/Report/2008/jc1535_annual_report07_en.pdf

UNAIDS (2007): Financial Resources Required to Achieve Universal Access To Prevention, Treatment, Care and Support, http://data.unaids.org/pub/InformationNote/2007/070925_rr_report%20sumamry%20_en.pdf

UNAIDS (2007): Policy Brief GIPA: http://data.unaids.org/pub/Report/2007/JC1299-PolicyBrief-GIPA_en.pdf

UNAIDS (2008): 2008 Report on the global AIDS epidemic, http://www.unaids.org/en/KnowledgeCentre/HIVData/GlobalReport/2008/2008_Global_report.asp

UNAIDS (2008): Policy brief on criminalization of HIV transmission, http://data.unaids.org/pub/BaseDocument/2008/20080731_jc1513_policy_criminalization_en.pdf

UNAIDS (2008): AIDS Outlook/09, http://data.unaids.org/pub/Report/2008/20081128_aids_outlook09_en.pdf

UNDP/UNAIDS (2008): Policy brief: HIV/AIDS, food security and nutrition, http://data.unaids.org/pub/Manual/2008/jc1515a_policybrief_nutrition_en.pdf

UNAIDS (2009): AIDS response failing men who have sex with men, http://www.unaids.org/en/KnowledgeCentre/Resources/PressCentre/PressReleases/2009/20090515_MSM_Transgender_en.asp

UNAIDS (2009): Climate change and AIDS. A joint working paper, http://data.
unaids.org/pub/BaseDocument/2008/20081223_unep_unaids_joint_
working_paper_on_cca_en.pdf

UNAIDS (2009): Guidance note on sex work, http://data.unaids.org/pub/Base-
Document/2009/jc1696_guidance_note_hiv_and_sexwork_en.pdf

UNAIDS (2009): What countries need. Investments for 2010 targets, http://data.
unaids.org/pub/Report/2009/JC1681_what_countries_need_en.pdf

UNAIDS/WHO (2007): New data on male circumcision and HIV prevention:
policy and programme implications; WHO/UNAIDS technical consultation
male circumcision and HIV prevention: research implications for policy and
programming, Montreux. Geneva.

UNAIDS/WHO/UNICEF (2008): Epidemiological fact sheets on HIV and AIDS,
http://www.unaids.org/en/KnowledgeCentre/HIVData/Epidemiology/
epifactsheets.asp

UNAIDS/Kaiser Family Foundation (2008): Financing the response to AIDS in
low and middle income countries: International assistance from the G8,
http://www.unaids.org/en/KnowledgeCentre/Resources/FeatureStories/
archive/2008/20080704_unaids_kaiser_g8_report.asp

Underhill K, Montgomery P, Operario D (2007): Sexual abstinence only programmes to prevent HIV infection in high income countries: systematic
review. BMJ 335:248–252.

UNDP (2007): Human Development Report 2007/2008. United Nations Development Program, New York.

UNFPA (2002): Addressing Gender Perspectives in HIV prevention, HIV prevention now, programme briefs, no. 4

UNGASS Progress Reports Submitted by Countries (2008): http://www.
unaids.org/en/KnowledgeCentre/HIVData/CountryProgress/2007Country
ProgressAllCountries.asp

UNICEF (2005): Progress for children: a report card on gender parity and primary education (No.2). UNICEF.

UNICEF (2007): State of the World's Children. UNICEF, New York.

UNICEF/UNAIDS/WHO (2008): Children and AIDS: Second stocktaking report. New York, UNICEF.

UNITAID (2008): (http://www.unitaid.eu/en/UNITAID-budget.html

United Nations Millennium Development Goals (2001): http://www.un.org/ millenniumgoals

United Nations General Assembly (2001): Declaration of Commitment on HIV/ AIDS. 2001, http://www.unaids.org/en/AboutUNAIDS/Goals/UNGASS

United Nations MDG Gap Task Force (2008): Delivering on the Global Partnership for Achieving the Millenium Development Goals, http://www.who.int/ medicines/mdg/MDG8EnglishWeb.pdf

United Nations (2006): High Level Meeting on HIV/AIDS, http://www.unaids.org/ en/Conferences/2006HLM/default.asp

United Nations (2006): Political Declaration on HIV/AIDS, http://data.unaids.org/ pub/PressStatement/2006/20060620_PS_HLM_en.pdf

United Nations (2008): High Level Meeting on HIV/AIDS, http://www.unaids.org/ en/Conferences/2008HLM/default.asp

United Nations (2008): Summary of the 2008 high-level meeting on the comprehensive review of the progress achieved in realizing the Declaration of Commitment on HIV/AIDS and the Political Declaration on HIV/AIDS (United Nations Headquarters, 10–12 June 2008), http://data.unaids.org/pub/Base-Document/2008/20080703_pgasummary_a62895_en.pdf

United States President's Emergency Plan for AIDS Relief (2008), http://www. pepfar.gov/

United States President's Emergency Plan for AIDS Relief (2008): Reauthorizing PEPFAR, http://www.pepfar.gov/press/107735.htm

USAID Africa Bureau (2008): Innovations for Health Financing in Sub-Saharan Africa: A Roundtable Discussion. United States Agency for International Development, Washington D.C., http://www.healthsystems2020.org/content/ resource/detail/2168/

Van Griensven F et al. (2006): HIV prevalence among populations of men who have sex with men – Thailand, 2003 and 2005. Morbidity and Mortality Weekly Report, 55(31):844–848.

VEM, Abraham Kheibab über das Aidshilfe-Programm der ELCRN, http://www.
vemission.org/archiv/details/article/28/wir-wollen/

VENRO (2008): VENRO-Positionspapier zur zweiten Weltkonferenz zur Entwicklungsfinanzierung in Doha, 29. November bis 2. Dezember 2008, http://www.
venro.org/fileadmin/redaktion/dokumente/Positionspapier_Doha.pdf

Vernazza P et al. (2008): Les personnes sérepositives ne souffrant d'aucune
autre MST et suivant un traitement antiretroviral efficace ne transmettent
pas le VIH par voie sexuelle []. Bulletin des medicins Suisse 89:165–169.
Zitiert nach WHO/UNAIDS/UNICEF (2008): Towards Universal Access, Progress Report 2008, http://www.who.int/hiv/pub/towards_universal_access_
report_2008.pdf

Violari A (2007): Antiretroviral therapy initiated before 12 weeks of age reduces
early mortality in young HIV-infected infants (CHER) Study. 4th IAS Conference on HIV Pathogenesis, Treatment and Prevention, Sydney, http://
www.ias2007.org/abstract.aspx?elementid=200705557

Weiser S et al. (2007): Food insufficiency is associated with high-risk sexual
behavior among women in Botswana and Swaziland. PLoS Medicine, 4(10):
e260.

Were WA et al. (2006): Undiagnosed HIV infection and couple HIV discordance
among household members of HIV-infected people receiving antiretroviral
therapy in Uganda. Journal of Acquired Immune Deficiency Syndromes,
43:91–95.

WHO (2002): Strategic approaches to the prevention of HIV infection in infants:
report of a WHO meeting, Morges, Switzerland, http://www.who.int/hiv/pub/
mtct/pub35/en,

WHO (2006): Guidelines on co-trimoxazole prophylaxis for HIV-related infections among children, adolescents and adults, http://www.who.int/hiv/pub/
guidelines/ctx/en

WHO (2006): Antiretroviral drugs for treating pregnant women and preventing
HIV infection in infants: guidelines on care, treatment and support for women
living with HIV/AIDS and their children in resource-constrained settings,
http://www.who.int/hiv/pub/mtct/guidelines/en

WHO (2006): Antiretroviral therapy of HIV infection in infants and children in resource-limited settings: towards universal access. Recommendations for a public health approach. Geneva, World Health Organization, http://www.who.int/hiv/pub/guidelines/art/en/index.html

WHO (2006): Antiretroviral therapy for HIV infection in adults and adolescents: recommendations for a public health approach. 2006 revision. http://www.who.int/hiv/pub/guidelines/adult/en/index.html

WHO (2006): Treat, train, retain: the AIDS and health workforce plan. Report on the Consultation on AIDS and Human Resources for Health, WHO, Geneva, 11–12 May 2006, http://www.who.int/hiv/pub/meetingreports/ttr/en/index.html

WHO (2007): Survey of the quality of antiretroviral medicines circulating in selected African countries. 2007, http://www.who.int/hiv/amds/selection/en/index.html

WHO (2007): Male circumcision information package, http://www.who.int/hiv/pub/malecircumcision/infopack/en/index.html

WHO (2007): Post-exposure prophylaxis to prevent HIV infection: joint WHO/ILO guidelines on post-exposure prophylaxis (PEP) to prevent HIV infection, http://www.who.int/hiv/pub/guidelines/PEP/en/index.html

WHO (2007): Appreciating assets: mapping, understanding, translating and engaging religious health assets in Zambia and Lesotho. World Health Organization, Geneva.

WHO (2008): Anti-tuberculosis drug resistance in the world. Fourth global report, http://www.who.int/mediacentre/news/releases/2008/pr05/en/index.html

WHO (2008): Treat, train, retain: task shifting, global recommendations and guidelines, http://www.who.int/healthsystems/task_shifting/en/index.html

WHO (2008): Use of antiretroviral therapy in resource-limited countries in 2007: distribution and uptake of first- and secondline regimens.

WHO Regional Office for the Western Pacific (2006): The continuum of care for people living with HIV/AIDS in Cambodia: linkages and strengthening in the public health system – a case study, http://www.wpro.who.int/publications/PUB_9290612223.htm

WHO/UNAIDS (1998): Policy statement on preventive therapy against tuberculosis in people living with HIV. Report of a meeting held in Geneva 18–20 February 1998.

WHO/UNAIDS (2007): Guidance on provider-initiated HIV testing and counseling in health facilities, http://www.who.int/hiv/pub/guidelines/pitc2007/en/index.html

WHO/UNAIDS/UNICEF (2008): Towards Universal Access, Progress Report 2008, http://www.who.int/hiv/pub/towards_universal_access_report_2008.pdf

WHO/UNICEF/UNFPA/UNAIDS (2006): HIV and infant feeding update: based on the technical consultation held on behalf of the Interagency Task Team (IATT) on Prevention of HIV Infection in Pregnant Women, Mothers and their Infants, Geneva, 25–27 October 2006. http://www.who.int/child_adolescent_health/documents/9789241595964/en/index.html

World AIDS Campaign, http://www.worldaidscampaign.info

World Bank (2007): Data and Statistics, http://web.worldbank.org/WBSITE/EXTERNAL/DATASTATISTICS/0,,contentMDK:20420458~menuPK:64133156~pagePK:64133150~piPK:64133175~theSitePK:239419,00.html

World Bank (2007): Health financing revisited. A practitioner's guide, http://web.worldbank.org/WBSITE/EXTERNAL/TOPICS/EXTHEALTHNUTRITIONAND-POPULATION/EXTHSD/0,,contentMDK:20200211~menuPK:376811~pagePK:148956~piPK:216618~theSitePK:376793,00.html

World Bank (2009): In Africa, poverty has a female face, http://web.worldbank.org/WBSITE/EXTERNAL/COUNTRIES/AFRICAEXT/0,,contentMDK:22182932~menuPK:258657~pagePK:2865106~piPK:2865128~theSitePK:258644,00.html

World Council of Churches (2001): Plan of Action, The Ecumenical Response to HIV/AIDS in Africa, http://www.wcc-coe.org/wcc/news/press/01/hiv-aids-plan.html

World Health Assembly (2008): http://www.who.int/gb/ebwha/pdf_files/A61/A61_R21-en.pdf

Zaba B et al. (2004): Age at first sex: understanding recent trends in African demographic surveys. Sexually Transmitted Infections, 80 (Supp. II): ii28-ii35.

Zi Teng (2009), http://ziteng.org.hk/news_e.html